上海麻醉医学发展史

SHANGHAI
MAZUIYIXUE
FAZHANSHI

主编 于布为 李士通

世界图书出版公司
上海·西安·北京·广州

图书在版编目(CIP)数据

上海麻醉医学发展史 / 于布为，李士通主编. —上海：上海世界图书出版公司，2011.6
ISBN 978-7-5100-3501-2

Ⅰ.①上… Ⅱ.①于… ②李… Ⅲ.①麻醉学－医学史－上海市 Ⅳ.①R614-092

中国版本图书馆 CIP 数据核字(2011)第 076274 号

上海麻醉医学发展史

于布为　李士通　主编

上海世界图书出版公司出版发行
上海市广中路 88 号
邮政编码 200083
上海新艺印刷有限公司印刷
如发现印刷质量问题，请与印刷厂联系
(质检科电话:021-56683130)
各地新华书店经销

开本：787×1092　1/16　印张：20.25　字数：480 000
2011 年 9 月第 1 版　2011 年 9 月第 1 次印刷
ISBN 978-7-5100-3501-2/R·256
定价：260.00 元
http://www.wpcsh.com.cn
http://www.wpcsh.com

主　　编　于布为　李士通
审　　校　杭燕南　庄心良　于布为
主编助理　陈　杰　罗　艳
秘　　书　黄　丹

主要编写人员（按姓氏拼音排序）

蔡一榕　仓　静　曹　晖　陈　杰　陈俊峰　程华春
崔德荣　邓小明　刁　枢　傅国强　傅舒昆　皋　源
顾华华　杭燕南　黄绍强　蒋　豪　姜　虹　江　伟
姜　桢　金　琳　金泉英　李明星　李立志　李士通
李文献　梁伟民　柳　冰　刘志强　陆　诚　罗文杰
罗　艳　朋立超　浦明昇　沈伯雄　沈　华　沈　健
史东平　石学银　苏依丹　孙大金　孙鸿根　孙　宇
谭志明　唐　俊　万燕杰　王鞠武　王珊娟　王祥瑞
王　炫　王谊生　王英伟　闻大翔　吴　磊　夏建华
夏宗龙　解温品　徐美英　徐文庆　薛庆生　薛张纲
杨旅军　殷文渊　于布为　余大松　俞卫锋　余文富
翟　东　张马忠　张晓庆　张学锋　朱洪生　庄心良
邹文漪

内容简介

19世纪40年代上海正式开埠。从此,黄浦江中的来往船只变得熙熙攘攘,打开了中外交流的大门。当时英国基督教会伦敦总部派遣传教士兼医生洛克哈特(Weillium Lockhart)来到黄浦江畔开创医疗慈善事业,此后相继有美国、法国、德国等国传教士或医生将西方医学传入上海。据载早在1849年上海就已在氯仿麻醉下开展外科手术,故推测上海的麻醉当从此时开始。百年上海的发展也孕育了麻醉医学的发展。

1947年和1950年相继有两位麻醉大师李杏芳和吴珏从美国留学回到上海。他们培养了上海新一代的麻醉专科医师,开创了上海现代麻醉的新纪元。经过几代人60年的艰苦奋斗,上海的麻醉事业取得了辉煌成就。上海现代麻醉事业的起步、成长和蓬勃发展,自始至终凝聚着一代又一代上海麻醉工作者的辛勤劳动。

《上海麻醉医学发展史》共分3篇39章,内容十分丰富,还有许多具有历史意义的照片,分别记述了上海麻醉医学的发展、上海麻醉学会和麻醉质量控制中心的诞生及其主要工作业绩。还有全市各大学附属医院、市属医院、区中心医院、原郊县医院、职工医院与在沪部队医院麻醉科的发展,最后介绍了上海17位著名的麻醉医学老专家。

编写《上海麻醉医学发展史》是按中华医学会麻醉学分会"寻根计划"的要求启动的,也是时代赋予我们的使命。回忆过去,是为了更好地创造未来。愿老一辈麻醉工作者,能通过此书,回忆起当年的创业激情;更希望我们的中青年麻醉医师,在阅读本书后能有所启迪,传承和发扬上海麻醉医学的优良传统,进一步提高麻醉医疗质量和学术水平,促进麻醉事业的更好发展。

前　言

《上海麻醉医学发展史》终于在举世关注的上海世博会闭幕之际编写完成了，这是上海麻醉医学发展中的一件值得庆贺的大事。

麻醉医学始终是伴随着科学技术尤其是医学科学的进步而发展的。上海现代麻醉医学的起步、成长和蓬勃发展，自始至终凝聚着一代又一代上海麻醉工作者的辛勤劳动。回顾历史，我们不但要了解上海麻醉界的先辈和前辈艰苦创业的历程，分享前人的酸甜苦辣；更要学习他们的拼搏精神，艰苦奋斗，不懈努力，以使上海麻醉医学能再续辉煌。

《上海麻醉医学发展史》的编纂，是按中华医学会麻醉学分会"寻根计划"的要求启动的，也是时代赋予我们的使命。

上海麻醉医学的发展对全国麻醉医学的进步一直是起着积极的推动作用的。回顾历史可以看到，无论是心脏手术的麻醉，还是器官移植手术的麻醉，都是上海在全国最早开展的。复旦大学附属中山医院吴珏教授作为中国现代麻醉的先驱之一，其所培养的麻醉人才遍布海内外，引领了半个中国麻醉队伍的发展和壮大。上海各大中型医院麻醉科都为上海乃至全国的麻醉发展作出过重要贡献。上海的麻醉药物研制、仪器设备制造和创新对促进全国麻醉发展的作用同样有目共睹。

编纂《上海麻醉医学发展史》是一项复杂而繁重的工程。为此，上海医学会麻醉专业委员会先后召开了老专家座谈会，并走访了各方面专家和领导，力求实事求是，尽量全面准确地记录历史。各医院麻醉科新老主任和专家以严肃、认真、负责的态度，翔实记录了各自医院的史实，并提供了大量珍贵的图片资料，最后由上海市麻醉专业委员会进行认真审稿，尤其是杭燕南教授和仁济医院多位医师不辞辛劳，为此倾注了大量心血。在此，谨向所有为《上海麻醉医学发展史》编纂作出努力的同道，表示衷心的感谢！

上海医学会第八届麻醉专科委员会主任委员
上海市麻醉质量控制中心主任　李士通
2010 年 10 月

目 录

第一篇　上海市麻醉医学发展概况

第一章　百年上海孕育辉煌麻醉 ……………………………………………………… 3
第二章　上海市麻醉学会的诞生与发展 ………………………………………………… 12
第三章　上海市麻醉质量控制工作 ……………………………………………………… 20

第二篇　上海市各大医院麻醉科发展史

第一分篇　复旦大学系统（主要为原上海第一医学院系统）
第四章　复旦大学附属中山医院麻醉科发展史 ……………………………………… 29
第五章　复旦大学附属华山医院麻醉科发展史 ……………………………………… 43
第六章　复旦大学附属儿科医院麻醉科发展史 ……………………………………… 52
第七章　复旦大学附属眼耳鼻喉科医院麻醉科发展史 ……………………………… 56
第八章　复旦大学附属肿瘤医院麻醉科发展史 ……………………………………… 62
第九章　复旦大学附属妇产科医院麻醉科发展史 …………………………………… 68
第十章　复旦大学附属华东医院麻醉科发展史 ……………………………………… 71
第十一章　复旦大学附属金山医院麻醉科发展史 …………………………………… 75
第十二章　复旦大学附属第五人民医院麻醉科发展史 ……………………………… 80

第二分篇　上海交通大学系统（主要为原上海第二医学院系统）
第十三章　上海交通大学医学院附属瑞金医院麻醉科发展史 ……………………… 87
第十四章　上海交通大学医学院附属仁济医院麻醉科发展史 ……………………… 94
第十五章　上海交通大学医学院附属新华医院麻醉科发展史 ……………………… 103

第十六章　上海交通大学医学院附属上海儿童医学中心麻醉科发展史 …………… 110
第十七章　上海交通大学医学院附属第九人民医院麻醉科发展史 ……………… 115
第十八章　上海交通大学医学院附属第三人民医院麻醉科发展史 ……………… 119
第十九章　上海交通大学附属第一人民医院麻醉科发展史 ……………………… 124
第二十章　上海交通大学附属第六人民医院麻醉科发展史 ……………………… 131
第二十一章　上海交通大学附属胸科医院麻醉科发展史 ………………………… 140
第二十二章　上海交通大学附属儿童医院麻醉科发展史 ………………………… 147
第二十三章　上海交通大学附属国际和平妇幼保健院麻醉科发展史 …………… 150

第三分篇　第二军医大学系统
第二十四章　第二军医大学附属长海医院麻醉科发展史 ………………………… 158
第二十五章　第二军医大学附属长征医院麻醉科发展史 ………………………… 168
第二十六章　第二军医大学附属东方肝胆外科医院麻醉科发展史 ……………… 171

第四分篇　同济大学系统（主要为原上海铁道医学院系统）
第二十七章　同济大学附属同济医院麻醉科发展史 ……………………………… 175
第二十八章　同济大学附属第十人民医院麻醉科发展史 ………………………… 181
第二十九章　同济大学附属肺科医院麻醉科发展史 ……………………………… 188
第三十章　同济大学附属第一妇婴保健院麻醉科发展史 ………………………… 198
第三十一章　同济大学附属东方医院麻醉科发展史 ……………………………… 202

第五分篇　上海中医药大学系统（原上海中医学院系统）
第三十二章　上海中医药大学附属龙华医院麻醉科发展史 ……………………… 209
第三十三章　上海中医药大学附属曙光医院麻醉科发展史 ……………………… 215
第三十四章　上海中医药大学附属岳阳中西医结合医院麻醉科发展史 ………… 221

第六分篇　其他医院

第三十五章　上海市区中心医院麻醉科发展史 ······ 229
第一节　长宁区中心医院 ······ 229
第二节　黄浦区中心医院 ······ 232
第三节　卢湾区中心医院 ······ 235
第四节　徐汇区中心医院 ······ 236
第五节　静安区中心医院 ······ 238
第六节　虹口区中心医院 ······ 239
第七节　普陀区中心医院 ······ 240
第八节　闵行区中心医院 ······ 241
第九节　闸北区中心医院 ······ 243
第十节　杨浦区中心医院 ······ 245
第十一节　同仁医院 ······ 246

第三十六章　上海市浦东新区医院麻醉科发展史 ······ 249
第一节　浦东新区人民医院 ······ 249
第二节　浦东新区南汇中心医院 ······ 250
第三节　上海市第七人民医院 ······ 251
第四节　公利医院 ······ 254
第五节　浦南医院 ······ 256

第三十七章　上海市原郊县医院麻醉科发展史 ······ 259
第一节　第六人民医院金山分院 ······ 259
第二节　崇明中心医院 ······ 260
第三节　嘉定区中心医院 ······ 261
第四节　青浦中心医院 ······ 262

第五节	松江区中心医院	263
第六节	奉贤区中心医院	264
第七节	第一人民医院宝山分院（原吴淞中心医院）	265

第三十八章　上海市职工医院麻醉科发展史　266

第一节	普陀区人民医院（原纺一医院）	267
第二节	市东医院（原纺二医院）	269
第三节	建工医院	272
第四节	电力医院	274

第三十九章　上海市部队医院麻醉科发展史　277

第一节	中国人民解放军第八五医院	277
第二节	海军第四一一医院	279
第三节	中国人民解放军第四五五医院	281
第四节	武警上海总队医院	282

第三篇　上海市老一辈著名麻醉学家

吴珏教授　287
李杏芳教授　288
王景阳教授　291
邹学超教授　294
孙大金教授　295
伍祖馨教授　298
金熊元教授　298
肖常思教授　299

陈雄斌教授 …………………………………………………… 300
庄心良教授 …………………………………………………… 301
蒋豪教授 ……………………………………………………… 304
金定炼教授 …………………………………………………… 304
杭燕南教授 …………………………………………………… 305
徐惠芳教授 …………………………………………………… 307
朱也森教授 …………………………………………………… 309

第一篇

上海市麻醉医学发展概况

第一章
百年上海孕育辉煌麻醉

上海——这座百年以上历史的中国第一大城市,是近代和现代中国的经济文化中心,医药卫生事业(包括医疗仪器和制药工业)非常发达。19世纪初就开始有西方医学传入,麻醉技术也从此时萌芽。1950年前后,吴珏教授和李杏芳教授从美国归来,开创了上海麻醉医学的新纪元。

追索百年麻醉轨迹

1843年11月17日,根据《南京条约》和《五口通商章程》的规定,上海正式开埠。从此,在黄浦江中来往的船只变得熙熙攘攘。上海开埠的同年同月,英国基督教会伦敦总部便派遣传教士兼医生洛克哈特(Weillium Lockhart)来到黄浦江畔开创医疗慈善事业。1844年2月初(清朝道光二十四年)洛克哈特正式创建上海第一家西医医院——仁济医院的前身"雒氏医馆",由于患者众多,几经搬迁和扩大,于1846年7月定居山东中路并定名为仁济医馆。1844~1856年的13年间,仁济医院共诊治内科、外科、骨科、妇科和眼科等19万病人,其中也有肿瘤病人,并开展了各类手术。有手术就必须有麻醉,早在1849年,仁济医院即在氯仿麻醉下开展外科手术,因此推测上海的麻醉当从此时开始。此后,英、法、美、日、俄等资本主义国家及国内各地商帮纷纷涌入上海,使上海经济发展,人口骤增,医疗手术的需求甚为迫切。相继有百年以上历史的老医院如公济医院(现第一人民医院)、广慈医院(现瑞金医院)等迅速建立起来。中华人民共和国成立后,又相继建设了数所大型医院,使上海具有50年以上历史的大型医院名列全国之首。上海具有50年以上历史的医院(表1-1)。随着医院外科和妇产科的发展,西方麻醉技术逐渐传入,为以后尤其是解放初期(20世纪50年代)麻醉学的第一次大发展打下了良好的基础。

表1-1 上海50年以上历史的医院

医院现名	医院前身	建院年份	距今年数
仁济医院	仁济医院	1844	167
第一人民医院	公济医院	1864	147
同仁医院	同仁医院	1866	145
瑞金医院	广慈医院	1907	104

续 表

医院现名	医院前身	建院年份	距今年数
第六人民医院	西人隔离院	1904	107
第九人民医院	伯达利医院	1920	91
中山医院	中山医院	1937	74
华山医院	沈敦和筹建医院（中国红十字会总医院暨医学堂）	1907	104
长海医院	华东人民医学院附属医院（1949年前为原国民政府国防医学院附属医院）	1949	62
长征医院	宝隆医院（急症外科医院）	1950	61
新华医院	新华医院	1958	53
胸科医院	宏仁医院	1958	53
眼耳鼻喉科医院		1952	59

19世纪末和20世纪初，随着西方医学传入上海，为满足西医外科手术的需要，麻醉也逐渐开展起来，但当时并没有麻醉专科医师。从事麻醉的医务人员，大多数是护士，她们在手术医生的指导下开展工作。由于相关知识缺乏和药物设备简单，麻醉意外发生率很高。麻醉方法也只有局部麻醉、脊髓麻醉和全身麻醉。所用局部麻醉药是普鲁卡因，少数邦妥卡因。全身麻醉药只有硫喷妥钠和乙醚。没有气管导管和麻醉机。

一代宗师造就几代专家

■ 一、上海最早的两位麻醉医学大师

1947年李杏芳教授随同她的丈夫、著名的外科专家董方中教授，放弃在美国的工作及优越的生活，从美国回到上海，并带来了配备氧化亚氮和环丙烷等麻醉气体的Ohio麻醉机以及气管导管等麻醉器械。在当时英国人创办的仁济医院从事麻醉临床工作。她是上海交通大学医学院麻醉学科的创始人。从1954年开始，她重点培养了四位麻醉专业骨干：孙大金、王鞠武、金熊元和王志增教授，此后分别成为仁济、瑞金、新华和第九人民医院的麻醉科主任，他们也是国内著名的麻醉学专家。

1950年10月，吴珏教授冲破重重阻力经海道自美国返回祖国。在长达62年的从医、执教生涯中，他十分重视学科梯队的建设和人才培养，为了年青一代能迅速成长，他甘当人梯，奖掖后进，把青年人的每一点进步都视为自己最大的快乐。桃李不言，下自成蹊。吴珏教授数十年来言传身教，诲人不倦，他的良苦用心获得了丰硕的回报。一代又一代的年轻人在他的关心下健康成长，不断攀越医学高峰，造福广大病人。他为全国各地培训了大量的临床麻醉工作者，桃李遍布全国及海内外。其中更有著名的王景阳教授、李德馨教授、刘俊杰教授、金士翱教授、陈本禄教授和徐启铭教授等老一辈麻醉学家。

■ 二、上海各大医院为全国培养了众多麻醉医生

据上海市12家三级甲等大医院统计，50多年来上海各大医院为本市及全国各地培养了

第一章 百年上海孕育辉煌麻醉

数千名麻醉进修医生(表1-2)。其中许多人在进修后成为全国各级医院的麻醉科主任、教授以至各省市的麻醉学科带头人。

表1-2 上海市12所大医院培养进修医师情况

医院名称	建科年份	进修医师人数
中山医院	1951	735
华山医院	1955	235
瑞金医院	1957(1951麻醉组)	680
仁济医院	1954	728
新华医院	1958	602
第九人民医院	1974	600
第一人民医院	1959	180
第六人民医院	1972(1956麻醉组)	351
长海医院	1961	1 000
长征医院	1979	111
胸科医院	1958	476
东方肝胆医院	1993	30

仅据不完全统计,其中著名或有相当成就的麻醉医生包括:

王景阳　刘树孝　刘俊杰　闵龙秋　况铣　谭培森　文俊　王忠懋　陈本禄　王宗朝　李德馨　曹子恩　陈小文　杨建平　刘保江　高玉华　应诗达　李刚　吴言钧　徐启明　连庆泉　任永功　佘守章　胡振快　崔苏扬　李立环等。

上海麻醉的第一次发展

一、20世纪50～60年代麻醉方法的演变

20世纪50年代初的全身麻醉药主要是乙醚和硫喷妥钠,局部麻醉药为普鲁卡因,麻醉方法则包括部位麻醉:为蛛网膜下腔阻滞、锁骨上臂丛阻滞,至50年代中后期开展了单次硬膜外阻滞和气管内插管全身麻醉。复旦大学附属中山医院早期开展硬膜外阻滞,并自制硬膜外导管,在硬膜外阻滞下不仅可以施行下肢和下腹部手术,而且逐渐用于上腹部手术。然后在上海其他大医院如上海交通大学医学院附属仁济医院、瑞金医院、第二军医大学附属长海医院及上海市第一人民医院等相继开展起来,并由上海注射针厂生产制造连续硬膜外穿刺针及导管,供应上海和全国临床麻醉使用。另外,上海在国内首先应用支气管双腔气管导管,实施单肺通气。上海肺科医院(前上海第一结核病院),设计了左腔支气管双腔导管,后来又发展制成右腔支气管双腔导管,由上海医用橡胶厂生产并供应全国。上海瑞金医院(时称上海广慈医院)于1957年已率先对肌肉松弛剂导致呼吸抑制延长进行了探讨。1958年在国内首先应用氟烷吸入全身麻醉并应用人工冬眠技术在抢救钢铁工人邱财康这一国际首例大面积严重烧伤救治成功的病例中发挥了麻醉的保障作用。此时期上海各大医院麻醉科积极开展了麻醉新理论、新技术、新方法的应用,并大力开展科研工作。此外,继续进行并扩大低温麻醉的应用范围,开展了麻醉方面的动物(犬)实验工作并结合临床对大量输血并发症的防治与人工冬眠在出血性休克中的应用

进行了动物(犬)实验研究,并在实验中制造了不可逆出血性休克模型。

20世纪50年代末和60年代初,由中山医院和仁济医院提供国外样机,上海医疗设备厂(前陶根记医疗器械厂,后又更名为上海医疗器械四厂),仿制生产了简易麻醉机,后来改进为我国自制的103型麻醉机,同时氧化亚氮和氟烷开始在临床应用。但是,乙醚麻醉和硫喷妥钠、普鲁卡因、琥珀胆碱静脉复合麻醉仍然是当时我国主要的全身麻醉方法。20世纪60年代的前5年是我国麻醉事业蓬勃发展的时期。1964年在南京召开了第一次全国麻醉学术会议,在吴珏和李杏芳教授带领下,王景阳、孙大金、庄心良、金熊元和邹学超教授参加,在论文汇编中,上海共有12篇论文入选汇编。上海因较早开展连续硬膜外阻滞,临床经验报道甚多,成为当时主要的麻醉方法。

二、心血管麻醉的发展

1954年2月上海实施首例二尖瓣闭合分离术获得成功,开创了心脏内手术麻醉的先河。1956年5月,1957年1月分别在国内首先开展了低温下外伤性腹主动脉瘤同种主动脉移植术、先天性心脏病肺动脉瓣狭窄直视切开术的麻醉。1959年9月在全市心血管医师的大力协作下,采用国产人工心肺机进行了房间隔缺损修补术、室间修补术的麻醉。1956年普鲁卡因复合麻醉在我国应用,成为以后30余年内中国全身麻醉的主要方法。同年在低温麻醉下施行腹主动脉手术。1958年开始针刺麻醉研究。同时随着心脏手术开展,进行了低温麻醉心内直视手术,以及开展体外循环心内直视手术的动物实验,又于1978年4月进行国内首例心脏移植术的麻醉。为我国60、70年代普遍开展心脏手术的麻醉打下了基础。

针刺麻醉促进疼痛机制、生理和生化研究

一、针刺麻醉(针麻)在上海首先开展

在针刺镇痛研究的基础上,针刺麻醉首先在1958年在上海发展起来。第一例在针刺镇痛下完成的手术是扁桃体摘除术。至1978年20年间,上海地区在针刺麻醉下施行各类手术达20多万例。针刺麻醉手术全市医院各有特色,如第一人民医院的甲状腺手术、华山医院的颅脑手术、仁济医院的心脏手术、第一肺科医院的肺手术、曙光医院的胃手术及国际妇幼保健院的子宫手术等,积累了较为丰富的临床经验。

二、针刺麻醉促进了疼痛机制和麻醉生理的研究

中国科学院上海神经生理研究所、上海医学院理教研室、上海第二医学院生理和药理教研室、复旦大学生理教研室及上海市中医针灸研究所等基础研究单位与上述医院密切合作,广泛开展了针刺麻醉的临床和机制研究。上海市卫生局在上海市第一人民医院建立了针刺麻醉研究室,在针刺麻醉机制的研究上有很大发展。在麻醉临床上的工作主要有:① 攻"三关"(镇痛不全、肌松及内脏牵拉)以提高针刺麻醉效果。② 研究和筛选穴位,根据针刺镇痛原理,如穴位相对特异性,由经取穴,中医经络辩证论治取穴,以后增加了按神经节段取穴及同神经取穴(循经取穴及局部取穴)和针刺方法的研究;研究刺激方法,如针刺手法、留针时间、得气等,

后期发展到电针刺激研究不同穴位刺激条件等（电针、手捻及留针等）。③ 针刺镇痛原理和针刺麻醉机制研究。④ 针刺麻醉对脏器功能和全身各系统的调节作用。⑤ 不同针刺麻醉手法的临床规律。

三、针药复合麻醉

在针刺麻醉临床和机制研究的基础上，为了进一步克服针刺麻醉存在的问题，上海市卫生局及中医药管理局组织并鼓励开展针药复合麻醉的研究，包括辅助用药、针刺麻醉与硬膜外麻醉及针刺麻醉与全身麻醉复合的研究。

尽管针刺麻醉有许多问题还没有解决，而且还持有很多不同观点和争议，但是在那个特殊时期开展的工作，在疼痛机制、麻醉和手术期间神经、循环和呼吸系统功能等方面的研究，以及在继承和发扬祖国医学传统等方面，还是起到了一定的促进作用。

改革开放促进上海麻醉蓬勃发展

20世纪80年代，我国麻醉科医师开始走出国门，赴欧美和日本等发达国家学习。1984年后安氟醚等吸入麻醉药及麻醉机、呼吸机和监护仪等药品和先进医疗设备进入中国市场，国际交流频繁，学术气氛浓厚，技术进步日新月异。上海对新药、新仪器和新技术引进方面走在全国前列。在麻醉和重症监测治疗方面如动脉直接测压、中心静脉压和肺动脉压及心排血量测定等逐步开展。80年代末，麻醉期间脉搏氧饱和度和呼气末二氧化碳监测在各大医院开始启用，以静、吸复合为主的全身麻醉比率也大幅度增加，麻醉安全性也大大提高。

中国的改革开放给麻醉学的发展提供了良机。1989年5月，中华人民共和国卫生部发出12号文件，"关于将麻醉科改为临床科室"的通知，使麻醉科的学科建设有法可依，鼓舞了全国的麻醉科医生的工作信心，同时也促进了上海麻醉学科的发展。

20世纪90年代，是我国麻醉专业在20世纪发展最快的10年。90年代的学术交流十分频繁和活跃，数量之多和质量之高是前所未有的。此外，还有许多麻醉学专家参加世界或欧美的麻醉学术会议，标志着中国的麻醉学开始走向世界，并逐渐与国际接轨。90年代，上海率先引进了许多新药、新技术和新仪器。如：① 全身麻醉药：异丙酚、七氟醚和地氟醚。② 肌肉松弛药：阿曲库铵、维库溴铵和罗库溴铵。③ 局部麻醉药：罗哌卡因。④ 镇痛药：吗啡控释片和曲马多等。麻醉方法上有静脉麻醉联合用药、全身麻醉复合硬膜外阻滞及脊髓麻醉和硬膜外联合阻滞等的临床应用。心电图、无创血压、脉搏血氧饱和度及呼气末二氧化碳等成为常规监测项目。术后镇痛如硬膜外注药镇痛和病人自控镇痛（PCA）普遍开展，麻醉科建立了术后恢复室，并参与或主管ICU的工作，进一步提高了麻醉的质量和安全性。

世界著名的麻醉学专家如美国加州大学旧金山分校的Ronald Miller教授，斯坦福大学的Steven Shafer教授，荷兰的肌松药专家Crul. JF教授，美籍华人犹他大学的K.C. Wong教授，芝加哥大学的林重远教授、加州大学洛杉矶分校的李清木教授，以及中国台湾和香港地区许多麻醉学专家如台湾长庚医院的谭培炯教授等均受邀请来上海讲学和参加学术交流。同时，许多上海麻醉医生赴美、英、法、日、荷兰等发达国家参观、进修和参加美国、欧洲和亚太地区的麻醉学术会议,促进了上海麻醉医学的迅速发展并与世界接轨。

团结奋进 创造未来 迈向世界
上海麻醉医学发展的成果

一、麻醉让病人更安全

1998年11月,在上海市卫生局和医学会领导下,为了提高全市医护人员的医疗护理水平,防范诊疗过程中一切不规范的操作和活动,减少医患纠纷,需要有一本比较公认的法规性文件,因此要求各学科制定诊疗护理常规,从而编写了《上海市诊疗护理常规》。这本常规要求具有科学性、实用性和规范性,可供各级医疗机构医务人员在日常诊疗工作中使用。它既是医护人员必须遵循的技术规范,也是各级卫生行政部门和医疗保险部门对医疗机构的医疗质量实施监督管理的依据之一。由于在麻醉工作的早期发展过程中的客观因素影响,上海各医院的麻醉日常工作每个医院都有各自的一套,要将各医院已经形成的习惯、流程统一为常规,确实有一定的难度。上海市麻醉学会各委员勇于挑重担,分工合作,发动大家动笔,制定编写项目和内容,提出编写要求,每一章节均由专人负责,写成初稿后,再动员各级医院进行多次反复讨论,并进行修改。以硬膜外阻滞操作常规为例,初稿是总结4所医院麻醉科3 000余例硬膜外阻滞的操作方法来制定常规。制定麻醉常规还要求不断提高硬膜外阻滞的成功率,降低麻醉并发症。《常规》制定后,分发至各级医院讨论学习,又汇总不同意见,加以修正,最终定稿出版成册。目前已在全市各医院实施。

二、全力以赴,满足手术病人需求

上海各大中小医院麻醉科的医疗任务十分繁重(详见第三章),麻醉科医生的工作非常辛苦。除了常规手术病例之外,许多大医院还要进行高难度的手术麻醉。如2009年中山医院的成人心脏手术、肝脏手术麻醉都达到3 000余例,上海儿童医学中心的小儿心脏手术麻醉每年也有3 000多例。上海的移植手术与广州、杭州和北京比较,起步相对较晚,但近几年已迎头赶上。瑞金、市一、中山、仁济、长征、长海医院等许多大医院都能开展肝移植手术。仁济医院近几年来,每年肝移植手术均超过200多例。中山、胸科和肺科医院的心肺移植麻醉都做得很成功。各大医院的日间手术麻醉和无痛诊疗手术更是多至数不胜数。实践锻炼人,实践出真知,为各种麻醉新药和先进的麻醉技术的临床应用积累了丰富经验。

三、一贯重视麻醉科医生的培养

在吴珏和李杏芳教授的倡导下,上海于1980年8月举办了第一期麻醉学进修班,其中有50名为当年晋升的中级麻醉医生骨干和进修医生,学习为期4个月。学习结束进行了考核,并由医学会发放结业证书。年复一年,每年学会都举办各类学习班和进修班,对各级麻醉科医生业务水平的提高起到了很大的促进作用。在1962年,中山医院吴珏教授率先在全国招收麻醉学研究生蒋豪、庄心良。在上海医学会的领导下,麻醉学会还开展了继续教育。1990年开始,制订了麻醉住院医师培养规划,确定了每年的培养目标和学习课目、内容以及参考书目录,培养期限为5年。为了弥补有些医院条件不足,还组织医院间相互学习和短期培训。全市麻醉科住院医师完成5年培养计划后,必须参加学会制度的晋升麻醉科主治医师考试,考试科目除外文、医学伦理、医学文献检索等公共项目外,还规定麻醉生理学、临床麻醉学、监测和重症医学三门课程为麻醉科必考内容,并制定了麻醉考试题库。上海市医学会继续教育委员会制订的住院医师培养规划受到卫生部有关部门重视,并作为全国的试点,而麻醉科住院医师培养规划也在全国麻醉学术会议上进行了交流。

近期上海市政府规定,从2010年开始,所有医学院校毕业的学生(包括学士、硕士和博士)都必须要在有培训住院医生资格的医学院校附属医院培训,本科学士三年,硕士和博士二年,学习麻醉基础知识和基本技术,通过考试及格后,才能拿到专科医生执照。这是一个良好的开端,相信在同道们的共同努力下,一定会不断进步、提高。

四、向科学进军:上海的博士研究生导师与硕士研究生导师现有数量

上海麻醉学专业的博士和硕士研究生培养点(表1-3)。

表1-3 上海麻醉学专业的博士和硕士研究生导师

医院	博士生导师	硕士生导师	博士	硕士
复旦大学附属中山医院	蒋豪 薛张纲 姜桢 缪长虹	苏子敏 仓静 葛圣金 方琰 朱彪	25	19
复旦大学附属华山医院	梁伟民	周守静 张军	4	27
复旦大学附属耳鼻喉科医院	陈莲华	李文献		
上海交通大学医学院附属瑞金医院	于布为	张富军 薛庆生 罗艳	12	28
上海交通大学医学院附属仁济医院	孙大金 杭燕南 王祥瑞	王珊娟 陈杰 皋源 闻大翔		
上海交通大学医学院附属第九人民医院	朱也森 姜虹	徐辉		
上海交通大学医学院附属新华医院	王英伟	马家骏 陈锡明 马科 赵璇 江来		
上海交通大学医学院附属儿童医学中心		张马忠 孙瑛		
上海交通大学附属第一人民医院	庄心良 李士通	汪正平 姚俊岩 赵凯 郑吉建		
上海交通大学附属第六人民医院	江伟 杜冬萍	王爱忠 王学敏 王莉 周明	11	28
同济大学医学院附属同济医院		张晓庆		12
同济大学医学院附属东方医院	王新华			
第二军医大学附属长海医院	邓小明	熊源长 朱科明 李金宝	13	17
第二军医大学附属长征医院	石学银	袁红斌 王成才		
第二军医大学附属东方肝胆医院	俞卫锋	杨立群 陆智杰	11	6

五、论文、SCI收录论文、杂志与编书

1954年,上海医学院中山医院吴珏教授编辑出版了我国第一本中文麻醉学专著《临床麻醉学》。1972年,上海市麻醉医师老中青结合编写了《实用麻醉学》,上海科技出版社出版。编委有:吴珏、李杏芳、庄心良、金熊元、梁正瑄、陈雄斌、孙大金、邹学超、徐振邦。编写该书周期比较长,最后由吴珏、梁正瑄、庄心良定稿,1978年出版,深受全国麻醉学者欢迎,发行达5万

余册,这为普及和提高全国麻醉学术水平发挥了积极的作用,影响深远。1984年4月以谢荣任主编,吴珏、李杏芳、尚德延为副主编,汇集北京、上海、武汉等地的学者编写和出版了中国医学百科全书麻醉学分卷。全书有104条,内容涉及麻醉基础理论、麻醉方法和处理以及监测和复苏,深受广大麻醉工作者的欢迎。2000年庄心良教授主编,组织全国各地和上海著名专家编写《现代麻醉学》,人民卫生出版社2003年出版。该书分上下两册,近400万字,成为麻醉医师的主要参考书,并获全国优秀图书一等奖,为提高我国麻醉水平发挥了重大作用。1995年,仁济医院、中山医院、第一人民医院和第六人民医院共建上海市卫生局医学领先专业麻醉学重点学科。2000年杭燕南、蒋豪、庄心良、徐惠芳共同主编《当代麻醉学》和孙大金、杭燕南主编《临床实用麻醉学》,也有全国各个地著名专家参加,分别于2002年由上海科学技术出版社(华东地区优秀图书二等奖)和2001年由北京中国医药出版社出版。当代麻醉学内容新颖实用,深受读者欢迎。部分省市作为晋升高级职称的必读教材。以后于布为、薛张纲、邓小明、俞卫锋、李士通、朱也森、王祥瑞、江伟教授等都主编了许多专著,在全国出版的麻醉专业书的数量和质量中名列前茅(图1-1)。

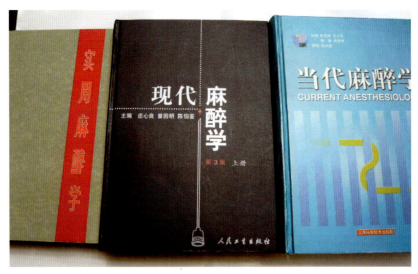

图1-1 上海著名专家编写的麻醉专著

上海麻醉学科一贯重视总结临床经验,麻醉科研也执全国牛耳。新中国成立以来发表了大量学术论文,对推动全国麻醉学科的发展起到了重要的作用。近年来,上海麻醉学科发表的SCI论文更是逐年增多,在2010年全国发表的231篇SCI论文中,上海地区以49篇独占鳌头。

六、情醉浦江,国际接轨,团结奋进

上海举办过两次全国麻醉学术年会,1994年为第六届,在上海市嘉定区(时为嘉定县)上海大学校园举行。2009年在位于上海市黄浦江畔,雄伟壮丽的上海国际会议中心举办了有史以来规模最大,参加人数最多和质量最高的中华医学会麻醉学分会学术年会。情系浦江,3 000多名麻醉医生共同欢庆祖国60华诞,庆祝中华医学会麻醉学分会成立30周年,与海内外同道研讨麻醉学、重症医学和疼痛医学之发展。年会取得了圆满的成功。在第九届全国会议上,上海市麻醉专业委员会主任委员于布为教授被选为中华医学会麻醉学分会主任委员,薛

张纲、俞卫锋、李士通和邓小明教授分别被选为副主任委员、常委和委员。在闭幕式的会议上，上海市麻醉专业委员会的女委员高歌难忘今宵（图1-2），于布为、吴新民、薛张纲、俞卫锋教授登台热情欢送来自海内外的同道们，海内存知己，天涯若比邻，友谊天长地久。

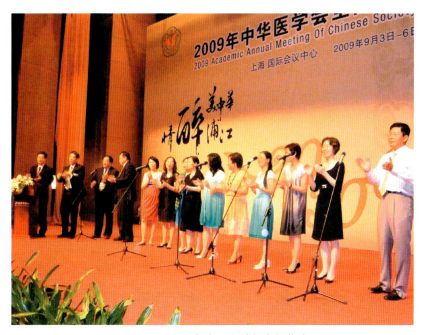

图1-2 2009年全国麻醉年会闭幕式

上海正在建设成为国际化大都市，这为上海麻醉学科的进一步发展提供了有利条件。我们有信心利用大好时机，团结奋进，迎接挑战，为将麻醉学科建设成为推动"舒适医疗"发展的主导学科；保障医疗安全的关键学科；提高工作效率的枢纽学科；协调各科关系的中心学科；为社会熟知和认可的重点学科而继续努力奋斗。

（杭燕南　于布为）

第二章
上海市麻醉学会的诞生与发展

　　1915年2月,中华医学会在上海成立(图2-1)。其后,中华医学会上海分会(初期称上海支会)于1917年4月2日在上海成立,这是全国第一个地方医学会。分会初创时,会址设在池浜路(现改为慈溪路,图2-2),当时会员仅13人。支会除参加总会的活动外,每年举行一次年会,此外举办一些学术报告会和讲座。1932年4月,博医会与中华医学会合并,会员增多,实力增强,上海分会也随之进行了改组。1937年4月1日至4月8日,中华医学会第十二次大会在上海召开,参会成员19名,并宣布成立外科学会,选出第一任会长牛惠生。1937年7月7日,抗日战争爆发,上海沦陷,总会迁往重庆,中华医学会上海分会部分理事也随总会内迁,留沪人员继续维持会务活动,到1940年会员发展有592人。1945年抗日战争胜利后,总会与分会部分理事由重庆返回上海,与留沪人员会合。1949年12月15日中华医学会上海分会举行了新中国成立后的第一次年会,改选了理事会,本市许多医学专家、教授担任了理事,在学会中发挥了重要作用。至1950年增加会员到791名,分科学会也增加到13个。

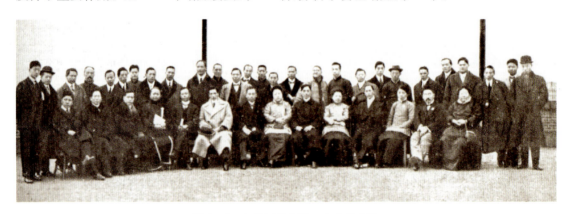

图2-1　中华医学会第一次全体会议

　　早在20世纪50年代,吴珏教授就在上海以短期学习、长期进修的形式为我国培养了一批麻醉专业骨干,后来成为全国各地的学科带头人。此后,吴珏教授主编的《临床麻醉学》和谢荣教授主编的《麻醉学》相继出版,推动了我国麻醉学科的发展和麻醉年轻队伍的成长,上海的麻醉学术交流也逐步开展起来。最初麻醉科医生与外科医生一起参加中华医学会上海分会外科专科学会的学术活动。随着参加人数的增多,外科专科学会于1956年成立了麻醉小组,小组组员有吴珏、李杏芳、王景阳、徐振邦、孙大金、王志增、金熊元和庄心良等。麻醉小组的第一次

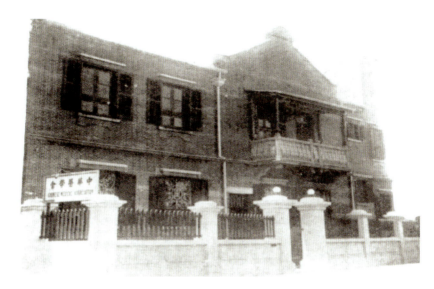

图 2-2 池浜路（现改为慈溪路）会址

活动是在广慈医院（现为瑞金医院）举办的学术讲座，由吴珏教授主讲"休克"相关内容。当时各个医院除值班医生外，所有的麻醉科医生、进修医生都参加了这次活动，可谓座无虚席。20世纪60年代初，吴珏教授和王景阳教授参与了外科学会组织的《休克》一书的编写。

1966年"文化大革命"开始，学会组织被撤销，学会活动全部中断，不少理事特别是一些老专家受到严重迫害。1976年10月，"文化大革命"宣告结束，学会重又获得了新生。1977年与1978年，中华医学会上海分会在全市接连召开了22个学科年会，盛况空前，许多医学专家为能重新登上学术讲台而激动万分。1979年3月20日，上海分会和其他三个兄弟学会一起召开理事扩大会议，正式恢复理事会活动。1980年上海麻醉学会正式成立，吴珏教授担任首届主任委员，李杏芳教授与王景阳教授为副主任委员，其他委员包括金熊元教授、孙大金教授、庄心良教授、伍祖馨教授和徐振邦教授。

在医学会领导下，上海麻醉学会成立后开展了一系列学术活动，许多活动一直延续至今。

一、学术报告与病例讨论

从20世纪60年代初开始，在上海麻醉学会还只是上海外科学会下的麻醉小组时，就已经开始举办每月一次的学术报告会或病例讨论，时间一般定在星期六（当时是每周6天工作制）下午，由医学院附属医院和市卫生局直属大医院麻醉专家讲课。每期均有一个专题，如大量输血、小儿麻醉等专题，或硬膜外麻醉后截瘫等病例讨论，参加学术活动的医生每人都能拿到一份学术资料。1986年之前，吴珏教授是逢场必到，并设法把会议开得有声有色，使出席会议者都有一定的收获，当之无愧地成为麻醉界的表率。在这样的良好学术氛围下，全市参加的医生很多，从主任医生、主治医生到住院医生和进修医生，还常常有上海郊区和江苏、浙江的麻醉同仁参加，医学会大礼堂经常是座无虚席。

此后的数十年，上海市的麻醉学术活动非常活跃，从不间断。20世纪90年代后期，由于手术病人日益增多，麻醉科医生相对不足，日常工作十分繁忙，因此，参加学术活动的医生有所减少。为了适应这一特殊情况，从2005年开始，上海麻醉学会的学术交流活动改为每季度一次,时间定于周六,每次半天或一天,由全市各大医院麻醉科轮流承办,地点也就定于承办医院内。这样的活动形式一直持续至今,对提高上海市麻醉专业水平和医疗质量起到了重要作用。

■ 二、麻醉学习班

吴珏教授自美国学习归来之后,对培养麻醉科医生充满了热情。在上海中山医院麻醉科成立之初,他就开始大量招收进修医生。中山医院曾单独举办过两届麻醉技术员进修班,随后上海外科学会麻醉小组也举办了若干次麻醉学习班。早期的麻醉学习班颇具特色,每周上课1~2次,每年2期,由全市各大医院的麻醉学专家授课,参加对象多为上海市区各大医院和郊县医院的住院医生以及来自全国各地的麻醉科进修医生。早期麻醉学习班由上海市第一人民医院庄心良教授负责,授课地点在虹口区科委,学习结束后颁发结业证书。这样的学习班,既没有讲课报酬,也不收学员学费,是全市各大医院的麻醉学专家无私奉献的成果,孙大金教授、庄心良教授、金熊元教授、邹学超教授、杭燕南教授等都曾任学习班的授课专家。20世纪80年代上海市麻醉学会成立后,麻醉学习班逐渐演变为每年一期,由上海医学会组织,为期一周,学习班的授课质量亦逐渐提高(图2-3)。

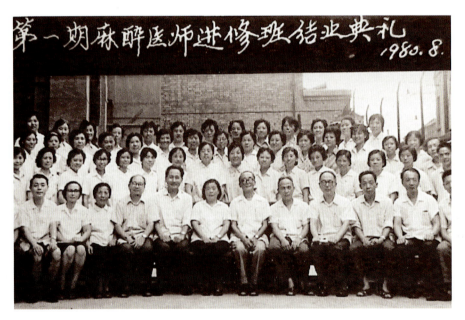

图 2-3 第一期麻醉医师进修班结业典礼

除定期的麻醉学习班外,上海市麻醉学会还不定期开办麻醉专题学习班,如水电解质和酸碱平衡、呼吸功能和麻醉期间呼吸和循环的监测等短期进修班。从20世纪80年代开始,越来越多的国外先进观念、技术和仪器设备引进国内,上海市麻醉学会也组织了越来越多的新仪器设备推广会与国外同行交流会。

■ 三、住院医师培训和考核

上海市的麻醉科住院医师培训起步较早,一直走在全国前列。上海市麻醉学会在组织全市麻醉科住院医师培训学习的同时,先后由中山医院的肖常思教授和仁济医院的杭燕南教授负责拟定上海市麻醉科住院医师培训教学大纲,并发动全市各大医院麻醉科专家建立了1 000道考试题库,为每年住院医师考核做了充分准备。经卫生部考试中心考试结果分析,试题难易度恰当,住院医师反映良好。上海市麻醉科住院医师培训教学大纲还成为全国麻醉住院医师培训教学大纲的参考。

四、上海市和全国麻醉学术年会

1964年,全国麻醉年会第一次会议在南京召开,在吴珏教授和李杏芳教授带领下,王景阳教授、方兆麟教授、孙大金教授、庄心良教授、金熊元教授、王志增教授和王鞠武教授参加了这一次年会。1978年吴珏教授带着7篇心血管方面的论文,参加了在黑龙江哈尔滨举行的第二次全国麻醉学术年会(时称第一届)(图2-4,图2-5,图2-6,图2-7)。

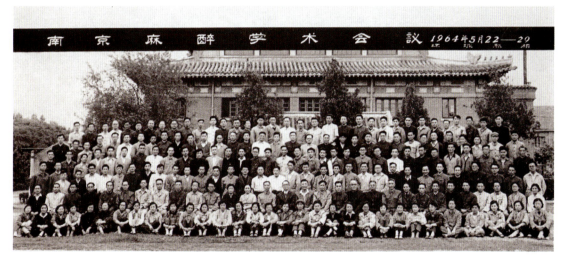

图2-4 1964年在南京召开的第一次全国麻醉学术年会

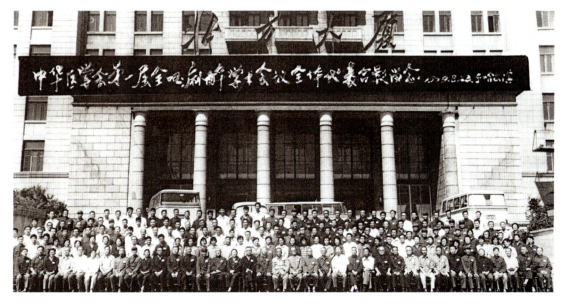

图2-5 1979年在哈尔滨召开的第二次全国麻醉学术年会

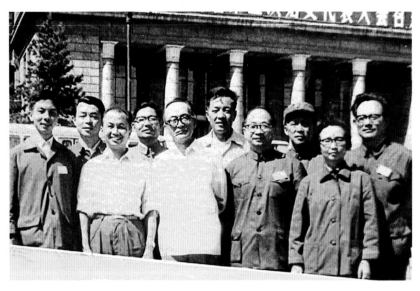

图 2-6　1979 年参加第二次全国麻醉学术年会的上海代表

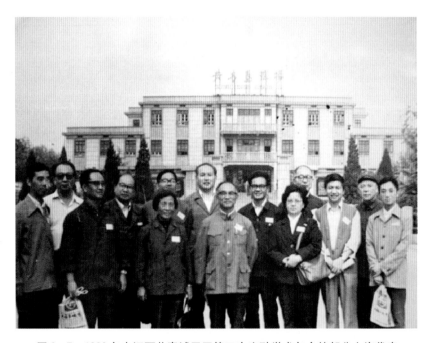

图 2-7　1983 年在江西共青城召开第三次麻醉学术年会的部分上海代表

1980 年上海市麻醉学会成立之后,每年举行上海市麻醉学术年会。此后还举行了若干次分学科麻醉学术会议,如 1989 年举办了第一次心胸麻醉学术会议。1990 年在上海召开了"全国口腔麻醉学术会议",成立了中华医学会麻醉分会口腔麻醉学组,王鞠武任组长。1994 年 4 月举办第六届全国麻醉学术年会,来自全国近 800 人参加了会议,交流论文 623 篇,来自美国、英国、澳大利亚、以色列等国家和中国台湾、香港地区的教授和学者作了专题报告。1998 年全国麻醉学会改革,4 年一届的全国麻醉学术会议改为年会制度。上海市麻醉学会在 2000 年举办了长江流域麻醉学术会议。2004 年举办了华东六省一市麻醉学术会议。2009 年举办了全国麻醉学术年会。

五、杂志与医疗护理常规

《上海市诊疗护理常规》由上海医学会组织编写,具体由各专科分担,上海麻醉学会完成了《麻醉科医疗护理常规》,后者在此后的10多年里成为全市麻醉医生的工作准则和医疗事故评定的基本标准。上海市《麻醉科医疗护理常规》对提高麻醉医疗质量发挥了积极作用。《麻醉与重症监测治疗杂志》由杭燕南教授和庄心良教授负责。仁济医院的孙大金教授负责将多期美国《麻醉与镇痛杂志》摘要翻译成中文,为提高国内麻醉业务水平,了解国际麻醉学最新进展作出了贡献。

六、上海市麻醉学会的其他工作

(一)年底工作总结与座谈会(团拜会)

上海麻醉学会召开年底工作总结与座谈会的传统是从20世纪80年代初由吴珏教授发起的。30年来,上海麻醉学会每年都会在12月底举行工作总结和座谈会,以交流学习为主,并进行团拜活动,除麻醉学会委员之外,还有全市各医院麻醉科骨干参加,同时还邀请麻醉界老专家和老教授出席,大家相互学习,祝贺新年进步。

(二)申报二级学科

在20世纪麻醉科成立之初的很长一段时间里,麻醉学专业一直是从属于外科的三级学科。1980年上海麻醉学会成立后,就开始进行二级学科的申报工作。1989年,上海麻醉学会在长海医院召开了学会委员工作会议,上海市卫生局长参加了此次会议,重点讨论了麻醉专业申报二级学科的问题。1989年5月3日,卫生部下发了《关于将麻醉科改为临床科室的通知》的12号文件,指出,"近年来,我国医院临床麻醉学科有了较大的发展,其工作性质、职责范围已超出了原麻醉词义的范畴","为进一步推动麻醉学科的发展并借鉴其国内外发展经验,在中华医学会倡导下,经我部研究,同意医院麻醉科由原来的医技科室改为临床科室。望各级卫生管理部门和医疗单位根据本通知精神,结合各地区医院具体情况,按二级学科的要求与标准,切实加强麻醉科的科学管理工作"。该通知为麻醉科的专业性质和工作范围正了名,指明了方向,使全国麻醉工作者备受鼓舞,有力地促进了我国麻醉专业的快速发展。随着学科的深入发展,亚学科也逐渐成熟起来。

附:上海市麻醉学会历届委员名单

第一届(1980~1984年)

  主任委员:吴珏

  副主任委员:李杏芳、王景阳

  委员兼秘书:金熊元

  委员:孙大金、庄心良、伍祖馨、徐振邦

第二届(1984~1989年)

  主任委员:吴珏

副主任委员：孙大金、王景阳
委员兼秘书：金定炼
委员：王鞠武、伍祖馨、庄心良、邹学超、金熊元、徐振邦

第三届（1989～1994年）
顾问：吴珏
主任委员：孙大金
副主任委员：肖常思、庄心良
委员兼秘书：金定炼、徐惠芳
委员：王景阳、伍祖馨、刘树孝、沈建南、金熊元、蒋豪、潘银英

第四届（1994～1998年）
主任委员：孙大金
副主任委员：肖常思、庄心良、徐惠芳
委员兼秘书：金熊元、杭燕南
委员：蒋豪、邹学超、沈建南、潘银英、高天华、宋建云、夏宗龙、于布为、王新华、朱也森

第五届（1998～2002年）
顾问：孙大金
主任委员：庄心良
副主任委员：徐惠芳、杭燕南、蒋豪
委员兼秘书：于布为、薛张纲
委员：朱也森、高天华、王新华、夏宗龙、李士通、邓小明、江伟、王祥瑞、马家骏、杨旅军、俞卫锋、徐美英、尤新民、周守静、李中、赵如明

第六届（2002～2006年）
顾问：孙大金
主任委员：蒋豪
副主任委员：于布为、杭燕南、朱也森、庄心良
委员兼秘书：薛张纲、江伟
委员：徐惠芳、徐美英、王祥瑞、李士通、李明星、杨旅军、尤新民、陈俊峰、陈武荣、汪春英、王谊生、傅舒昆、邓小明、陈锡明、王新华、周守静、俞卫锋、余大松

第七届（2006～2010年）
顾问：孙大金、庄心良、杭燕南
名誉主任委员：蒋豪
主任委员：于布为
副主任委员：李士通、薛张纲、朱也森、王祥瑞

委员兼秘书：尤新民、俞卫锋

委员：江伟、邓小明、傅舒昆、徐美英、杨旅军、陈俊峰、王新华、汪春英、陈武荣、李明星、石学银、李正、李中、杜冬萍、梁伟民、王珊娟、彭章龙、王莹恬、陈煜

青年委员：闻大翔、姜虹、陈莲华、仓静

第八届（2010年～   ）

顾问：孙大金、蒋豪、庄心良、杭燕南、朱也森

名誉主任委员：于布为

主任委员：李士通

副主任委员：薛张纲、王祥瑞、俞卫锋、梁伟民

委员兼秘书：江伟、石学银

委员：邓小明、傅舒昆、徐美英、陈俊峰、汪春英、陈武荣、姜虹、李正、杜冬萍、王珊娟、王莹恬、尤新民、王英伟、余大松、张富军、李文献、徐辉、缪长虹、谭志明

青年委员：闻大翔、仓静、李明星、杨立群、张莹、袁红斌、曹晖、刘志强、张马忠

（仓　静　薛张纲）

第三章
上海市麻醉质量控制工作

上海市卫生局医政处在1998年提出设立麻醉质量控制中心的计划，并向全市各医院发出通知，征集申报单位资料。共有中山医院、仁济医院、第一人民医院和第六人民医院四家单位申报。通过打擂台的方式，经医院管理和麻醉专业相关专家评审，在1999年由上海市卫生局批准，卫生局局长刘俊教授大会宣布并授牌，正式建立上海市麻醉质量控制中心，挂靠在上海市第一人民医院，质控中心主任为第一人民医院麻醉科主任庄心良教授。

麻醉质量控制中心的建立和人员组成

首先按照卫生局医政处要求，筹建麻醉质控中心，由上海市卫生局发文组建专家委员会。委员会成员由代表上海医科大学、上海第二医科大学、第二军医大学、上海中医药大学、市卫生局所属医院和区县医院的有关麻醉专家组成，包括庄心良（第一人民医院）、于布为（瑞金医院）、马家骏（新华医院）、王新华（第二军医大学附属长征医院）、邓小明（第二军医大学附属长海医院）、朱也森（第九人民医院）、张学峰（儿科医院）、陈俊峰（长宁区中心医院）、杭燕南（仁济医院）、徐惠芳（第六人民医院）、高天华（胸科医院）、傅自远（第八人民医院）、董蔚芳（第十人民医院，原铁路中心医院）、蒋豪（中山医院）、蔡云彪（岳阳医院）。第一人民医院麻醉科副主任医生赵凯为秘书，直到2009年赵凯主任医生退休。2000年中心聘任第一人民医院退休主治医生杨柳芬为专职工作人员，直到2009年底。

2003年质控中心专家委员会进行了第一次调整，徐惠芳、高天华、傅自远和蔡云彪主任不再担任委员，增补江伟（第六人民医院）、傅国强（上海中医药大学附属曙光医院）、俞卫锋（第二军医大学附属东方肝胆外科医院）和王谊生（浦南医院）为质控专家委员会委员。2005年又增补了徐美英（胸科医院）、梁伟民（华山医院）、石学银（第二军医大学附属长征医院）和朋立超（第五人民医院）为委员。2008年增加李士通教授（第一人民医院）为秘书。

2009年市卫生局通知调整麻醉质控中心，有第一人民医院，瑞金医院，仁济医院和第九人民医院四家单位申报，2009年12月经过评审，2010年1月卫生局批准质控中心继续挂靠在第一人民医院，主任为第一人民医院李士通。随后组建了新一届专家委员会，共15人，包括李士通（第一人民医院）、江伟（第六人民医院）、傅舒昆（第十人民医院）、徐美英（胸科医院）、薛张纲（复旦大学附属中山医院）、梁伟民（复旦大学附属华山医院）、于布为（上海交通大学医学院附属瑞金医院)、王祥瑞(上海交通大学医学院附属仁济医院)、王英伟(上海交通大学医学院附属新华医院)、姜虹(上海交通大学医学院附属第九人民医院)、傅国强(上海中医药大学附属曙光医院)、邓小明(第二军医大学第一附属长海医院)、石学银(第二军医大学第二附属长征医院)、俞卫锋(第二军医大学第三附属东方肝胆外科医院)、陈俊峰(长宁区中心医院)。兼职秘书为第一人民医院麻醉科张俊杰副主任医师和朱慧主治医师。

根据卫生局医政处要求,并得到第一人民医院行政支持,在第一人民医院设立麻醉质控中心办公室。办公室开始设立在原护校楼(今眼科中心)一楼,由卫生局拨款,医院匹配专项筹建资金给麻醉质控中心,配备了电话、传真、复印、电脑、网络等办公设施。2004年办公室迁至教学楼(今行政楼)一楼,2007年迁至行政楼4楼并增加为2间办公室,设施日趋完善。

麻醉质量控制中心的主要职责和日常工作

一、主要职责

按照卫生局的相关规定,麻醉质控中心的主要职责包括:
1. 制订麻醉专业的质控程序、标准和计划。
2. 负责麻醉专业质控工作的具体组织实施。
3. 制订麻醉专业的质控考核方案并组织实施,定期发布质控考核方案、质控指标和考核结果。
4. 组建麻醉专业的全市性质控网络,指导区县麻醉质控组开展工作。
5. 建立麻醉专业信息资料数据库,根据工作需要开发专业质控软件。
6. 拟定麻醉专业人才队伍的发展规划,开展对本市麻醉专业人员的质控培训和业务指导工作。
7. 对麻醉专业的设置规划、布局、基本建设标准、麻醉技术、设备的应用等工作进行调研和论证,为卫生行政部门决策提供依据。
8. 完成市卫生行政部门交办的其他工作。

二、日常工作

依照麻醉质控中心的主要职责,中心的常规性工作主要包括以下几个方面。
1. 每年2次以上的质控专家委员会会议,讨论质控方案和标准等。
2. 每年2次的质控检查,根据质控方案于年底对所有质控医院进行全面检查,并对存在问题的医院于第二年中期进行督察。
3. 每年年底召开全市质控大会,人员包括全体委员、所有质控医院麻醉科主任、各区质控组长等。会议内容包括当年质控工作报告,并进行相关质控标准讲解,知识更新讲座和病例讨论。
4. 组织召开各区县质控组长会议,并参加区质控工作会议。积极参加麻醉学会年会和二级医院主任联谊会,宣传质控方针。

5. 从 2000 年起,每年举办 1～2 期专题学习班。
6. 对麻醉医疗安全事件进行现场指导和帮助。
7. 按月统计各单位医疗数量和质量指标,并调查麻醉资源情况。

开展调查统计,掌握详细资料

一、调查工作情况

1. 1999 年麻醉质控中心组建专家委员会后,立即开始制订计划。制定了"以提高医疗质量和病人满意度"为核心的工作目标。最初确定市级麻醉质控范围为 75 家医院,其中三级甲等 27 家,三级乙等 2 家,二级甲等 42 家,二级乙等 4 家。

2. 从 1999 年开始,麻醉质控中心就实行了麻醉数量和质量月报制度。全市各医院均能认真执行,保证数据及时准确地上报。从 2010 年起,为简化工作,麻醉数量实行季度上报制。

3. 经过分析讨论并收集国内外有关麻醉质控资料,大家一致认为必须首先掌握上海麻醉工作的现状,所以开始进行首次麻醉现状调查:截至 1999 年底全市麻醉从业人员 1 045 人,开放手术台 704 张,麻醉机 416 台,心电监测仪 541 台。1999 年全年麻醉量 21.4 万人次。2004 年又对麻醉机挥发罐进行了一次专项抽样调查,发现部分挥发罐存在误差。

4. 2005 年开展了第二次上海市医院麻醉科情况调查,确定当年麻醉从业人员总数 1 620 人,人均年麻醉数量为 313 例,比 1999 年增加了 50%(1999 年为 209 例)。

5. 2008 年全面系统开展了第三次全市麻醉情况调查(数据截止日期为 2008 年 10 月 31 日),数据见(表 3-1、3-2、3-3)。

二、从业人员情况及工作开展状况

(一) 全市麻醉人员执业资格分布(表 3-1)

表 3-1 上海市麻醉人员执业资格分布表

	执业医师	助理医师	技师	护士	新职工	总计
31 家三级医院	763	4	50	149	30	996
38 家二甲综合医院	485	21	9	56	50	621
72 家二甲以下综合医院	323	10	1	7	10	351
全市总计	1 571	35	60	212	90	1 968

(二) 麻醉专业人员学历(表 3-2)

表 3-2 全市麻醉人员学历分布表(%)

	博士	硕士	本科	大专	中专	其他	总计
31 家三级医院	9.34	25.70	44.98	9.84	7.43	2.71	100
38 家二甲医院	0.97	7.57	66.83	14.98	9.18	0.48	100
72 家二甲以下医院	0.28	1.43	60.97	23.36	11.40	2.56	100
全市总计	5.08	15.65	54.73	13.87	8.69	1.98	100

(三) 麻醉专业人员职称(表 3-3)

表 3-3 上海市麻醉人员职称分布表(%)

	正 高	副 高	中 级	初 级	其 他	总 计
31 家三级医院	4.42	14.06	30.32	40.56	10.64	100
38 家二甲医院	2.09	12.24	34.94	44.28	6.44	100
72 家二甲以下医院	1.14	7.98	38.75	47.01	5.13	100
全市总计	3.10	12.40	33.28	42.89	8.33	100

(四) 麻醉科 ICU、疼痛治疗和门诊麻醉开展情况

全市 31 家三级医院中,有麻醉科独立 ICU 者 5 家,床位数 94 张;共管 ICU 者有 1 家,床位 6 张。25 家医院有门诊麻醉;22 家医院开展疼痛门诊。

全市 38 家二级甲等医院中,有麻醉科独立 ICU 者 2 家,床位数 14 张;共管 ICU 者有 2 家,床位 21 张。32 家医院有门诊麻醉;21 家医院开展疼痛门诊。

全市 72 家二甲以下医院中,10 家医院有门诊麻醉;4 家医院开展疼痛门诊。

(五) 完成上海市麻醉现状调查

2009 年 10 月,上海市麻醉质控中心配合中华医学会麻醉学分会的工作,完成了"全国麻醉现状调查"上海的调查工作,当时上海市各医院麻醉科共有麻醉机 922 台,监护仪 1 335 台,呼吸气二氧化碳监测仪 890 台套,麻醉气体监护仪 691 台套。

制定统一标准,规范麻醉工作

一、制定上海市麻醉科基本装备标准及各类麻醉监测要求

2010 年,经过专家委员会讨论,并反复征求部分医院的意见,完成了《上海市麻醉科基本装备标准及各类麻醉监测要求》标准制定和实施。同年还制定了三个统一的记录单格式:麻醉术前访视记录、上海市麻醉知情同意书和术后随访记录。由上海市卫生局医政处下发文件《关于转发"麻醉前访视记录"等三项记录单的通知》,正式执行。

二、制定上海市医院麻醉复苏室的设备基本要求

2000 年制定了上海市医院麻醉复苏室的设备基本要求,并由上海市卫生局发布了沪卫医政(2000)76 号文件《关于加强本市医院麻醉复苏室管理的通知》。同时制定了上海市麻醉复苏室病员入室、出室标准和上海市医院麻醉复苏室记录单样本。2001 年首次检查复苏室设置情况,使用面积和设备达标的单位有中山、市一、仁济、长海、长征、岳阳、新华医院成人手术室,东方肝胆医院和瑞金医院主手术室的复苏室。2006 年又进一步细化了二级医院麻醉复苏室设立的准入标准。2007 年开始评估和验收二级医院麻醉复苏室,当年共有 17 所二甲医院申请,结果 16 所通过验收。至 2007 年二级医院建立麻醉复苏室者已有多少所,达 94.7%。

三、编写上海市麻醉质控手册

2002 年开始编写上海市麻醉质控手册,先后由质控专家组讨论,分别召开部分三级和二

级医院麻醉科主任座谈，提出修改意见，当年完成了三稿修改。2003年正式出版麻醉质控手册，在全市麻醉科主任会议上宣讲、学习，发放至全市麻醉从业人员，人手一册。

■ 四、统一全市麻醉记录单要求

麻醉记录单不但是准确的医疗记录，而且是有效的法律文书。但是长期以来麻醉记录单的项目和格式很不统一，给医疗效果的总结分析带来诸多不便。2004年麻醉质控中心经过反复讨论和多次修改，统一了全市的麻醉记录单，在此项工作中，第一人民医院分院的孔宁主任在记录单的设计和修改方面付出了很多努力。

■ 五、制定和编写规范与共识

2008年上海市麻醉质控中心庄心良主任和杭燕南教授与中华医学会麻醉学分会合作，制定了《椎管内麻醉操作管理规范》。2009年又制定了"产科急诊麻醉建议"，主要参与制定的人员有国际妇婴保健院麻醉科余大松主任、复旦大学附属妇产科医院麻醉科黄绍强主任、第一妇婴保健院麻醉科刘志强主任等。同年制定"困难插管箱（车）标准"，主要执笔人为中山医院麻醉科薛张纲教授等。

■ 六、手术室药品使用和管理规范

2010年在卫生局医政处的协调和领导下，与临床药事质控中心联合制定了《手术室药品使用和管理规范》。正式确定须配备工作责任心强、业务熟悉的药学专业技术人员负责手术室内药品的日常管理，人员应当保持相对稳定。药学人员必须经过麻醉药品、精神药品的规范化培训、考核合格后，才能取得审核、配发麻醉、精神药品的资格。

认真开展督察，解决实际问题

质控中心除了每年开展麻醉质量督察外，还配合医院管理年（2005～2009年）、质量万里行（2009年）、百日安全检查（2008年）等专项检查，对各医院进行督导。在日常工作中发现问题后，及时组织专家现场调研，协助各单位提高麻醉质量和安全。2002年在肺科医院对围手术期心搏骤停进行了重点调研，由质控专家召开现场专题研讨会，分析原因和存在问题，取得了良好反响和效果。2008年，麻醉质控专家分3批协助复旦大学附属眼耳鼻喉科医院对麻醉科的硬件建设和麻醉后复苏室工作进行指导，收到了良好效果。

2006年麻醉质控中心根据全市不少医院开展无颤搐电休克治疗麻醉的情况，对此项工作的开展情况进行了调查摸底，调查对象包括市精神卫生中心及卢湾、虹口、长宁、宝山、杨浦区和浦东新区精神卫生中心，调查了实施麻醉人员的资质、规章制度、设备条件、麻醉记录、应急措施等。在调查的基础上，协助上海市卫生技术监督所提出了精神卫生中心设立麻醉科的基本条件。2010年，麻醉质控中心协助上海市卫生技术监督所，开展了本市部分精神卫生中心申请设立麻醉科的现场检查，李士通主任先后现场检查了浦东新区、杨浦、宝山、长宁、静安区和上海市精神卫生中心拟设立麻醉科的人员和条件，提出了相应的意见和建议。

通过调查、督察，进一步落实了上述制定各项制度的要求，如上海市各级医院在麻醉期间都有心电图、无创血压和脉搏氧饱和度监测，气管插管全身麻醉有呼气末二氧化碳监测。麻醉后恢复室均备有监护仪、呼吸机和除颤器。同时有恢复室规章制度及病人离开恢复室的标准，以确保病人安全。调查和督察工作促进了各医院麻醉科的发展，完善了各项规章制度，改善了设备条件，使麻醉质量得到进一步提高。

加强专业培训，提高人员素质

2000年举办首期麻醉质控学习班，主要内容为麻醉基础知识学习。随后每年均举办各种内容的学习班，提高麻醉人员的知识水平。2003年举办了麻醉监测学习班，由本市麻醉专家讲授，有52名学员参加（包括9名麻醉科主任），共有17个专题，包括各种监测的基本原理、临床意义、使用时应注意的事项。使学员能在临床中正确应用各种监测仪，提高麻醉的安全性。2004年开始举办青年麻醉科医师学习班，并一直坚持每年举办一次。

质控中心还多次与第九人民医院麻醉科联合举办学习班。在朱也森教授的主持下，2007年在第九人民医院举办了麻醉复苏室学习班，学员100名，16学时。2008年举办了监护室护士学习班，共有学员24人，进行了12个专题的讲课，5个场次的见习和一次讨论。2009年举办了困难气道处理学习班，学员80余人，分12个专题和示教、参观。

此外，2007年麻醉质控中心和市精神卫生质控中心一起，举办了无抽搐电休克麻醉学习班，进行有关麻醉问题、肌松药的使用和选择、静脉麻醉等内容的学习和研讨。

2001年，为了规范麻醉科医师培训，统一培养质量，麻醉质控中心计划建立上海市麻醉科医师培训基地，首先制订"上海市麻醉医师培训基地要求"。全市共有十一所三甲综合性医院提出建立麻醉医师培训基地的书面申请，经过专家现场考核、投票表决，同意中山医院、第一人民医院、仁济医院、长海医院、第六人民医院首先建立上海市麻醉医师培训基地，该项工作后来由于各种原因一直没有实施，但对2009年卫生部在上海试行规范化住院医师培训工作中麻醉科住院医师培训基地的遴选和建设起到了积极的作用。

建立质控网络，做到全面覆盖

2003年，按照卫生局的要求，麻醉质控中心开始筹建区县麻醉质控网络，分片召开区县二甲以下医院麻醉科主任会议，分别在崇明、南汇（奉贤）、松江（金山、青浦）、嘉定区介绍市麻醉质控开展情况，听取各单位对麻醉质控的要求和建议，为筹建区县麻醉质控网络作准备。年底虹口、浦东新区、宝山、闵行、嘉定、南汇、奉贤、青浦、闸北、长宁、杨浦、徐汇、静安、普陀、崇明15个区已建立了麻醉质控组。松江、黄浦、卢湾和金山区尚未建立麻醉质控组。当年还调查了各区县尚未纳入市质控的医院情况：结果发现有98家开展麻醉手术的医疗单位尚未列入质控管理范围，有二级医院43家、一级医院50家、民营医院5家。其中40家已有麻醉科建制，二级医院33家、一级医院5家、民营医院2家。共283名麻醉专职人员。2002年这些医院的麻醉总数为 46 580 例,占当年全市麻醉总数的 12.8%。

为了加强与区县质控机构的联系和沟通,进一步扩大区县质控网络,增加质控覆盖面,尽最大努力把进行麻醉的单位包括民营及一级医院均纳入质控范围,2005 年召开了二次 19 区县麻醉质控小组组长会议。由区质控组对民营医院的麻醉质量进行督察。

及时总结经验,开展交流活动

1999 年上海市麻醉质控中心成立不久,在上海市麻醉学会年会上,庄心良主任就介绍了质控中心的工作,同年还分别参加了全国小儿、妇产科麻醉和监测会议,交流设想并听取全国有关专家的意见。

2009 年上海麻醉质控中心经历了十余年的努力工作,取得了丰富的经验和成绩,该年度庄心良主任出席了浙江麻醉质控 20 周年和全国麻醉质控研讨会,并参加了 2009 年全国麻醉年会和安徽省麻醉质控年会,分别介绍了上海麻醉质控的经验,得到同行的高度评价。

(李士通　庄心良)

第二篇

上海市各大医院麻醉科发展史

第一分篇　复旦大学系统（主要为原上海第一医学院系统）

第四章
复旦大学附属中山医院麻醉科发展史

复旦大学附属中山医院麻醉科（原上海医学院附属中山医院麻醉科）是1952年由我国现代麻醉学奠基人、著名临床药理学家和临床麻醉学家吴珏教授创建的临床二级学科，为中国最早成立的麻醉科之一。60年来，在吴珏教授、肖常思教授、蒋豪教授和薛张纲教授的带领下，复旦大学附属中山医院麻醉科有了长足的发展。

医院概况

中山医院创始于1936年，为纪念中国民主革命先驱孙中山先生而命名，是20世纪30年代由国人自己创办的一所规模较大的综合性医院。当时上海有市民300多万，而医院病床不足5 000张，且多由外国人设立，收费昂贵。为了满足民众之需要，于1930年社会各界即有创办大规模国人医院之议，几经商榷，推举成立了以孔祥熙为主任，孙科和刘瑞恒为副主任，颜福庆为总干事的中山医院筹备会，通过筹备会向社会各界募集捐款。1935年6月中山医院动工，次年12月竣工，占地26 644平方米（40亩）。当时社会名人史量才先生家属捐款建量才堂，为护士学校之用，学校附设在中山医院内，量才堂与中山医院同时竣工。1936年由上海中国红十字会第一医院分出部分人员至中山医院建立内科、外科、妇产科、儿科、泌尿科、眼科和耳鼻喉科等科室（图4-1）。1937年2月开始收治病人，同年4月1日正式开业。建筑面积13 597平方米，计划病床450张，实际开放病床300张。

1937年"八·一三"事变，日军进攻上海，战争爆发；1937年11月日军侵占上海，从此中山医院原址为日寇盘踞了八年；1939年7月中山医院部分医护人员随同上海医学院迁至昆明。

抗战胜利后，1946年5月在重庆的中山医院人员分批回沪。1946年11月正式恢复上海中山医院，聘沈克非教授为院长。当时有医师70余人，护士100余人，设备较齐全，开设病床347张，是多科性的综合性医院。1947年11月增设口腔科、皮肤科和胸外科。1949年7月，中国人民解放军上海市军事管制委员会卫生处派员接管中山医院。1949年7月9日公开中共党组织，成立党支部，张亮任党支部书记。1950年4月1日中山医院被宣布结束军管，交由

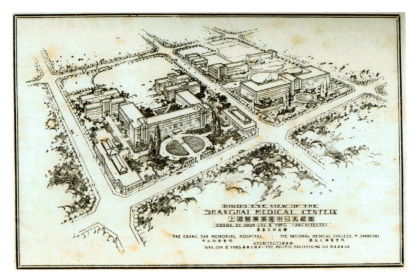

图 4-1 1936 年中山医院院舍鸟瞰图

华东军政委员会卫生部直接管辖。1952 年 4 月黄家驷教授任院长。同年医学院进行了院系调整,中山医院充实外科力量,改名为"上海医学院外科学院"。全院有医师 103 人,护士 91 人,职工总数为 414 人,开放病床 422 张。时值解放初期,国家为关心医学卫生事业,关心人民健康,拨款改善病房条件,新建手术室、骨科病房,充实化验室、动物实验室、改建宿舍和饭厅,增加建筑面积 3 827 平方米。

也就在此时,中山医院麻醉科由吴珏教授建立起来了,与中山医院同呼吸共命运了半个多世纪。现在中山医院总部占地 114 亩,建筑面积 133 678 平方米,核定床位 1 600 张,现有工作人员 2 500 名,其中中国工程院院士 2 位,门急诊人数每年约 170 多万人次,住院 46 000 多人次。中山医院是"211 工程"和"985"重点建设项目的单位。设有 7 个研究所,30 个临床科室,10 个医技科室,3 个上海市卫生局临床专业质量控制中心(图 4-2)。

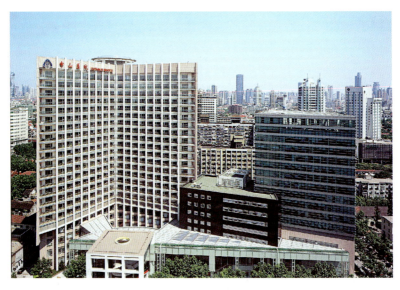

图 4-2 中山医院门急诊大楼

悠 久 历 史

吴珏教授 1912 年生于江苏省江阴县,1933~1938 年就读于国立上海医学院医本科,1938~1946 年任国立上海医学院生理学和药理学助教。当时中国还没有专职的麻醉医生,没有正式的麻醉教科书,也没有专门的麻醉学会和麻醉学期刊。为了改变这种状况,当时的教育部门决定选派人员赴北美学习,希望这些医生学成归国后能提高中国的麻醉学理论和技术水平。1947 年,吴老在国家公费留学考试中成绩优秀,被派赴美国威斯康星大学医学院附属医院,师从世界著名麻醉学家 Ralph M. Waters,专修临床麻醉(图 4-3)。这是美国乃至世界大学中的第一个麻醉学科,后又创建了麻醉学专业。学成之后,吴老在美国犹他大学医学院附属盐湖城县医院任麻醉科主任,并参加两校药理学科的科研和教学活动,还成为美国麻醉学会和国际麻醉镇痛研究协会会员。新中国成立后,吴老一直希望回到自己的祖国,他拒绝美国盐湖城方面的高薪聘请,终于在 1950 年 10 月携带一批麻醉器材,冲破重重阻力经海道自美国返回祖国。当时一同赴美学习麻醉的共有 3 人,但仅有吴老一人最终回国继续从事临床麻醉工作,并在这个领域倾注了全身心的精力和才华。在中山医院麻醉科办公室里,至今还保留着他当年工工整整的读书笔记和手抄文章(图 4-4,图 4-5);老教授们至今还记得他当年对着一台破旧的打字机工作到深夜的背影。

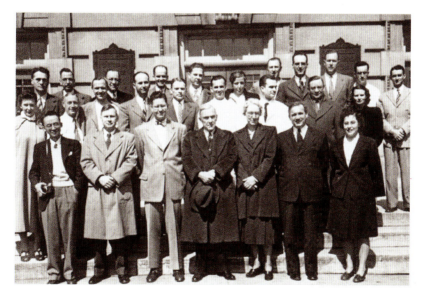

图 4-3 吴珏教授在美国学习(左一)

吴老回到祖国之后,在上海医学院附属中山医院建立了新中国第一个独立的麻醉科,并担任了主任。1952 年,在吴老的倡导下,确立了麻醉由专业医师主持的体制,并开始有计划地培养麻醉专业人员。1954 年吴老编著并出版了我国第一本麻醉学专著《临床麻醉学》,正式成立了上海第一医学院麻醉教研室。1956 年吴老成为我国第一位麻醉学教授。他通过言传身教,潜心培养麻醉科医师,造就了一大批麻醉界骨干人才队伍,中山医院麻醉科也由此开始茁壮成长。

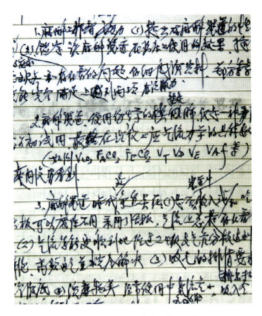

图 4-4　吴珏教授的手稿

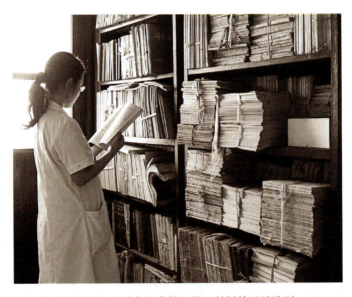

图 4-5　麻醉专业书籍和吴珏教授的手稿陈列

技 术 进 步

新中国成立初期的条件是十分艰苦的。麻醉科建科之初,中山医院已有了近10间手术室,但仪器设备非常简陋,只有吴珏教授从国外带回来的少量仪器、2台国产103麻醉机,连气管导管都是由简单的橡皮管加上自制的气囊组合而成。当时中国几乎没有麻醉器材工业,吴珏教授与上海里弄小厂合作,每逢星期天上午均去医疗仪器厂,协助他们制作麻醉机、呼吸器、麻醉用血压表和心电图仪、气管导管和硬脊膜外导管等。由此生产出了中国第一代麻醉机（陶根记麻醉机）和气管内插管用具，并磨制了硬脊膜外穿刺针。此外，吴珏教授还要帮助有关厂商定麻醉药的规格，并进行试用。当时的相关药物有丁卡因等局部麻醉药，氧化亚氮和氟烷等吸入全身麻醉药，羟基丁酸钠、氯胺酮和依托咪酯等静脉全身麻醉药，氨酰胆碱和氯甲左箭毒等肌松药，以及丙嗪类、安定类、哌替啶类和氟哌利多等麻醉辅助药，凭此来应付所有手术。

就在这样的艰苦条件下，每日还可进行 10 台至 20 台手术，除了对麻醉要求较低的泌尿外科、妇产科手术之外，还完成了大量胃肠道、普胸外科和心脏手术。与如今肺癌、食管癌占普胸外科手术的 90% 以上不同，当时的普胸外科手术是以肺脓疡为主的。要知道，肺脓疡手术对肺隔离技术的要求非常高，若肺隔离做得不好，轻者可引起对侧播散，重者直接导致窒息死亡。可是当时别说纤维支气管镜、双腔气管导管，就是现在普通的单腔带套囊气管导管都非常珍贵。为达到满意的肺隔离效果，老一辈麻醉科医师总结出了自己的一套肺隔离方法：① 头低脚高位，以便体位引流；② 将气管导管插入健侧支气管，即支气管插管；③ 消除病人自主呼吸；④ 在整个手术过程中保持手控正压通气，根据手术进程调整压力与潮气量大小。常常一台手术之后，枕头上、地上、甚至麻醉科医师的手上、指甲缝里，都留下了病人从患侧肺里流出的黄脓痰。蒋豪教授说："这说明你的肺隔离做得好，如果手上地上都干干净净的，那痰就都进入好的肺里去了。"

老一辈麻醉科医师用自己的双手协助外科医生拯救了一位又一位病人的生命，也为我们气管内麻醉与支气管隔离技术的发展奠定了坚实的基础。

改革开放之前很长一段时间里，虽然我们陆续添置了一些麻醉机和其他仪器设备，但数量远远不够，因此大多数的手术，包括乳房、胃肠道手术都是在单纯硬膜外阻滞下完成的，由于手术条件艰苦、设备简单，一台胃大部切除手术常常要做 10 个小时，其难度和危险性可想而知。

腰麻与硬膜外阻滞相比，有其特有的优势。但当时没有合适的腰麻穿刺针，所有的腰麻针都是 7 号的，因此腰麻后头痛的发生率非常高，以至于到 20 世纪 80 年代初，国内就几乎遗忘了这项技术。"没有条件，我们创造条件！"蒋豪教授自己动手，改进了腰麻针，不仅制成了 5 号腰麻细针（图 4-6），还发明了腰硬联合的方法，即当硬膜外针穿刺到位之后，在硬膜外针内置入细腰麻针，进行蛛网膜下腔阻滞，之后再行硬膜外置管。腰麻改进之后，不仅提高了操作成功率，而且减少了麻醉并发症，腰麻重新成为临床麻醉的常用方法之一。

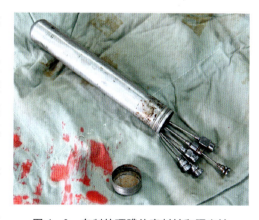

图 4-6　自制的硬膜外穿刺针和腰麻针

早在 20 世纪 50 年代初，吴珏教授就提出要在临床上监测药物的不良反应，这在当时的中国是史无前例的。这一举措不仅推动了临床药理学在我国的发展，也为 20 世纪 60 年代之后麻醉手术期间各项监测的开展奠定了基础。

早期的麻醉几乎是处于无监护状态，麻醉科医师的眼睛、耳朵和双手掌握了病人的生命。20 世纪 60 年代之后我们逐渐开始进行麻醉手术期间的各项监测。最初手术中最常用的监测是间断测量血压和触摸病人的脉搏,后来有了走纸的心电图监测,但无法在手术中进行长时间的连续监测。麻醉科的老前辈们吸收国外经验,自己动手,先将三个电极片固定在胸前,再将心电图记录仪与一台示波器相连,将电针的摆动信号显示在示波器上,自制成了我们的第一台心电监测仪。在多次试用改进之后,终于可以成功地在手术中进行实时心电监测。心电监测成功之后,为进行实时动脉压监测,老前辈们在一位专业技术人员的帮助下,制作了我们自己的动脉测压传感器。虽然这个传感器在麻醉发展史中只留下了短暂的一瞬,却是当时全国仅有的一套自制动脉测压传感器,吸引了众多麻醉界前辈前来参观,也为后来广泛开展手术中监测奠定了基础。

到20世纪70年代初,我们已常规采用自制的套管针进行动、静脉穿刺,监测有创动脉压和中心静脉压,并进一步开展了肺动脉压、肺毛细血管楔压、心排血量和呼吸功能的监测,为危重病人和心血管手术病人的诊断和治疗提供了可靠的依据,减少了手术并发症,提高了治愈率。

中山医院麻醉科为全院病人提供中心静脉置管服务已有很长的历史了,其原因是我们有着坚实的中心静脉置管技术,病人和兄弟科室的信任也为我们提供了许多的实践机会。中心静脉置管技术的发展可以追溯到20世纪50年代,当时我们已经开始进行锁骨下静脉穿刺置管术,使用的是"针内管"技术,就是先使用一个很粗的穿刺针穿刺,达到锁骨下静脉后,经穿刺针内腔插入导管,直至管端达到预计的部位,然后拔出穿刺针,导管留在体内,外端接平头针固定,再连接输液装置,类似于现在的硬膜外穿刺置管术。这一技术最初是在1952年由罗伯(Robere Aabenic)报道的,我们学习并实践了这一成果。但锁骨下穿刺气胸的发生率高,何况使用的穿刺针又相当粗,静脉漏血非常常见。20世纪70年代,蒋豪教授通过无数次的思考实践,开始采用后路中心静脉穿刺法,提高了穿刺成功率,减少了并发症,同时发明了"管内针"的穿刺技术,即外套管穿刺针穿刺技术。蒋豪教授1981年在《中华麻醉学杂志》上这样描述"管内针"的制作过程(图4-7):"穿刺针由内针与外套管两部分组成。内针采用市售不同长度与粗细的穿刺针,外套管用相应口径的聚四氟乙烯推压管。先把四氟管在火焰上方徐徐加温,同时不断旋转,待管壁软化后,即像拉玻璃毛细管一样予以拉细,加温范围不宜过广,拉的速度要略快,然后在所要的内径处用快刀横行切断,用细砂纸将管端打磨成圆锥形口。然后根据内针的长度截取套管的长度。外套管的圆锥口以距内针斜面开口之后1~1.5毫米为宜,且应紧裹着内针。"当时的外套管都是蒋豪教授亲自制作的。至此,无论动脉穿刺还是静脉穿刺,我们都一直使用"管内针"的穿刺技术,直到改革开放引进许多进口材料之后,Seldinger经皮穿刺血管插管技术才被广泛使用。

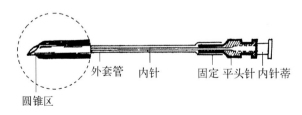

图4-7 外套管穿刺针示意图

"无肠女"周绮思的故事如今已是家喻户晓,人们对静脉营养也不再陌生。这一切都饱含着蒋豪教授和他所带领的麻醉团队所付出的艰苦劳动,是他们让静脉高营养导管的长期留置成为可能。1986年的上海,已有7个月身孕的周绮思因突患肠梗阻,腹中胎儿夭折了,而她不得不切除了从十二指肠到横结肠的全部小肠,从而丧失了从食物中摄取营养的能力,成为我国第一个"不食人间烟火"的"无肠女"。为了让周绮思保持较高质量的生活,中山医院外科和麻醉科的医生们大胆地提出为她采用静脉营养疗法。静脉营养疗法就是把人体所需的所有营养物质,包括碳水化合物、氨基酸、脂肪、电解质、维生素及微量元素,通过特殊配方经静脉直接输给病人,替代原来小肠的吸收作用,让病人不用进食就能维持生命。这种疗法以往只是手术病人在短期内使用,而让一个小肠全部切除的病人长期以此维持生活,国际上很罕见,国内尚无先例。大量的静脉营养液通过导管输入静脉,维持着周绮思的生命。但要行长期全静脉营养,保持通畅的深静脉导管就是一项难题。当时由于我科在深静脉穿刺方面已有良好基础,病人的需要也给了我们反复实践的机会,但每一次放置的静脉导管只能保留2~3周,时间一长,营养液中的成分结晶,黏附在导管壁上,导管就堵塞了。可周绮思需要的是终生的静脉营养。为解决这一难题,蒋豪教授阅读了大量的文献,带领大家从导管安置、固定、维护、堵塞冲洗再通等方面作了一系列探讨,经过无数次的体外实验研究,反复实践,终于找到了最佳解决方案,使导管创纪录地保留了25年并将终身伴随。

到了20世纪90年代,随着肝外科、普胸外科与心外科的飞速发展,中山医院麻醉科亦进入了快速发展期。早在1978年,中山医院已经进行了首例肝移植手术,那是全国的第2例,当时的外科和麻醉条件都非常艰苦,但科内上下团结一心,在吴珏教授与方兆麟教授的带领下,进行了中心静脉穿刺置管,连续动脉压、中心静脉压和体温等监测,当时使用的还是最简单的国产103麻醉机,机械通气是靠手捏呼吸囊完成的,我们的住院医生整整捏了24小时的呼吸囊。就在这样艰苦的条件下,这位病人存活了29天(图4-8)。这一次肝移植的实践,是肝外科与麻醉科对移植手术管理的探索。到了21世纪,外科与麻醉技术都更加成熟了,麻醉科薛张纲主任还特别成立了肝移植小组,并至澳大利亚墨尔本奥斯汀医院学习,终于在2001年4月21日迎来了我们真正意义上的第一例肝移植。此后,肝移植技术不断发展,麻醉管理逐日改进,目前,我们已完成了近1 000例肝移植手术(图4-9),其中包括最小3个月龄的婴儿(图4-10)和80多岁的老人。肝移植小组成立之后2年,中山医院麻醉科成立了肺移植小组,派专人至美国华盛顿大学圣路易斯医院学习肺移植的麻醉,并于2004年成功协助普胸外科医生进行了2例单肺肺移植手术。

中山医院心外科是一个有着悠久历史的科室,在麻醉科的协助之下,创造了众多的"第一",如1953年首例体肺循环分流术;1954年首例动脉导管未闭缝合切断手术;1958年首例低温下房间膈缺损缝合术;1959年首例主动脉弓切除移植术……20世纪90年代中期,中山医院心外科进入了第二个飞速发展阶段,在王春生教授的带领下,手术量成倍增长,赵强教授回国之后,不停跳冠脉搭桥手术亦广泛开展。不停

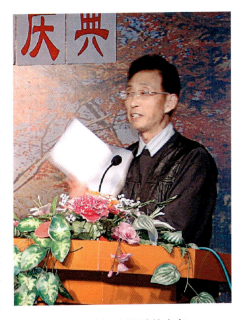

图4-8 第一例肝移植患者

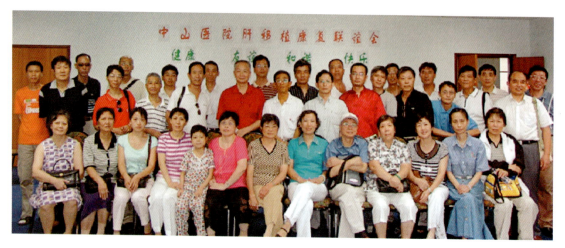

图 4-9 部分肝移植患者合影图

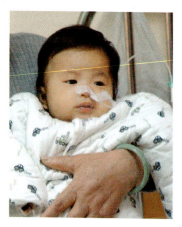

图 4-10 最小的肝移植患者（3 月龄）

跳冠脉搭桥手术对麻醉管理的要求非常高，由于种种原因，我们错过了出国进修学习的机会，但通过学习大量的文献，并与外科医生深入交流，我们成功地配合外科完成了第一例不停跳冠脉搭桥手术。此后，通过大量的临床实践，可以说，我们与外科医生的配合达到了天衣无缝的地步。2000 年，我们进行了中山医院首例，也是当时全国年龄最小（12 岁）的心脏移植手术。为了这一台心脏移植手术，麻醉科心脏小组的医师与心外科医师一起，进行了无数次动物实验与模拟操作。此后，心脏移植与心肺联合移植正式开展，到目前为止，已完成了近 400 例心脏移植与 9 例心肺联合移植手术（图 4-11）。近年来，微创手术成为外科发展的方向。2009 年，中山医院开始使用达·芬奇机器人辅助手术操作。2010 年 10 月 3 日，中山医院成功为一位 75 岁的高龄病人实施了全国第一例经皮支架主动脉瓣置换手术。病人高龄、重度主动脉狭窄，主动脉跨瓣压差达到 130 mmHg，又伴有多种内科合并症，已经基本失去了外科手术治疗的机会。这样的手术麻醉显然对我们是一个很大的挑战：① 诱导时维持血流动力学平稳；② 整个手术在非体外循环下进行；③ 扩张重度狭窄的主动脉时，可出现血流动力学的剧烈波动，可能出现主动脉撕裂等致命并发症；④ 放置人工主动脉瓣时，要求动脉收缩压稳定于 70～80 mmHg 水平；⑤ 人工主动脉瓣放置成功后，要求动脉收缩压稳定于 110～120 mmHg 水平。麻醉科

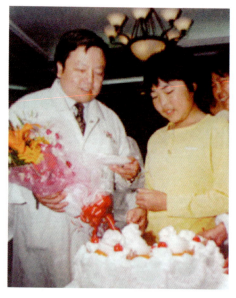

图 4-11 中山医院第一例心脏移植患者

心脏小组的成员们在薛张纲教授、罗红教授的带领下，硬是啃下了这块硬骨头，与心内科、心外科医生一起，圆满完成了这项高难度的手术，也为迎接将来更大的挑战打下了基础。

理 论 研 究

临床麻醉的发展离不开麻醉理论的深入。从中山医院麻醉科建科之初，吴珏教授就凭借着他在麻醉学领域的深厚造诣，和无论取得怎样的成就都一如既往的认真态度，带领着他的麻醉团队，在当时的艰苦条件下开展基础和临床研究，为临床麻醉的发展作出了巨大贡献：① 从实验和临床两方面，明确了速效和长效局部麻醉药合用，亦即使用混合液的优点；② 研究非药物麻醉，为针刺镇痛的临床应用创造了条件；③ 首创静吸复合全身麻醉，其经济实用，适用于剖胸手术中的麻醉，也符合当时的中国国情，在国内推广使用均安全；④ 提倡和推广使用支气管内麻醉；⑤ 对硬膜外阻滞的技术和适应证等方面进行了革新；⑥ 首次证实了中草药羊角拗甙是一种强心药，该药被载入 1954 年版中国药典；⑦ 报道了中草药氯甲左箭毒碱的肌松作用和临床应用等；⑧ 阐明高浓度的血管收缩药注入脑脊液后，能导致脊髓内神经细胞变质退化，这对临床实践具有很强的指导意义。

20 世纪 80 年代，在蒋豪教授和薛张纲教授的带领下，我们在国内率先开展了联合麻醉方法的探索和研究，不仅丰富了麻醉理论，也为血管外科手术、肝脏手术、呼吸功能不全病人及心脏病人进行非心脏手术等提供了较好的麻醉方法。同时，我们提出了一整套成熟的嗜铬细胞瘤围手术期管理策略，认为此类患者术前必须使用长效 α 受体阻滞剂进行术前准备，而不需要扩容。此后不久，我们开展了心脏病人进行非心脏手术麻醉问题的专题探讨，从而带动了伴发危重系统性疾病病人的麻醉研究，使许多危重病人如急性左心衰咯血的肾移植病人、严重阻塞性通气功能障碍的卵巢肿瘤病人、急性心梗早期的直肠癌病人、冠心病Ⅲ度房室传导阻滞合并肺部感染等并发症的升结肠肿瘤病人安全渡过了围手术期。

20 世纪 90 年代，我们对节约用血技术进行了大胆的尝试和深入的临床和实验研究，在国内首次提出了急性非等容血液稀释的概念，既减少了术中出血，也减少了围术期并发症的发生。为适应社会人口的老龄化，我们将老年病人围术期心肺功能的维护作为研究重点。通过大量的实验研究和临床实践，已摸索出一整套术前评估和围术期管理方法，使部分患有严重心肺疾病的老年患者重新获得了手术机会，深受病人的欢迎。

近 10 年来，我们的研究范围更加宽泛，从药物机制到遗传分析，从麻醉监测到疼痛治疗，越来越多先进仪器的引进和国际最新理论的解读，众多研究生和导师们的辛勤劳动使我们的临床研究与基础科研都有了很大进步。

业 务 拓 展

麻醉科医师的工作不仅仅是在手术室中的。20 世纪 50 年代，医院内是没有血库的，病人需要用血时很难才能拿到血。吴珏教授在中山医院成立了血库，这是国内第一个医院内血库，这项现在看似简单的行动，为拯救病人的生命争取了宝贵的时间。自此，中国的输血事业也逐渐发展起来。

随着外科学的发展，越来越多的老年病人，合并内科疾病病人进入手术室，也有越来越多的新手术、新技术、复杂手术不断开展。为此，外科监护室的成立势在必行。早在20世纪50、60年代，沈克非教授和黄家驷教授就认识到了外科监护室的重要性，成立了最早的外科监护室，由外科医生负责管理，麻醉科医生协助。1992年，我们建立并完善了麻醉后恢复室（PACU），麻醉后恢复室成立之初只有4个床位，但我们每一位麻醉科医生都很用心，认真管理，不仅增加了围手术期安全性，也积累了许多宝贵的管理危重病人的经验。1996年，麻醉科开始主管外科监护室工作，主要收治包括各种休克、创伤、严重感染、急性呼衰、心衰及多功能脏器衰竭等病人。现在，外科监护室已经建立起一支稳定的专业人员队伍，床位数也由原来的10张增加到40张，年收治各类重症病人1 800余例，危重病人抢救成功率高达84%，为危重病人及复杂手术的术后管理提供了保障，也为年轻外科医生和研究生救治危重病人提供了一个系统培训的场所。

20世纪80年代起，我们逐渐开始了疼痛治疗方面的探索和研究，于1992年开设了疼痛门诊，治疗各种疾病引起的急、慢性疼痛，并广泛开展术后镇痛。最初疼痛门诊每周只安排半天，2005年起，为了满足广大病人的需要，麻醉科克服人员紧张的困难，开设了常门诊，另外每周还设半天的专家门诊，并有专门医生负责门诊工作。疼痛治疗方法手段也逐渐增多，从最初单纯的静脉镇痛、局部封闭治疗等，到现在各种激光治疗仪、红外治疗仪等，为患者解除了痛苦，提高了生活质量，受到病人和家属的欢迎和肯定，年门诊量达到8 000人次。

人 才 培 养

吴珏教授说过："合格的麻醉科医生是半个外科医生加半个内科医生，在基础知识和理论方面比哪一科医生都强的医生。"人才的培养、学科的发展始终牵挂着历届主任的心。

中山医院麻醉科对住院医生严格要求的传统由来已久。在吴珏教授担任主任期间，他规定，麻醉科住院医生要不折不扣地学习乙醚开放点滴八个月；内外科各轮转一年，作为基础知识基本功的训练；每次手术都要有术前会诊、麻醉记录和术后小结，把每次麻醉都看作一次临床麻醉药理实践，从现象上升到理论，从知其然到知其所以然。他强调麻醉要有计划性、预见性及紧急处理病情的能力，并规定手术期间我们是"做"麻醉，而不是"坐"麻醉，亦即麻醉工作者要关心手术进程，尽力做好密切配合，使外科手术得以顺利进行。这样的传统经由吴珏教授、肖常思教授、蒋豪教授，一直传到薛张纲教授手中。薛张纲教授参照美国的住院医生培训制度进行麻醉科住院医生培养，大家称之为"魔鬼式训练"。正是有了这样的"魔鬼式训练"，中山医院麻醉科培养出来的住院医生才有着坚实的理论和操作基础，得到各大医院麻醉科的认可。

除了住院医生培养之外，中山医院麻醉科从吴珏教授开始，都对培养麻醉科医生充满了热情。吴珏教授当年自美毅然归来的动机之一就是："有得在美提高外国同学们的麻醉知识，宁可返回家乡，多教导和培养国内有志青年，把临床麻醉赶上时代的国际水平"。因此，中山医院麻醉科成立之初，就开始大量招收进修生，在同一时期内一般有5～6人。教导方法主要是以身作则,身教胜于言教。当时每天下午四时有晚会,讨论当天麻醉经过,布置第二天的麻醉事宜,依此进修一年可了解将近5 000例麻醉经过,为回原单位后独立工作打好基础。此外,每周均定期召开文献报告会,汇报自学的收获和心得,每月须作口头汇报,每三月作书面小结,依此可提高写作文献综述的能力,不致茫无头绪。吴珏教授认为,学习麻醉和学习其他基础医学学科完全一致,要做做想想,想想做做,任何一项操作,采用任何一个药物,都必须有根有据,不得蛮干瞎闯,不得脱离病人实际情况。在肖常思教授、蒋豪教授和薛张纲教授的带领下,吴珏教授的思想得以延续。这50多年来,我们培养了一批又一批麻醉科进修医生,为全国各地输送了大量的临床麻醉工作者,许多麻醉科进修医生后来成长为全国各大省市医院的麻醉骨干,如长海医院的王景阳教授、南京的李德馨教授、湖北的金士翱教授、云南的况冼教授、广西的谭培森教授、福建的陈本禄教授、江西的王宗朝教授、安徽的高玉华教授、山东的应诗达教授、河南的吴言钧教授、湖南的徐啓明教授、山西的刘保江教授等。

早在20世纪80年代,中国建立第一批博士点时,由于种种原因麻醉学博士点中断了。1994年,在蒋豪教授的努力下,中山医院麻醉科建成了麻醉学博士点。1995年,蒋豪教授与薛张纲教授共同申请,使中山医院麻醉科成为上海市医学领先专业重点学科,获得了多项科研基金资助,为深入、扩大科研创造了条件。目前研究的重点已从血流动力学监测、麻醉临床药理、控制性降压、联合麻醉等方面扩展到麻醉基础和临床工作的各个方面。为全国各地培养了许许多多年轻有为的麻醉科医生。1997年中山医院麻醉科被认定为国家级成人教育基地。2001年被批准为卫生部麻醉临床药理基地,迄今已完成20余项药物临床试验。2004年被确定为中国医师协会和中华医学会的"麻醉学住院医师规范化培训"试点科室。我们将住院医生规范化培训纳入科室管理的工作重点。创建并完善了中山医院麻醉科住院医师培养体系,包括规范化授课、建立培养标准及考核制度等。作为国家博士和硕士研究生培养点,麻醉科每年招收和培养博士研究生和硕士研究生以及同等学历人员,还举办全国麻醉进修班(图4-12,图4-13),招收和培养了不少全国各地的进修医生。此外,为了不断提高业务水平,更好地为病人服务,科室先后选派了多名中青年医生到美国哈佛大学医学院附属麻省总院、华盛顿大学医学院附属Barnes-Jewish等医院进修学习。

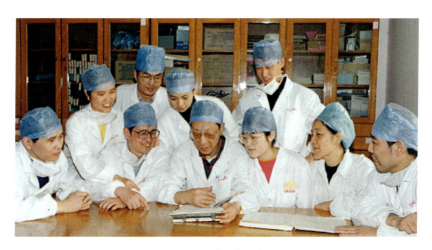

图4-12 麻醉科内业务学习

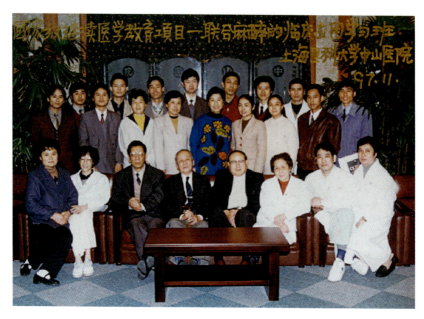

图 4-13　1997 年联合麻醉的临床应用学习班

共 同 发 展

　　蒋豪教授认为"麻醉已成为一门独立的学科,可是麻醉归根结底是为外科服务的,作为麻醉科医生,我们应该与外科医生站在同一条战线上,携手合作,成为外科坚强的后盾"。老教授的话虽然朴实,但意味深长。

　　临床麻醉科的发展离不开外科发展。中山医院临床麻醉之所以在全国有一席之地,显然与吴珏教授、肖常思教授、蒋豪教授和薛张纲教授及全体医护人员的努力密切相关,但与外科的关怀也是分不开的,如早期沈克非院长、黄家驷教授对麻醉的重视;"文革"后张镜如校长曾特地召开各附属医院麻醉科主任和设备科长联席会议,指出要重视麻醉学科发展,提供购置设备的便利;石美鑫教授任上海医科大学院长时特地从教育部为我们申请到一名出国学习的名额;王承培教授担任中山医院院长时主动帮助蒋豪教授联系出国进修,并把原本是外科申请购买的呼吸机、监护仪转归麻醉科管理,使麻醉科装备得到初步改善,提高了我们监测与处理病人的能力,为抢救危重病人提供了保证。至此,麻醉科在医院各重大抢救中起到重要的作用,真正走上了实践、提高的道路。

灿 烂 明 天

　　60 年的发展成就了中山医院麻醉科的今天。

　　目前,科室有各级人员 54 人,其中教授(主任医师)3 人,研究员 1 人,副教授(副主任医师)13人,主治医师16人,科室成员中博士学位占50%,硕士学位占38%。多年来共培养博士生27名,硕士生56名,目前正在培养的博士生8名,硕士生12名。每年招收和培养各地进修医生30余名,成功举办了多期国家级及市级继续教育学习班。作为国内一流的科室,麻醉科共有38间手术室,手术涉及普外科、骨科、胸外科、血管外科、肝外科、泌尿外科、妇产科、脑外科、五官科、眼科、整形外科、心胸外科、介入和内镜。我们拥有许多先进的麻醉和监护设备,如麻醉机、心电监护仪、TCI注射泵、神经刺激器、BIS监测仪、AEP监测仪、各种型号的纤维支气管镜和电子镜、可视喉镜、自体血回收机、ACT监测仪、凝血功能监测仪、代谢监测仪、胶体渗透压监测仪、连续心排量监测仪、经外周心排血量监测仪、Picco、血糖监测仪、血气电解质分析仪、血红蛋白监测仪、彩超和各类保温仪器等,为高质量完成手术和麻醉、保证病人的安全、减少围术期并发症提供了坚实的物质基础。

作为大型综合性医院的麻醉科,目前每年完成各类手术的麻醉2.5万余例,其中心脏手术2 800余例,肝脏手术2 000余例,胸外科手术2 000余例,无痛胃肠镜麻醉3万余例。配合外科成功完成心脏移植手术近400例,肝脏移植手术900余例,心肺移植9例,肺移植2例。

迄今为止,我们在国际、国内权威性杂志上发表论文近百篇(图4-14),每年承担和完成多项各级科研任务。目前在研的包括3项国家自然科学基金项目、1项上海市"创新行动计划"2009年度基础研究重点科技项目、多项上海市级、复旦校级及院级课题。

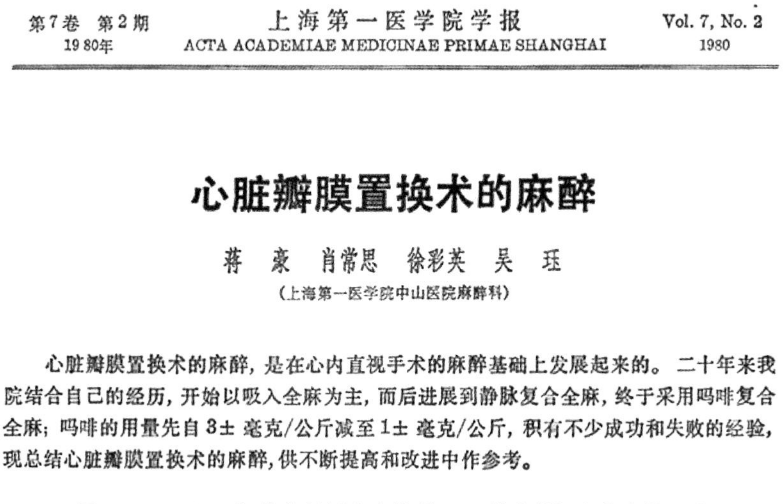
第7卷　第2期　上海第一医学院学报　Vol. 7, No. 2
1980年　ACTA ACADEMIAE MEDICINAE PRIMAE SHANGHAI　1980

心脏瓣膜置换术的麻醉

蒋　豪　肖常思　徐彩英　吴　珏

(上海第一医学院中山医院麻醉科)

心脏瓣膜置换术的麻醉,是在心内直视手术的麻醉基础上发展起来的。二十年来我院结合自己的经历,开始以吸入全麻为主,而后进展到静脉复合全麻,终于采用吗啡复合全麻;吗啡的用量先自3± 毫克/公斤减至1± 毫克/公斤,积有不少成功和失败的经验,现总结心脏瓣膜置换术的麻醉,供不断提高和改进中作参考。

图4-14　1980年蒋豪教授在上海第一医学院学报上发表的文章

"以铜为鉴,可以整衣冠;以史为鉴,可以知兴替;以人为鉴,可以知得失"。中山医院麻醉科发展至今,是众多"麻醉人"不为名、不为利,默默无闻辛勤努力的结果。我们则任重而道远,无论我们将来如何发展,无论我们取得了多大的成就,都不要忘记我们的历史,踏踏实实地走好每一步。

附录:中山医院麻醉科历任主任简介

吴珏教授

吴珏教授是我国著名的医学教育家,卓越的临床药理学家和临床麻醉学家,我国麻醉学创始人之一及我国临床药理基地的创始人(详见老专家介绍)。

肖常思教授

　　曾任上海医科大学麻醉教研室主任、中山医院和儿科医院麻醉科主任(详见老专家介绍)。

蒋豪教授

　　曾任上海医科大学麻醉教研室主任、中山医院麻醉科主任、博士生导师(详见老专家介绍)。

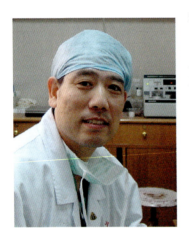

现任主任薛张纲教授

　　薛张纲教授,1982年毕业于苏州医学院医学系,1985年考入上海医科大学研究生院,师从我国著名麻醉学家吴珏教授和蒋豪教授。1988年获硕士学位并进入中山医院麻醉科工作。现任复旦大学附属中山医院麻醉科主任、教授、博士生导师、复旦大学医学院麻醉学系主任、中华医学会麻醉学分会副主任委员、上海医学会麻醉专业委员会副主任委员、《中华麻醉学杂志》常务编委、《临床麻醉学杂志》编委、《中华外科杂志》编委。长期从事临床麻醉、危重病人的监护治疗及住院医生培训工作,具有丰富的临床和教学经验。先后主持和参加了卫生部重点课题"老年病人硬膜外阻滞复合全身麻醉方法的优化"、上海市领先学科课题"老年病人呼吸和循环的调控"、上海市科委"拓展麻醉药物临床试验建设"、上海市"创新行动计划"2009年度基础研究重点科技项目"全身麻醉药对神经系统发育的影响及机制研究"和国家自然科学基金面上项目"异丙酚抗凋亡作用与内质网应激的关系研究"等多项课题的研究,发表论文60余篇及专著3本。1994年获首届上海市高尚医德奖,1996年获上海医科大学首届高尚医德奖,2003年获上海市卫生系统先进工作者称号,2003年获全国卫生系统先进工作者称号。

(金　琳　仓　静　薛张纲)

第五章
复旦大学附属华山医院麻醉科发展史

科室发展简史

复旦大学上海医学院是国内最早拥有麻醉学专业人员的大学之一。

早在1946年，来自北京协和医学院的马月清医师是当时第一任麻醉专科医师；之后，由美国回国的陈化东医师负责主管中山医院和华山医院的麻醉工作。

新中国成立后，由在美国受过正规麻醉训练的吴钰教授主持两家医院的麻醉工作。

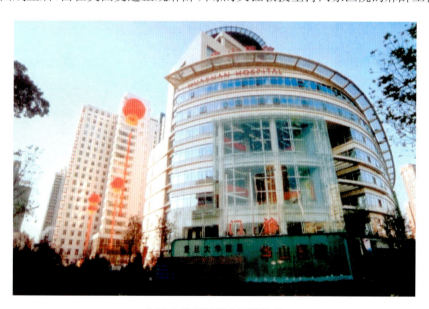

复旦大学附属华山医院院貌

20世纪50年代初，原上海第一医学院附属华山医院和中山医院出现一次较大的分化，中山医院改称为外科学院，华山医院改称为内科学院，并成立了神经外科。神经外科拥有一名麻醉科护士，麻醉科医师在两家医院同时执业。自1955年起，华山医院外科成立，中山医院董兆贤和徐振邦两位医师来到华山医院，成立华山医院麻醉组，隶属于大外科。1957年董兆贤医师支援重庆医学院，离开华山医院，徐振邦医师全面主持华山医院麻醉工作。此后，麻醉学专业人员队伍逐渐扩大，有潘银英、许志英医师以及一批专业护士从事麻醉工作。

十年动乱结束后，随着业务发展的需要，外科学又出现了一次较大的分化，各专业学科相继成立了教研室和科室。中山和华山医院麻醉科组建成上海第一医学院麻醉学教研室，由吴钰教授任主任，方兆麟和徐振邦教授任副主任。徐振邦教授继续负责华山医院麻醉科日常工作。科室工作人员也增至16名，并且添置了麻醉机等设备。

20世纪80年代初，我院正式建立麻醉科，徐振邦教授担任第一任科主任，此后设立了麻醉学硕士点，梁伟民教授成为徐振邦教授的首位研究生。同期，麻醉科开设了癌症镇痛门诊。

20世纪80年代中期，潘银英教授担任麻醉科第二任科主任。随着手术麻醉数量急剧增加，麻醉科成员逐步扩大，本科生、研究生的进入使麻醉科医师比例大幅上升，改变了由麻醉护士唱主角的局面。同时，设备也得到了进一步改善，引进了德国Drager麻醉机和监护仪等，使科室得到进一步发展。

1994年起，梁伟民教授担任麻醉科副主任，全面负责科室医、教、研工作。1998年梁伟民教授获得美国宾州医疗执照，以客座教授身份在美国匹兹堡大学医疗中心（UPMC）附属Presbytarian医院从事临床麻醉工作，1999年8月回国，担任麻醉科主任，此后麻醉科发生了突破性发展。科室完善了三级查房制度，临床麻醉方法和技能不断提高，同时引进了大量先进的麻醉设备，使麻醉科硬件得到了全新的改变，跻身于国内先进行列。开展了大量新技术，如体外循环、低温麻醉、纤维支气管镜下清醒气管内插管术、婴幼儿气管内低流量紧闭麻醉、有创动脉压和中心静脉压的监测、术中血气电解质和血糖监测、术中神经功能诱发电位监测等项目，大大提高了术中病人的安全性，为开展危重病人手术的麻醉创造了条件。2000年6月至2003年周守静主任医师任麻醉科主任。2003年12月起，梁伟民教授担任麻醉科主任，全面负责科室医、教、研工作。

20世纪是华山麻醉科奠基的时代。自20世纪50年代起，华山医院麻醉科率先开展了硬膜外麻醉和骶管麻醉，并开始有麻醉专业的住院医师，逐步发展到能开展各种麻醉方法和各种病种的麻醉，从只有1名麻醉护士到设立硕士点及1名博士、6名硕士的近30多人的科室。

进入21世纪，华山医院的建设发生了翻天覆地的变化，新大楼、浦东分院的先后建成，上房、宝山分院的加入……伴随着医院的快速发展，在新世纪初麻醉科就开始着手进行了新的质量管理体系的建设，使麻醉科由单一的临床麻醉管理队伍转变成了一个医教研多方面人才输出型的团队。

（一）广纳人才，健全各级人员培养考核体系，为科室的可持续发展提供保障

人才是科室发展的源动力。在新世纪初，我科医师的数量、素质都已不能满足医院快速发展的需求。在医院和科室的努力下，科室广招各类人才，并建立了自己的硕博培养点，培养了一批麻醉学的高端人才，目前已形成了硕士以上学历为主的人员梯队。

2006年我科成为首批卫生部麻醉学住院医师培养基地，2009年又成为上海市麻醉学住院医师培养基地。2007年起，我科即开始遵循麻醉科住院医师培养细则对本科的住院医师开展培训，培养了一批既有理论基础又有实战经验的青年麻醉科医师。

借鉴住院医师培养和考核的经验，2009年我科又健全了各级人员的培训考核体系。从既往的仅有研究生培养计划，到如今的全科人员都有培训计划；从既往的纸上谈兵的年终考评，到如今的落实到具体指标的考评。麻醉科确立了一套完整的员工培养考核体系，给了全体员工发展的激励和动力,带动了全科人员的共同提高。

（二）以"确保医疗安全、实践同质服务、持续质量改进"为目标,构建了有效的麻醉质控模式和质量改进体系

在21世纪的第一个十年中,我科成立了质量管理组,明确了科室的组织构架,开展了对人员、设备和组织形式的评估。目前,各类人员都有明确的医疗权限、岗位职责、考核授权依据,确保为服务对象提供同质服务;麻醉设备也有专职的管理人员,并有系统的管理和维护体系;组织形式方面,我科修订了各类工作制度和标准操作流程,明确了"工作分区专人负责,科室集中协调管理"的工作机制。

实践中,由质量管理组开展"过程管理",及时更新各项工作流程和操作规程,对实际医疗过程中"遵章守纪、各司其职、规范操作"的状态进行实时的评估,采用麻醉质控数据表的形式,在科内进行反馈,并作为持续质量改进的量化指标和指导依据。

通过管理模式的改革,质量改进的意识在我科已深入人心。近年我科手术麻醉量每年都有20%~30%的增长,但麻醉满意率始终保持在98%以上,麻醉相关严重并发症率低于万分之0.4,几无麻醉相关医疗纠纷。也基于完善的质量改进体系,我科2009年高分通过了JCI麻醉和手术章节的评审。

（三）坚持科学研究,加强学术交流

近年来,随着我科人才体系的完善,科研水平也逐步提高,并体现出基础和临床并重的特点。依托华山医院强大的神经科学专长,我科主要开展与之相关的临床和基础研究,包括神经保护的临床和基础研究、神经电生理研究、术中唤醒研究、神经阻滞研究,等等,均为我科特色,并已形成了较为完整的研究序列。

进入21世纪以来,我科的科研相关工作也突破连连。药物临床试验专科基地获得了SFDA批准,脑保护研究项目申获了国家自然科学基金资助,神经电生理监测研究成果获得了上海市科技进步奖,发表了数篇SCI论文,等等。科研领域的前进,使我们可以站在国内国际的高端平台与同行开展学术交流,扩大了我们的影响。

（四）创新促发展

作为首家进行JCI认证的国家大型综合性三甲医院,按照相关标准,我科在国内开创性地建立了"手术室药房"药物管理模式。更重要的是,制定了一整套的药物使用规范,确保了药物管理和使用的安全,在JCI评审中获得了评审官员的好评。

作为大型赛事医疗保障单位,并且随着各类手术室外麻醉服务的广泛开展,我科又创新地建立了一套"手术室外麻醉工作站"的标准工作流程,可以随时提供必要的麻醉服务。

如今的华山医院麻醉科,拥有合理的人员梯队、雄厚的技术力量、先进的麻醉设施、健全的规章制度和诊疗常规,在科主任带领下各级人员齐心协力、各司其职,为外科学系甚至内科学系的发展提供了广阔的平台。

科室工作任务

根据卫生部1989年12号文件精神,麻醉科是临床科室,以二级学科的要求和标准进行管

理和建设,担负以下四项基本任务。

（一）临床麻醉

各种手术及诊断性检查的麻醉,维护病人麻醉和手术期间的安全。

（二）急救复苏

参加各科重危病人和呼吸心跳停止的急救工作,即心肺脑复苏工作。

（三）重症监测治疗(ICU)

参加和管理 PACU 工作,开展重病监测和治疗。

（四）疼痛诊治

进行术后镇痛及慢性疼痛的诊治,开设疼痛门诊和病房。

科室教学和科研特色

20 世纪 50 年代起,华山医院率先开展了硬膜外腔麻醉,并开始有麻醉学专业的住院医师。80 年代中期开设了硕士培养点,2006 年开设了博士培养点。2006 年我科成为首批卫生部批准的麻醉专科医师培训基地之一,2009 年又成为首批上海市麻醉专科医师培训基地之一。我们在医疗工作中一直提倡"安全、同质、质量改进"的服务理念。为了保障同质麻醉服务的提供,教育工作必须先行。2007 年起,我科即开始遵循麻醉科住院医师培养细则对本科的住院医师开展培训,培养了一批既有理论基础又有实战经验的青年麻醉科医师。同时我科作为麻醉学专业的硕、博士点,从 20 世纪 80 年代起,已培养出了一批麻醉专科领域内的高、精、尖人才。目前本科员工中博士学历占 10%,硕士学历占 70%。

进入 21 世纪后,我科更是确立了一套完整的员工培养考核体系,健全了科室教学档案和员工档案。我们常年给全科员工提供各种培训和实战机会,包括科室培训项目、院级培训项目、市级培训项目和国际间的合作交流培训,全员培训和考核机制带给了全体员工发展的压力和动力,带动了全科人员的共同提高。

如今的麻醉科,随着高学历年轻医生的不断加入,专业队伍日益壮大,经历了严格规范化的临床培训和大量临床实践后,年轻医生的业务水平和组织能力都有了显著的进步。目前科室在科主任的带领下,已形成一支训练有素,德行兼备的人才梯队,为今后科室的蓬勃发展打好了坚实的基础。

我科同样注重科研工作,以保障科室的可持续发展。依托华山医院强大的神经科学专长,我科的科研工作中着重体现了基础和临床并重的特点,并与国内外多家科研机构有着广泛和良好的合作。我科主要开展与之相关的临床和基础研究,包括神经保护的临床和基础研究、神经电生理研究、术中唤醒研究、神经阻滞研究,等等,均为我科特色,并已形成了较为完整的研究序列。进入 21 世纪以来,我科的科研相关工作也突破连连,药物临床试验专科基地获得了 SFDA 批准,脑保护研究项目申获了国家自然科学基金资助,作为主要合作者参与国家 973 项目关于"疼痛机制"的研究,神经电生理监测项目获得卫生部科研基金的资助,其研究成果获得了上海市科技进步奖。科室在国内核心期刊发表论文百余篇,发表 SCI 文章 6 篇(最高 IF6.3)。科研领域的前进,使我们可以站在国内国际的高端平台与同行开展学术交流,扩大了我们的影响。

医疗技术成就

创科以来,我科已经制定了一整套完善的医疗管理制度,促进了我科医疗技术的发展。麻醉方法从最初以椎管内麻醉和神经阻滞为主到现在的全身麻醉为主。全身麻醉的比例从以前的20%～30%到20世纪80～90年代的40%～50%,发展至今已达60%以上。麻醉的数量和质量都有大幅度提高,形成了各专科的麻醉。麻醉技术也日益精进。

（一）神经电生理监护技术

自从1990年获得卫生部资助进行体感诱发电位研究以来,我科在神经电生理监护方面日益成熟。早期开展短潜伏期体感诱发电位的研究。该课题应用临床麻醉中常用的全身静脉麻醉药丙泊酚、咪唑安定、依托咪酯和硫喷妥钠以及吸入麻醉药安氟烷、异氟烷和地氟烷,分别就其对正中神经短潜伏期诱发电位皮层下成分 N13 和皮层成分 N20 的波幅和潜伏期、中枢传导时间（CCT）的效应进行了科学系统的研究,并把所得结果应用于围脑干和颈髓等神经通路高危易损手术的 SSEP 监护中。结果发现：

1. 吸入麻醉药均可对 SLSEP 的潜伏期、波幅和中枢传导时间产生影响。

2. 围脑干区和颈髓手术中应用 SLSEP 进行监测,可发现由于手术者操作引起的神经通路损伤,从而能够及时通知手术者调整操作而减少神经系统并发症。SLSEP 变化与术后神经功能改变之间存在明显的相关性。

3. 在围脑干区术中 SLSEP 监测比心率变化更客观可靠,对预防医源性神经系统并发症,提高患者生存质量具有重要意义。

经科技查新报告（20042100801671）认证,本研究在国内首先报道了静脉麻醉药对 SLSEP 的影响,并已以论文方式发表10篇。我们的《全身麻醉下体感诱发电位在神经外科手术中的应用》课题在2004年通过上海市卫生局的成果鉴定。研究结果已常规应用于神经外科中监护,大大降低了术后神经功能的损害。

我科相继又开展了运动诱发电位、颅神经监护、脑电图和脑电双频指数（BIS）的监测,研究了不同全身麻醉药对经颅电刺激运动诱发电位的影响。在颅神经监护方面,针对我院后颅窝手术的特点,应用神经完整性监护仪（NIM-response）在"术中控制肌肉松弛"的条件下进行多组颅神经（三叉神经、面神经和舌咽神经）的定位和保护。研究表明应用多组颅神经监护的颅后窝手术患者术后面神经和舌咽神经的功能明显优于未监测组,并且发现面神经远端/近端刺激诱发的复合肌肉动作电位比值与术后面神经功能分级密切相关。

（二）神经阻滞技术

自2002年起,我科引进了神经刺激器下的臂丛阻滞方法,经过数位研究生的课题研究和科主任的大力推广,神经刺激器引导下的腋路以及肌间沟入路臂丛神经阻滞在临床上已经被大多数麻醉医生接受并常规使用。神经刺激器的引入使臂丛神经阻滞的阻滞效果得到了大幅度改善,相关的神经损伤、血管损伤等并发症也随之降低。目前我科在该项技术方面的应用已在国内处于领先地位。在积累了大量临床经验的同时,我科人员撰写的相关论文已在国内的权威期刊发表。近年来,我科在此基础上进一步开展了超声引导下和神经刺激器引导下的锁骨下臂丛神经阻滞,此入路的应用不但使臂丛神经阻滞的阻滞成功率提升至95%,而且更进一步减少了血管损伤、气胸、神经损伤等并发症。凭借锁骨下入路在臂丛神经阻滞中的显著优势:如单次给药对多支神经的广泛阻滞、舒适的体位、少见的并发症等,为需要行臂丛神经阻滞麻醉的病人带来了福音。我科在神经阻滞的术后镇痛方面也颇具特色。连续的锁骨下臂丛神经阻滞以其优良的术后镇痛效果受到了病人以及手外科医生的一致好评。目前,我科在神经刺激器引导下的锁骨下臂丛神经阻滞以及连续锁骨下臂丛神经置管的术后镇痛领域方面已达到国际一流水平。于2005年起,我科在单侧下肢手术中采用了下肢周围神经阻滞技术和连续置管技术。该技术的使用与椎管内麻醉相比,不仅避免了单侧交感神经节阻滞所致的循环不稳,减轻了恶心、呕吐、头痛和尿潴留等并发症,而且为患者提供了满意的术后镇痛,使其能早日恢复功能锻炼。

(三) 术中唤醒

该项麻醉技术作为功能神经外科最高难度的麻醉技术之一,在神经外科医生进行大脑半球语言或运动功能区操作时,由麻醉科医师唤醒患者,使其能按照外科医生的指令,进行语言应答或肢体活动。经过多年的研究和临床实践,术中唤醒的麻醉管理策略已趋于完善,目前已被常规用于大脑功能区手术中,以避免手术操作对大脑语言或运动功能区的损伤。

(四) 自体血液回输、节约用血技术

我科是上海市最早开展自体血回输的麻醉科之一。曾经和血库合作,在术前进行等容血液稀释,取得了良好效果,减少了异体输血。以后又通过血液回收机,对一些术中失血多的手术如颅内动脉瘤手术、肝脏手术和骨科手术进行血液收集、清洗、浓缩和再回输,大大减少了异体血的输注。

(五) 控制性降压

利用血管活性药物或通过加深麻醉的方法降低血压在允许的安全范围内,从而达到减少失血和降低血管张力的目的。我们经常应用于颅内动脉瘤夹闭术和矫形外科手术中。

(六) 亚低温麻醉

应用Bair hugger体温管理装置来取代以往的冰浴或水毯降温方法,一般应用于巨大的颅内动脉瘤和动静脉畸形的手术。可以降低患者的脑代谢率,延长患者耐受脑缺血的时间,有利于手术的进行。

(七) 困难气道的处理

确立了完整的气道管理策略。麻醉前进行严格的气道评估,做好困难气道处理的准备;麻醉诱导过程中,则依据困难气道急救预案中的标准步骤开展气道管理。我科常备视频喉镜、喉罩、纤维支气管镜、经环甲膜快速气管切开包,用于困难气道的救助。

(八) 有创监测

自2000年以来,在神经外科手术和重症手术中,我科普遍开展动脉和深静脉穿刺,进行PCWP、CVP、IBP监测,对于心脏手术的危重病例开展了CCO监测,提高了术中的麻醉监测水平,有利于术中麻醉的管理。

(九) 移植手术的麻醉

早期开展异体肾移植麻醉,近年来,又开展了异体肝移植的麻醉,我们的麻醉方案遵循科主任从美国匹兹堡大学移植中心学成的技术,确保手术患者都能安全离开手术室。

（十）术中磁共振成像的麻醉

2010我院引进了亚洲第一台术中功能磁共振机器，更利于肿瘤的定位和切除。而在以往的术中磁共振麻醉中，我们已积累了丰富的经验。

历任科主任简介

徐振邦教授

浙江省德清县人，1924年生。1951年毕业于上海医学院医疗系，1951年3月～1952年12月赴朝鲜任中国人民志愿军军医。1953年回中山医院麻醉科工作，1955年至华山医院创建麻醉科。曾任华山医院麻醉科主任、上海医科大学麻醉教研室副主任和教授，硕士研究生导师。

徐振邦教授在华山医院麻醉科建立后，逐步开展单次和连续硬脊膜外阻滞、各种神经阻滞术、静脉普鲁卡因麻醉、中药麻醉、控制性降压、降温麻醉和针刺麻醉等工作。1993年开始研究麻醉性镇痛药依赖性的治疗，发现病人的神经系统递质的变化，并用中药戒瘾。

潘银英教授

上海市人，1935年生。1959年毕业于上海第一医学院医疗系后，分配到华山医院麻醉科工作。1965～1967年底曾参加索马里医疗队工作。1991年晋升为麻醉学教授。曾任华山医院麻醉科主任（1985～1995年），上海医科大学麻醉学教研组副主任，上海医学会麻醉专业委员会委员。

潘银英教授长期从事于麻醉科的临床工作，积累了丰富的实践经验，对危重病人的抢救和麻醉突发事件的处理取得了良好的成绩和效果。

周守静主任医师

上海市人，1962年生。1985年毕业于上海医科大学医学系医学专业，毕业后分配在华山医院麻醉科工作，1996年升任副教授，硕士生导师。2000年至2003年任麻醉科主任。

周守静主任医师多年来致力于麻醉临床工作，主要从事临床疑难病例麻醉，疼痛治疗工作，药物脱瘾治疗，主要研究方向是麻醉深度监测及脑保护系列问题，以第一作者发表文章10余篇。参加的学术团体及任职有：上海医学会麻醉专业委员会委员、上海市医学专家咨询委员会会员。

梁伟民教授

广东省人，1961年生。1984年毕业于上海医科大学医疗系，获医学学士学位。1990年获医学博士学位，至华山医院麻醉科工作。1997年7月晋升为麻醉学教授，2006年评为博士生导师。1994年4月起任华山医院麻醉科副主任，全面负责科室医、教、研工作，1997年8月赴美国匹兹堡大学医疗中心（UPMC）移植外科进修移植外科麻醉，1998年7月获得美国宾州医疗执照，以客座教授在UPMC附属Presbytarian医院从事临床麻醉工作。1999年8月回国，

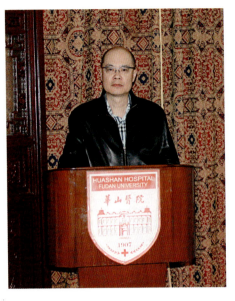

任麻醉科主任。2000年6月任华山医院麻醉学教研室主任,2003年12月再任麻醉科主任,全面负责教研室医、教、研工作。2005年起任复旦大学上海医学院麻醉学系副主任。2009年起任上海医学会麻醉专业委员会副主任委员。

梁伟民教授从事临床麻醉、重症监测治疗、疼痛治疗和药物滥用治疗等方面的医、教、研工作。擅长疑难重危病人的麻醉处理,对移植外科、肝脏外科、血管外科、神经外科和心胸外科麻醉具有丰富的临床经验。近年来在华山医院开展了体外循环低温麻醉、困难气道处理时FOB技术、婴幼儿气管内循环禁闭麻醉、低流量及小流量循环紧闭麻醉和神经外科手术术中中枢神经功能监测等工作。已培养硕士研究生21名,带教博士生6名。1990年以来,以第一作者及通讯作者在国家级杂志上发表论文40余篇,SCI论文4篇(单篇IF6.3),多篇论文在国际和全国性会议上作交流。主编出版论著1部,参与编写专著多部,获卫生部资助课题1项(已结题),国家自然科学基金1项(今年结题)。

(顾华华　梁伟民)

附录:

科室重要人物和事件

重要人物:徐振邦　潘银英　梁伟民

重要事件:20世纪50年代起率先开展了硬膜外腔麻醉和骶管麻醉

20世纪60年代开展针刺麻醉

20世纪70年代初开展肾移植麻醉

1976年参加唐山抗震救灾医疗队

1992年开展体外循环下心内直视手术

1992年开展低温麻醉

1994年开展围麻醉期诱发电位监测

1992年开始陆续引入北美2B及其他先进麻醉机

1994年支援澳门医疗建设

1999年开展肝移植麻醉

2000年开展术后镇痛治疗

2000年全面使用异氟烷作为吸入麻醉药

2000年与台州市立医院麻醉科交流合作

2002年开始提供无痛胃肠镜检查麻醉

2004年参与F1赛车及GP摩托大赛医疗保障

2006年编写《麻醉科工作手册》(第一版)
2006年建立卫生部麻醉专科医师培训基地
2006年开展术中磁共振检查
2006年全面使用七氟烷取代异氟烷作为吸入麻醉药
2006年成立博士点
2006年开始定期派工作人员至浦东分院开展麻醉工作
2006年开展视频喉镜下的困难气道处理技术
2006年开展神经刺激器引导下外周神经阻滞
2007年开展锁骨下入路臂丛神经阻滞并开始在临床普及
2007年首次获得国家自然科学基金资助
2007年在心脏手术中开展CCO,SvO_2的监测
2008年成立麻醉科质量管理组
2008年开展喉罩全身麻醉并将喉罩技术应用于儿科麻醉
2008年参加汶川地震医疗队并参与中德野战医院的筹建
2009年药物临床试验专科获SFDA批准
2009年获批成为上海市麻醉专科医师培养基地
2009年编写《麻醉科工作手册》(第四版)
2009年建立手术室药房,规范药物管理
2010年通过JCI认证

第六章
复旦大学附属儿科医院麻醉科发展史

麻醉科创立与发展

一、麻醉科的创立

1952年,由西门妇孺医院分院、中国红十字会第一医院和中山医院儿科合并为现在的复旦大学附属儿科医院。1958年7月,为适应开设小儿外科的需要,儿科医院组建了隶属于外科的麻醉专业组,开展小儿临床麻醉工作。1985年麻醉专业组与外科脱离隶属关系,成为一个独立的科室,正式建立麻醉科。

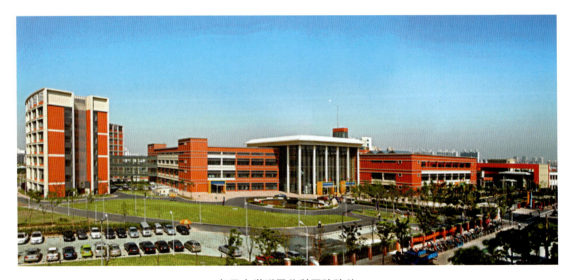

复旦大学附属儿科医院院貌

二、麻醉科的发展

1958麻醉组(科)刚成立之时,专职从事麻醉工作的仅刘莹争医师和李英医师二人,麻醉设施也较简陋。之后,在我国麻醉学创始人吴珏教授的大力支持下,方兆麟、蔡祝辉等教授的示范指导下,刘莹争、李英医师艰苦创业,带领以后几年陆续到科的李立年、秦美珍、朱梅芳等医师，通过大量的临床实践，逐步摸索出一套具有我院特色的小儿麻醉方法。

1984年肖常思医师由中山医院调来我科工作，1985年麻醉专业组与外科脱离隶属关系，正式建立麻醉科，成为一个独立的科室，并由肖常思医师担任第一任麻醉科主任，开创了我院小儿麻醉的新时期。

肖常思医师后由汤顺荣医师、张学锋医师相继担任主任，并赴日本进修学习，带回国外先进的麻醉、监护技术和管理理念，将我院的小儿麻醉水平提高到一个新的高度，缩短了与国际先进水平的差距。

20世纪90年代初随着王炫、王丽红等一批本科生的加入及硕士研究生的培养，麻醉科人员的素质得到了普遍提高，人才结构也发生了质的变化。现在我科在王炫主任领导下，梯队结构合理，后备力量充足，仪器设备配置充分，麻醉监护手段齐全，小儿麻醉水平居国内领先。完成小儿普外科、骨科、泌尿外科、肿瘤外科、心脏外科等手术麻醉，以及心导管介入、内镜手术等择期和急诊手术的麻醉。年麻醉量逾万例，并且安全保质，从无重大医疗事故发生。

现麻醉科实行主任领导下，主治医生负责、住院医生规范化培养的三级诊疗制度，并且在学术上不断向国内外先进科室学习靠拢，业务上精益求精不断攀登高峰，工作上勤勤恳恳。麻醉科工作蒸蒸日上！

三、历届主任

1984年～1986年　肖常思医师任主任
1986年～1993年　汤顺荣医师任主任
1993年～2010年　张学锋医师任主任
2010年～至今　　王炫医师任主任

临 床 工 作

一、麻醉方法与理念

自20世纪90年代初期，我院麻醉科在国内小儿麻醉科中较早采用非可燃性含氟麻醉药（安氟醚、异氟醚）及氧化亚氮配合非去极化肌松药的平衡麻醉技术，采用新鲜气体低流量紧闭麻醉。术中脉搏血氧饱和度、呼气末二氧化碳、麻醉气体、体温、有创及无创血压等监测逐步普及，麻醉安全得到了保证，使小儿麻醉步入了现代麻醉的新时代，开始与世界接轨。

1997年起，我科率先在国内开展小儿术后硬膜外吗啡持续镇痛，取得了良好的效果。在此基础上，又逐步将静脉持续镇痛、病人自控镇痛应用于临床，将麻醉的工作范围扩展至整个围术期。

2001年引进喉罩后发展了喉罩麻醉，并开展了困难气道处理的新技术；目前在王炫主任带领下，又逐步增加了超声引导下中心静脉、动脉穿刺置管技术，并且将国内外新的更加科学合理的麻醉理念应用于临床工作，在麻醉观念上事事循证，在麻醉细节上一丝不苟，在麻醉操作上精益求精，同时做好主治医生培养、住院医生传帮带工作，使整个麻醉科呈现一幅欣欣向荣的景象。

二、麻醉业务工作

自麻醉科成立以来,业务工作量有了长足的发展,从最初的每年几百例,增加到现在的每年逾万例,病人的麻醉种类也由最初的斜疝、阑尾炎等简单手术的麻醉发展到目前的复杂先心(单心室、完全性大动脉转位、完全性肺静脉异位引流等)、膈疝、食道闭锁、重要脏器功能衰竭、创伤性休克病人、合并有多种复杂情况的危重低出生体重儿,甚至极低出生体重儿的麻醉。此外,腹腔镜手术、心血管介入疗法、CT、磁共振等的麻醉都已成为目前工作的一部分。

2009 年麻醉总量达到 11 737 例,其中心脏外科手术麻醉数量 1 000 多例,体外循环麻醉 800 多例,介入麻醉 500 多台;急诊危重手术在手术总量中占 30%。

三、重大和危重手术麻醉

我科自 1990 年以来,多次成功主持完成小儿复杂先心病、肝移植、肾移植、连体婴儿分离等手术的麻醉,积累了宝贵经验。

教 学 与 科 研

一、麻醉教学

我科几十年来为全国及本市综合性医院培养了大量小儿麻醉科医师,部分医生已成为当地的学科带头人或骨干。自 2009 年王炫医师任硕士研究生导师,我科已具备独立培养小儿麻醉科研究生的实力。现一名研究生在读。

二、麻醉科研

1. 小儿术后镇痛:在国内率先开展小儿硬膜外持续吗啡镇痛,以后又逐步开展小儿静脉持续镇痛、病人自控镇痛(PCA)、预先镇痛、曲马多术后镇痛等,并进行了临床系列研究,发表了多篇论文,其临床应用及研究水平居国内领先水平,获院第一届临床成果二等奖。

2. 心血管手术麻醉:在国内较早开展体外循环心内直视手术的麻醉,应用单腔中心静脉导管经颈内静脉穿刺监测左房压获院第二届临床成果三等奖。

3. 全科发表论文 23 篇,其中 SCI 收录者 4 篇,中华杂志系列 9 篇。

三、学术交流

1. 张学锋 1991～1993 年获日本临床麻醉学会"小坂奖学金"资助,作为中华医学会麻醉学分会首批派遣的医生赴日本(冈山大学、东京慈惠会医科大学)学习。

2. 汤顺荣 1991～1992 年赴日本熊本大学研修"体外循环膜肺氧合"。

3. 王炫 2001 年赴香港威尔斯亲王医院学习。2008 年赴加拿大不列颠哥伦比亚省温哥华儿童医院进修小儿心脏麻醉技术。

4. 参加日本、新加坡、香港各种麻醉学术交流会。

5. 每年参加全国麻醉年会及疼痛诊疗等各种学术交流会。

现任麻醉科主任简介

王炫医师,副主任医师,硕士研究生导师,现任复旦大学附属儿科医院麻醉科主任。1993年毕业于复旦大学医学院(原上海医科大学),同年即开始在复旦大学儿科医院任住院医师,1999年任主治医师,2006年晋升为副主任医师。曾先后在香港中文大学威尔斯亲王医院麻醉科以及加拿大不列颠哥伦比亚省儿童医院麻醉科进修普通麻醉和小儿心胸外科麻醉技术。目前主要在复旦大学附属儿科医院从事普通和心脏专科麻醉工作,同时还承担教学和科研任务,始终致力于用安全、先进和恰当的技术为需要接受麻醉的患儿提供一流的服务。

(王 炫 张学锋)

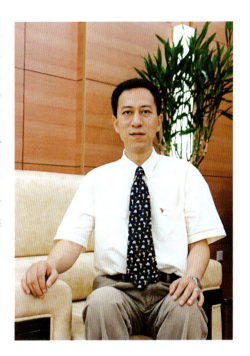

第七章
复旦大学附属眼耳鼻喉科医院麻醉科发展史

复旦大学附属眼耳鼻喉科医院成立于1952年7月1日,是由中国红十字会第一医院(华山医院前身)及中山医院的眼科、耳鼻喉科合并建成的上海医学院的一所专科性教学医院。1985年更名为上海医科大学附属眼耳鼻喉科医院。1999年随上海医科大学与复旦大学合并而更名为复旦大学附属眼耳鼻喉科医院。2006年获得第二冠名——上海市五官科医院。建院近60年来,随着祖国医学科学事业的不断发展和进步,随着麻醉学专业范围的不断扩展,我院麻醉科也有了长足的进步和发展,已成为集医教研为一体、在眼科和耳鼻喉科专科麻醉方面居于国内领先地位的临床学科。回忆60年所走过的道路,充满了艰辛与

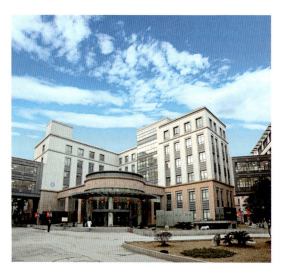

复旦大学附属眼耳鼻喉科医院院貌

不易,每一点一滴的进步和成长,都凝聚了所有同仁的心血和智慧。

麻醉科发展简史

一、初创和起步期(1952~1989年)

1952年建院时,也是新中国成立初期医学教学改革、院系调整的困难时期,医疗卫生专业人员贫乏,麻醉科医生更是稀缺,而初建的专科医院医疗任务繁重,大量手术急需麻醉科医生的配合。急迫中,只能靠自力更生培养自己的麻醉专业队伍。经医院内外多方协商,在当时中山医院麻醉科主任、著名的吴珏教授的大力支持下,医院从手术室护士中抽调了几位优秀护士,在中山医院麻醉科进行临床麻醉培训一年后回院担当起初创时期繁重的麻醉工作。最初由伍振英和朱蕊蕊两位手术室护士承担麻醉工作。1956年,医学会请中山医院吴珏教授开办全市性的麻醉人员培训班,周爱菊参加学习并在中山、华山医院麻醉科轮转实习半年后回院承

担麻醉工作,之后伍振英和朱蕊蕊两人外调,由陆以芬接替。此后,周爱菊和陆以芬两人轮流负责眼科和耳鼻喉科的麻醉工作有十余年之久。1970年后,倪功泽、夏巧元、朱敦韫、俞文玉、马维玲等新生力量补充到麻醉组。当时由7人组成的麻醉专业队伍还不能称之为麻醉科,只是在手术室护士长管理下的一个麻醉组。1980年后,院领导十分重视麻醉工作,首先由耳鼻喉科派了一位主治医生陈英子医师来到麻醉组,此后恢复高考后的本科毕业生宋玉敏、蒋亦、陈莲华医师陆续分配来工作,郑仲辰医师也从中山医院麻醉科调至我院。

建院初期,手术室在10号楼2楼的半个层面,眼科1个手术室放置3张手术床,耳鼻喉科2个手术室共放置3张手术床。麻醉组的办公用房仅五六平方米,设备仅有4台国产103型麻醉机以及咽喉镜、气管导管、通气道、张口器等基本麻醉设备,当时的监测设备只有听诊器和血压计。虽然条件艰苦,设备简陋,但也确实完成了大量五官科手术的麻醉任务。

早期,大部分五官科手术都是在外科医生实施局部麻醉下完成的,全身麻醉手术主要是小儿的扁桃体摘除术、倒睫、斜视等手术。麻醉药物仅有硫喷妥钠、氯胺酮、γ-羟丁酸钠等。文化大革命期间,针刺麻醉兴起,我院也在针刺麻醉下完成了全喉切除术、鼻侧切开术。20世纪80年代以后,随着眼科学和耳鼻喉科学的迅速发展,各种手术逐渐开展。全喉切除术、颈淋巴结廓清术、乳突根治术、上颌窦根治术、眶肿瘤摘除术等手术都需在气管内麻醉下完成,诱导用药通常是硫喷妥钠或依托咪酯加琥珀胆碱,以静脉普鲁卡因复合液(普鲁卡因、琥珀胆碱和哌替啶)维持。当时的气管内麻醉都靠麻醉科医生手控呼吸皮囊完成,也靠麻醉科医生的手感来判断呼吸情况。小儿的眼科手术多在氯胺酮静脉麻醉下完成,麻醉科医生靠放置在小儿腹部的手掌来感受患儿的呼吸运动从而判断呼吸情况,而循环监测则是靠间断听诊和手动测量血压来判断。虽然手术种类日渐增多,但平均每天的全身麻醉手术也只有3~5台。相对于外科的发展,麻醉技术水平仍显落后,遇到重大手术以及心肺功能差的病人需要手术时,常常要请求上级麻醉科会诊,中山医院的吴珏教授、方兆麟教授、蒋豪教授以及华山医院的徐振邦教授都曾来本院指导工作。正是在这些老专家、老教授的指导和关心下,通过我科众多老前辈的艰苦努力,麻醉科才渐渐成长起来。

二、发展和壮大期(1989~2009年)

1989年,卫生部发文把麻醉科由原来的医技科室改为临床科室,按照二级学科的要求与标准进行管理和建设。在院领导的关心和支持下,我院麻醉科正式成为独立的临床科室,由陈英子医生担任负责人。同年,我院新的七层病房手术大楼落成并启用,由此麻醉科进入了一个快速发展时期,在人员、设备、医疗、教学、科研等方面有了很大的改善和提高。

20世纪90年代,大批医科大学的本科生进入麻醉科工作,他们具备比较系统全面的基础知识和较强的学习能力,经过临床实践很快就担当起日益增多和复杂的手术麻醉,并推动了新的麻醉方法和技术的应用。然而由于当时麻醉科医生地位不高、工作条件差,麻醉队伍也不稳定,有多位医生护士流失。2000年以后,原有的医生陆续攻读硕士、博士学位,同时也引进招收了一些具备博士、硕士学位的医生。2007年开始招收麻醉护士负责麻醉复苏室的工作。至2007年底,全科有22名医护人员,其中有研究生学历者5人,麻醉科的人员素质有了很大的提高,人才结构趋于合理。2007年初,陈英子主任退休,由陈莲华担任麻醉科主任。2009年,由于手术室重新装修扩建,又招收了10名有一定工作经验的医护人员,麻醉科人员紧张的状况得到缓解。2009年,医院引进了长海医院的李文献医生担任麻醉科主任。

1989年建成的手术室位于9号楼2楼,此时麻醉科拥有了一个约20平方米的办公室兼值班室。手术室共有12间,其中较大的4间手术室中各放置2张手术床,共有16张手术床。1999年,建立了特需手术室,2003年浦东分院建立后又多了一个浦东手术室,由于手术室分散,人员紧缺的矛盾日益突出。很长一段时间里,一个手术室内同时开展两台手术成为这里独特的一道景观,虽不规范,但对麻醉科医生而言,两个医生可以相互帮忙,也在一定程度上缓解了人员紧张的困难。2003年,按照上海市麻醉质控中心的规定设立了麻醉复苏室,虽然人员、面积和设备等都还不到位,但也确实为手术麻醉的快速周转提供了保障。2009年,由于原手术室不能满足临床需要而进行扩建,由原来一层楼面扩建至三层楼面,共有23个手术室,麻醉科的工作条件得到很大的改善,也有了正规的苏醒室。

20世纪90年代初,麻醉科拥有了2台国产808型多功能麻醉机,1994年又购置了3台Drager SA-2麻醉机和4台多功能监护仪,可以对病人进行持续的心电图、血压和血氧饱和度监测。机械通气解放了麻醉科医生的双手,而持续的生命体征监测大大提高了麻醉的安全性。2000年以后,由于手术量不断增加,对麻醉的要求也越来越高,科内又陆续购置了更多性能更好的麻醉机和监护仪,以及血气分析仪、肌松监测仪、纤维支气管镜、喷射通气装置等设备。2007年前后,所有的监护仪都配备了呼气末二氧化碳监测模块,麻醉科所具备的围术期监测手段逐步开始追赶和接近国内外先进水平。

20世纪90年代以后,外科手术量增加很快,新的手术方法也不断出现,很多以往在局部麻醉下完成的手术都改为全身麻醉下完成,如局部麻醉直接喉镜手术改为全身麻醉显微喉镜手术,鼓室成形术全部在全身麻醉下完成,以往多在局部麻醉下进行的鼻内镜手术于2003年前后逐渐改为全身麻醉下进行,眼科较为复杂的眼底手术、眼眶手术也常常需要全身麻醉。90年代末全身麻醉手术量约200台/月,占全部手术量的1/3,而至2009年全身麻醉手术量达到1 000台/月,耳鼻喉科手术几乎全部在全身麻醉下完成,眼科全身麻醉手术约占总量的1/4。在数量增加的同时,麻醉方法和技术也有了很大的改进。90年代初,气管内麻醉占了全身麻醉的大部分比例,开始应用安氟醚、异氟醚、芬太尼、异丙酚、维库溴铵和阿曲库铵等新的药物,2000年以后又有七氟醚、瑞芬太尼、罗库溴铵等应用于临床。很多新型、高难度手术逐渐开展,如喉激光手术、胃代食道吻合术、气管重建术等,与之相适应的是麻醉方法也不断改进而日益完善。值得一提的是气道异物取出术在1998年以前都是在无麻醉下进行的,1998年陈英子和马维玲两位医生赴天津市儿童医院学习气道异物手术的全身麻醉技术,此后气道异物手术的麻醉方法几经改进不断完善。最初主要采用以异丙酚和γ-羟丁酸钠为主的保留自主呼吸的静脉麻醉,但这种方法不易掌握麻醉深度,发生喉痉挛、支气管痉挛、低氧血症等并发症较多,苏醒也较慢。2004年前后又采用芬太尼、异丙酚和琥珀胆碱等药物,经支气管镜侧孔进行控制通气,实践后发现麻醉比较平稳,苏醒也快,但低氧血症仍时有发生。2007年以后,多采用Manujet Ⅲ喷射通气装置进行喷射通气,低氧血症的发生率有所下降。纵观麻醉方案的变迁,可见近年来麻醉方法和技术的进步和提高。20世纪90年代末,我科开始规范化实施术后镇痛,每年要为约1 000名患者提供镇痛治疗。2003年前后开始实施一日手术,加快了手术周转。此外,麻醉科通过所掌握的急救复苏知识和技术在参与全院各科危重病人的抢救方面也起到了重要作用。

近二十年来,麻醉科在教学和科研方面也做了很多工作。除了本院的住院医生要接受规范化的住院医生培养以外，也承担外院轮转医生、进修医生的临床培训。2005年开始了研究生教学和培养，2007年第一位硕士研究生毕业，迄今为止共有4名硕士研究生毕业，在读硕士生2名。随着麻醉科人员素质的提高，研究生培养教育工作的开展，科研工作发展很快。20世纪90年代开展了耳显微手术中控制性降压技术的应用、麻醉与脑保护方面的研究。2000年以后，研究内容涉及术后镇痛、术后认知功能障碍、神经阻滞剂与面神经监测、术后躁动、气道手术的呼吸管理等领域。2007年和2008年分别获得上海市卫生局局级科研基金1项和国家自然科学基金1项，2009年获得院级基金3项。共有20余篇论文发表于权威期刊和核心期刊，也有数篇SCI论文发表。

2009年，原一层楼面的手术室扩建为三层，手术量明显增多，科内也新增了约1/3的人员。崭新的环境、发展壮大的队伍，使麻醉科迎来了一个新的发展契机。

目前麻醉科医疗业务情况

麻醉科目前有在编医护人员共32人，其中主任医师1人、副主任医师1人、主治医师10人、住院医师13人、助理医师2人、麻醉科护士5人，有博士学位者3人，在读博士2人，硕士11人，在读硕士2人，已形成一支良好的人才队伍。科内拥有进口麻醉机20余台，监护仪30余台，呼吸机1台，此外还有血气分析仪、血糖仪、肌松监测仪、纤维支气管镜、光棒、喷射通气装置、除颤仪等设备。

目前麻醉科平均每月完成全身麻醉约1 500例，除了耳鼻喉科和眼科的常规手术以外，耳鼻喉科比较复杂的手术如鼻咽纤维血管瘤、听神经瘤等颅底手术、胃代食道吻合术、鼾症、气道异物、喉乳头状瘤等都已广泛开展，眼科的手术已能在一两个月的患儿身上进行。很多高龄患者、有内科合并症的患者都能够在麻醉医生的密切监测和合理处置下安然度过手术期。以往的麻醉方法比较单一，以气管内插管为主，而目前眼科手术大多采用喉罩麻醉，鼻科和耳科手术也越来越多地应用喉罩麻醉，大大减少了术后呛咳和术后躁动的发生率，增加了患者的舒适度。而对于头颈外科手术和气道手术，则有气管插管全身麻醉、无插管全身麻醉、喷射通气等多种方式。对于困难气道的处理，目前已有的技术有光棒插管和纤维支气管镜下清醒插管，正准备引进更多的困难气道处理设备和技术。科内已有"困难气道处理流程"、"气道内激光手术麻醉处理常规"等业务操作规范。此外，也在探索建立"围术期门诊"、"婴幼儿麻醉准备室"的可行性。

麻醉科的工作领域已扩展到了手术室外，术后镇痛的开展使麻醉医生的工作延续到病房，拟开展的小儿门诊检查镇静也要求麻醉医生在手术室外对病人实施麻醉，此外麻醉科还承担了全院危重病人的抢救工作。2009年，ICU正式归属于麻醉科管理，我们正在探索专科ICU的工作模式。

麻醉科教学和科研特点

我院是复旦大学附属的教学医院，但目前麻醉学科并无针对本科生的教学任务，教学方面主要是做好科内住院医生和主治医生的业务学习和继续教育,以及针对进修医生、轮转医生和研究生的临床培训。我科已建立起一整套完善的学习制度,对住院医生,着重抓好麻醉基本教材的学习,夯实麻醉基本理论教育的基础;开展紧跟国际主流麻醉杂志内容的知识更新教育,拓展临床和教学视野;对主治医生,则从课内定期讲座入手,锻炼授课能力,培养教学意识。我科目前有博士生导师1人,硕士生导师1人,已经培养毕业硕士研究生4人,在读硕士研究生2人。研究生的教育和培养刚刚起步,还需不断积累经验,培养理论、知识和技能全面,又在眼耳鼻喉科麻醉亚专业方面有专长的研究生。

近年来,麻醉科在科研方面取得了较大的进步,论文发表的数量和质量都有所提高,课题申请也有了较大突破。已开展的科研项目涉及显微手术和内镜手术的控制性降压、麻醉与脑保护、神经阻滞剂和面神经监测、气道手术的呼吸管理、术后镇痛、术后认知功能障碍、小儿术后躁动等众多领域。

麻醉科能取得今天的成绩,是几代人不懈努力的结果,60年艰难跋涉,60年硕果累累。然而麻醉学科成为独立的临床学科仅十余年,还很年轻,仍需学科工作人员不断努力,才能不断完善和进步,使自己步入先进行列。我科目前的学科定位是:服务我院发展需求、眼科和耳鼻喉科麻醉水平国内领先、医教研整体协调发展的临床学科,我们将为此目标而努力。

历任和现任主任简介

历届主任、副主任名单

1989年~2005年	主任 陈英子		
2006年	主任 陈英子	副主任 陈莲华	
2007年~2008年	主任 陈莲华		
2009年~2010年10月	主任 陈英子	副主任 李文献	
2010年11月~	主任 李文献		

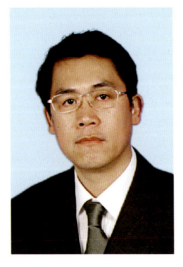

现任主任介绍

李文献,男,1966年出生,现任复旦大学附属眼耳鼻喉科医院麻醉科主任,副主任医师,硕士生导师。1989年从第三军医大学军医系毕业后分配至解放军323医院麻醉科工作,1993年考入第二军医大学攻读麻醉学专业硕士学位。1996年获得麻醉学硕士学位后在第二军医大学附属长海医院麻醉科工作,同年晋升主治医师、讲师。2003年晋升副主任医师、副教授,并攻读第二军医大学麻醉学专业博士学位,2006年获得博士学位。2008年作为访问学者赴美国圣路易斯华盛顿大学医学院交流一年。2009年以人才引进方式进入复旦大学附属眼耳鼻喉科医院麻醉科工作至今。现为上海市医学会麻醉专业委员会委员,《国际麻醉学与复苏杂志》特邀编委。

近年来主要从事大血管和脊柱侧弯矫正等手术以及眼科和耳鼻喉科手术的麻醉,在危重以及老年病人、小儿的麻醉和围手术期管理方面积累了大量经验。主编《围手术期心血管药物的应用》,参编外科学与麻醉学专著多部。公开发表论文20余篇,其中SCI论文3篇。

(蔡一榕 李文献)

第八章
复旦大学附属肿瘤医院麻醉科发展史

复旦大学附属肿瘤医院麻醉科的发展，是我科每一代麻醉医师兢兢业业，辛勤耕耘的轨迹写照。我们循着前辈们的历程，踏踏实实地做好每一例手术，细致规范地完成每一个麻醉操作。50多年来我科全体同仁在自己平凡的岗位上贡献着精力与才智，换来了科室临床、教学、科研，以及肿瘤医院麻醉学科建设各方面的飞速发展和不断提高。

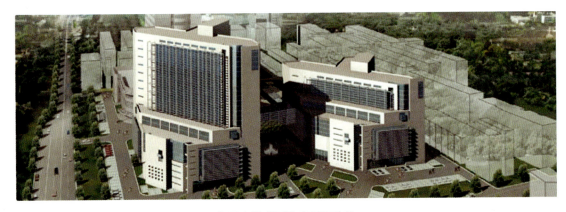

复旦大学附属肿瘤医院院貌

从麻醉组到麻醉科

复旦大学附属肿瘤医院麻醉科的前身是肿瘤医院外科麻醉组。1957年，麻醉组创立并为肿瘤医院的外科手术服务。当时的麻醉组工作由第一代领导彭廉媛医生负责。彭主任克服了当时的各种艰苦条件，带领麻醉组两名护士，在我院最初的两间手术室内为肿瘤医院的外科各手术组创建了安全的围术期管理，并基本达到了各项手术所需的麻醉及安全要求。值得一提的是，在1957年至1960年麻醉组建立初期，当时的肿瘤医院外科主任，知名外科专家李月云教授秉持先进的外科理念，以极为超前的意识将肿瘤医院大外科逐步细分为头颈组、乳腺组、普外组，将各有所长的外科医师慢慢分配至擅长的外科组以锻炼提高其技术业务能力，同时指导了麻醉组对不同外科组的不同麻醉要求，并给予麻醉组极大的支持，并协助购买了进口麻醉机。

1960年,随着肿瘤医院的搬迁,手术室由两间扩充为四间,人数也从1957年的3人增加至7人,包括4名麻醉临床医师,3名麻醉护士。手术量与日俱增的同时,麻醉组对于外科手术的麻醉经验和术中管理的水平也在不断提高。当时已经能够胜任乳腺扩大根治术、妇科肿瘤盆腔淋巴结清扫术和肝叶切除术等较大手术的麻醉。之后的若干年,外科在李月云教授培育下逐步发展壮大,手术科室和手术种类齐全,无论是手术麻醉量、麻醉管理质量还是操作水平都有了明显的提高。此外根据我院手术的不同要求,麻醉组特别开展了肋间神经阻滞、连续硬膜外阻滞、骶管神经阻滞以及颈部浅、深丛神经阻滞等极具特色的麻醉方法,不仅有效提高了麻醉质量并帮助患者减除病痛,同时也积累了极为丰富的麻醉经验,至今惠及科内年轻的住院医师学习并掌握更多的麻醉方法,从中受益良多。

1984年我科有了第一台现代化多功能麻醉机,1985年我科就有了第一台血气分析机,在上海各医院麻醉科中也极为罕见。1986年有了第一台现代化呼吸机,1988年拥有第一台脉搏血氧饱和度仪。

1985年3月12日肿瘤医院麻醉科正式建科。继彭廉媛主任之后,任我院麻醉科主任者为邹静常务副主任(文化大革命后第一批国家统招本科毕业生,20世纪80年代末任常务副主任,1991年赴美国工作、生活)。此后,刘亚玲、曹云开医生分别担任科室常务副主任和副主任。手术室从1990年代起由5间扩充为7间,使用的麻醉机为国产仿制机型,手术量逐步开始大幅度增长。同时,医院于1990年代初建立的ICU交由麻醉科管理,无论是围术期管理还是临床麻醉实施水平均有明显的提高。

新世纪翻开新篇章

2000年外科新楼建成后手术室规模扩充为13间,机器设备开始又一次升级换代并逐步更新,再次引进了大批的进口麻醉机。2003年起我科随上海医科大学和肿瘤医院一起改名为上海复旦大学附属肿瘤医院麻醉科,手术量几乎翻番。2005年,我科手术麻醉例数达8 300例,其中全身麻醉约占50%,无痛内镜检查麻醉约600例,术后镇痛约3 000例。2005年底,麻醉科工作人员共26人(副主任医师3人,副主任技师2人,博士2人,硕士3人,技师和护士3人)。

2005年10月,谭志明医生担任我院麻醉科主任。在医院领导的大力支持下,随着医院的飞速发展,麻醉科进入了一个快速发展期。近三年来,我院手术室规模多次扩大,2010年初手术室的现代化改造完成,每个手术室都安装了先进设备(层流系统、手术灯、手术床及吊塔等),现共有手术室22间,分成两个楼面。麻醉科拥有先进的麻醉机、监护设备,各类麻醉设施齐全,并且全部为目前国际主流知名品牌机型,无论是安全性还是精密性均远胜往昔。2009年度,手术麻醉例数达到了14 697例,其中全身麻醉包括复合麻醉方法达78%,无痛内镜检查达4 280例,术后镇痛6 092例,业务量为全国肿瘤专科医院领先。由于我们肿瘤专科医院的特点,麻醉科的工作范围不仅限于满足每天外科手术的麻醉要求和围术期管理,还须保障全院所有的手术后患者的安全,且需处理部分涉及心内科和呼吸内科等各种内科疾病的院内会诊,同时也须兼顾院内各种急救气道插管会诊和术后病人的镇痛要求。毫不夸张地说,在肿瘤医院全部医疗过程中，麻醉科都发挥着极为关键和重要的作用。

日积月累，不断提高

在不断更新的麻醉学最新理念引导下，我科在日常工作中已能够通过精良的监测设备进行多种有创、无创血流动力学监测、呼吸功能监测以及BIS脑电波双频指数和熵指数麻醉深度监测等，各项监测达到目前麻醉学界推荐的标准监测水准并充分满足了肿瘤专科手术的需求。不仅如此，目前我们以静脉全身麻醉、吸入麻醉及硬膜外阻滞的联合使用为特色，根据病人的情况和手术类型进行不同的组合，同时也保留了科室传统的为乳腺专科肿块切除手术麻醉专设的肋间神经阻滞。近年来我们更是通过一系列摸索和实践总结出了针对胸外科EBUS术（超声内镜引导下的经支气管针吸活检术）的有效安全的麻醉方式，既为手术操作提供了便利条件，又保障了患者的安全、舒适。无论是在提高外科手术的数量和缩短外科手术接台时间方面，还是在提升手术麻醉管理的质量和难度方面，麻醉科都在不断的精益求精，业务水平和理念不断提升，获得了外科同仁的好评。

进入2010年来，我院每天手术麻醉例数已跃升至平均80台/天，高峰时近100台/天，最新纪录创于2010年4月18日，一天完成了总计101台择限期日间肿瘤切除手术。在每天完成大量的日间手术麻醉尤其是肿瘤根治术麻醉的过程中，我科各级医师均不同程度自觉加班加点。尽管工作强度与日俱增，但为提升我院手术和麻醉水平，更多更好完成外科手术任务，我科每一名医师均能兢兢业业、认真仔细地完成每个患者的麻醉工作，全力配合外科各科手术的安全进行。

人才梯队的培养是科室兴旺的基础。每天清晨我科住院医师均在6时50分左右进入科室，在谭志明主任的引领下进行青年医师英语论文晨读，介绍最新的麻醉学论文理念和研究方法，不断提高自身的外语水平与业务视野。通过努力，坚持晨读，数年来麻醉科整体学术理论水平得到了长足提高。同时，将最新的麻醉学理念引入科室的日常临床工作中，真正做到理论实际相结合，有效提高了临床手术麻醉管理的质量。星期六，谭主任及科室青年医师放弃休息，到医院进行业务交流与英语论文评述活动，在这样的磨炼过程中，增加彼此交流经验的机会，提升自己的麻醉理论水平和科研水平。

每日7时40分交班完毕后，我科医师就开始进入紧张的工作状态：询问患者一般情况，监测患者的心率、血压、脉搏血氧饱和度，观察患者的精神状态和焦虑程度，用轻柔的话语尽可能使过度紧张的患者缓和情绪，有条不紊地开始进行硬膜外穿刺、颈内静脉穿刺置管或全身麻醉气管插管等临床麻醉操作。通过一系列的紧张工作，我们确保在外科医师步入手术室前基本完成对手术患者的麻醉前操作和手术准备工作，同时进行对患者身体一般状况和生命体征的完善监测。

我院麻醉科平时工作繁重，青年医师每天平均工作时间很长，但正是在这样的工作过程中，大家体会到了患者对于我们的信任和依赖，更激发了我们爱岗敬业专心工作的精神。每晚在手术室的餐厅，我们总能见到大部分麻醉科同事在辛苦一整天后仍在加班，虽有不少疲惫，但却相视一笑。乐观与热情凝聚成了科室的团结进取，不断向上的精神。我们任劳任怨，但求患者的平安与无痛。在医院的各类平急会诊过程中,感人的事例更是不胜枚举,每一名麻醉科医师的背后,几乎都有救死扶伤成功救助患者的事例,当平凡的我们在平凡的岗位上勤勉地工作时,患者的围术期乃至住院期间的安全是对我们最好的回报与认可。

精诚团结,同舟共济

目前我科共有33名医生,其中副主任医师4人,主治医师12人,博士5人,硕士15人,护士5人。现任科主任为谭志明医生。科室制定了一系列规章制度,严格按照麻醉质量控制的要求规范了手术麻醉、麻醉后苏醒、术后疼痛管理及手术室外麻醉的程序,不仅制订和更新了一系列麻醉科规范和条例,更从患者安全角度出发并结合本院硬膜外麻醉偏多的特点,积极引进国际、国内先进麻醉技术和经验,努力推行国内外麻醉先进技术和麻醉管理理念,在体液平衡、双腔管定位、胸科手术麻醉、老年病人麻醉、困难气道处理和联合麻醉等方面多有改进,结合国际先进理念倡导针对患者个体情况选择合适的复合麻醉方式,既提高了手术麻醉的安全性,又能够最大限度地保证手术患者的舒适度。同时,科室年轻医师开展麻醉、癌痛的临床和基础研究,徐亚军医师继2009年在CJA发表论文后,2010年5月再次在《Anesthesiology》发表了关于硬膜外不同浓度局部麻醉药对单肺通气血液氧合影响的临床研究论文。其他多名住院医师和主治医师均在自己的临床或基础研究课题方面有所突破,科室SCI论文质量和数量与日俱增,为麻醉科的学术水平贡献了自己的心血与精力。2007年陈家伟医师成功申请国家自然科学基金一项,2009年许平波医师申请国家自然科学基金一项,三年内两次成功申请国家自然科学基金。

几年来,在院领导的支持下,在麻醉科营造了和谐氛围,依靠麻醉科全体同仁,建设了一支与医院发展相匹配的麻醉科团队,在临床、教学和研究等方面正在迸发出自己的力量和光芒。

新兴学科,蓬勃发展

不仅在临床、教学和科研方面耕耘不息,麻醉科更同时承担了光荣的援外任务:作为复旦大学附属各医院医疗队的组成部分,我科先后派遣两名副主任医师作为中国援外医疗队成员,不远万里至摩洛哥当地医院进行医疗援助。艰苦的生活条件、复杂的医疗环境都考验着他们。在2006年至2008年援外过程中,尹华副主任业务过硬,医德高超,得到了全体医疗队成员、当地医疗人员和患者的一致认同。结束两年援外任务后,她被光荣评为2008年中国第四十五届援外医疗队先进个人。此外,我科两名高年住院医师接连七年担负了2003年至2010年的F1一级方程式赛车上海站医疗队的安全保障任务,作为上海市三甲专科医院的唯一代表受到了市卫生局历年肯定与表扬,也为我科、我院赢得了外事任务的荣誉和肯定。2008年起肿瘤医院麻醉科建立了自己的网络主页(http://shca-mz.web-33.com),加强了与外界的沟通和联系,更好地宣传自己良好的科室形象。

麻醉科全体同仁始终坚信,任重而道远!作为一个新兴的学科,麻醉学早已从三级学科转为了二级学科,与内外科并列,这是时代的机遇,也是历史的机遇。这也更要求我们,在这种转变的过程中抓住契机,完善自己的理论观念和业务水平,不断提高自身硬实力,通过更高端更精准的监测手段,以更先进的管理方法来进行患者围术期的管理和控制,确保患者在围术期的安全之余,减轻患者的疼痛,尤其是肿瘤晚期疼痛,逐步改变肿瘤晚期病人的终末期治疗模式,通过不断的更成熟的疼痛治疗理念的介入,提升肿瘤晚期终末期患者的生活质量,最终规范而又有效地形成疼痛治疗的管理和改善模式。

我们披荆斩棘,任劳任怨,在提升麻醉学科与科室地位的同时,我们与全院职工一道为肿瘤医院争创亚洲一流肿瘤治疗中心的宏大目标而努力着。期待患者对我们更多的信任与依赖,也期待肿瘤医院各位同仁对我们更多的理解与协作。在科室领导呕心沥血、众志成城的带领下,我麻醉科团队正在有序、健康、蓬勃的向前发展着。

现任科主任简介

历届主任:彭廉媛、邹静、谭志明

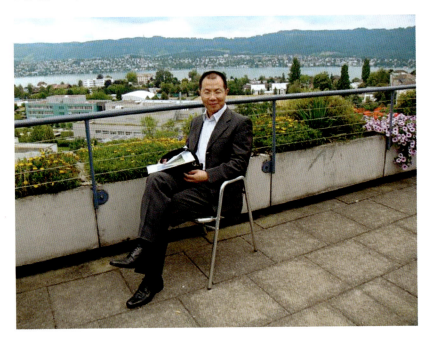

谭志明,现任科主任,副主任医师,硕士研究生导师。1985年毕业于山西医学院医疗系,毕业后被分配到山西省人民医院麻醉科历任住院医师和主治医师。1994年公派到日本国立冈山大学医学部附属医院麻醉科进修心脏手术麻醉,并考取日本卫生部颁发的外国人临床操作许可证。1995年考入日本国立岐阜大学医学部研究生院,主要从事麻醉疼痛与细胞内信息传导的研究,其时在局部麻醉药与细胞内信息传导研究方面国际领先,于2000年3月获博士学位。同年被日本科学教育部学术振兴会聘为特别研究员,进行博士后研究。在日本学习、工作期间,曾在《Anesthesiolgy》等国际知名麻醉杂志上发表数篇学术论文。2002年底归国,在上海第二医科大学附属瑞金医院麻醉科任副教授、副主任医师。2005年10月起,赴复旦大学附属肿瘤医院出任麻醉科主任。曾工作于国内外数家大学附属医院,临床经验丰富,麻醉操作规范,具备先进的管理理念。能从事脑、心、胸、普外、骨科和妇产科等手术的麻醉,并能正确处理疑难病例和进行高难度麻醉,尤其擅长老年肿瘤病人的麻醉处理,并在困难气道处理方面有独到之处。

(沈 健 谭志明)

第九章
复旦大学附属妇产科医院麻醉科发展史

回顾发展简史

复旦大学附属妇产科医院的前身"西门妇孺医院"是由美国人玛格丽特．威廉逊（Margaret Wiillianson）于1884年6月创建的一所基督教会主办的教会医院，为沪上首家妇婴医院。1985年更名为上海医科大学附属妇产科医院。1992年被卫生部、世界卫生组织、联合国儿童基金会首批命名为"爱婴医院"，同年市红十字会命名为上海市红十字医院，1995年通过国家三级甲等专科医院评审，是国家卫生部国际紧急救援中心网络医院。医院创建时因其屋顶呈红色，一百多年来，广大市民亲切地称其为"红房子医院"，2000年原复旦大学与原上海医科大学合并后改为现在的名字，2003年上海市卫生局批准"上海市红房子妇产科医院"为其第二冠名(图9-1)。

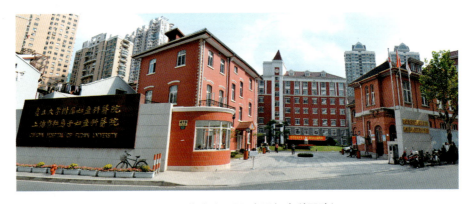

图9-1 黄浦院区（红房子妇产科医院）

由于历史的原因，在相当长的时期内，妇产科医院麻醉科没有独立建制，隶属于妇科，人员以护士为主。麻醉科的工作仅限于完成一般的住院手术麻醉，由于当时硬件设施和技术力量等条件有限，麻醉的种类也几乎为清一色的硬膜外阻滞，其他的麻醉方式数量非常少，仅包括骶管阻滞和全身麻醉，到1999年气管内麻醉的比例不足5%。麻醉科的科研工作也是一片空白。

在上海市麻醉学会和质控中心庄心良、蒋豪等老专家的关心下,2000年3月,麻醉科终于独立建科,在科主任黄绍强的带领下,麻醉科逐步开展了门诊手术麻醉(主要为无痛人流及妇科小手术)、分娩镇痛、小儿麻醉、术后疼痛治疗等工作,在妇产科的专科医院中于2000年率先开展了腰麻和腰麻硬膜外联合阻滞,到2002年腰麻硬膜外联合阻滞已经取代硬膜外阻滞成为主要的麻醉方式,这种变化一方面减少了椎管内麻醉的失败率,另一方面腰麻快速的起效也加快了手术的周转,提高了手术室的使用率,适应了当时手术工作量逐步增多的形势。其后随着妇科腹腔镜手术的发展,气管内全身麻醉的比例越来越高,逐步成为妇科手术的主要麻醉方式。2005年,喉罩在全身麻醉中开始得到应用。2006年,开展了急性等容性血液稀释和自体血回输工作。经过10年的发展,麻醉科由一个基础差、底子薄、只有几个人的科室逐步壮大起来,在科室人员结构、业务范围、专业素养和科研能力上都取得了较大的进步。

目前医疗业务情况

复旦大学附属妇产科医院目前有黄浦和杨浦两所院区,其中杨浦院区于2009年10月底开张(图9-2)。因此麻醉科的业务包括两所院区妇科、产科及乳腺外科的住院及门诊手术麻醉、分娩镇痛、危急重症病人监护治疗等多领域。

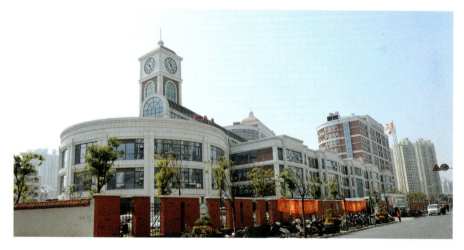

图9-2 复旦大学附属妇产科医院杨浦院区

住院手术麻醉年工作量14 000多例,以妇科手术为主,约占70%多,而妇科手术中腹腔镜手术比例达70%,恶性肿瘤盆腔根治术接近10%,产科手术占住院手术工作量的比例接近30%,乳腺外科手术约5%,后者近来有上升的趋势;门诊手术麻醉年工作量5 000多例,以无痛人流为主,另有少量妇科小手术,如取环、宫颈赘生物摘除等。

除常规手术麻醉外,麻醉科按需为产妇提供分娩镇痛,镇痛的方式以硬膜外阻滞为主,特殊情况也采用静脉自控镇痛。同时还承担全院危重病人的复苏抢救、中心静脉穿刺置管、呼吸机支持等工作。

科室拥有各种先进的多功能循环、呼吸监护仪,有创监测已经是危重病人和盆腔根治手术的常规，纤维支气管镜、多种可视喉镜、麻醉深度监护仪、肌松监护仪、血气分析仪等先进设备为患者围术期安全提供了全面丰富的技术保障。

临床科研特点

目前麻醉科内有医师 34 名，其中高级职称 2 名，主治医师 13 名，博士 2 人，硕士 14 人。科室的科研和学习气氛浓厚，科研工作以妇产科麻醉临床研究为主，主要围绕着产科麻醉与分娩镇痛、腹腔镜手术麻醉、围术期疼痛治疗、局部麻醉药的药理学及药效学研究等等，近 5 年科室有 42 篇论文发表在国内核心期刊上。

现任科主任简介

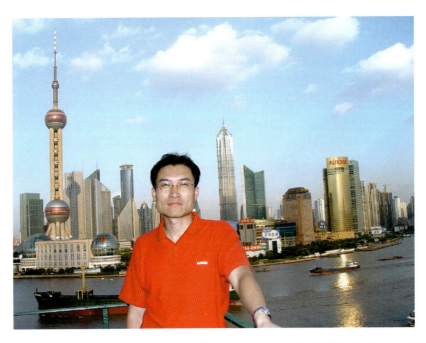

现任科主任，黄绍强，1971 年出生，1994 年 7 月从上海医科大学毕业后至妇产科医院麻醉科工作至今，其间于 1995～1996 年至上海医科大学附属中山医院麻醉科进修。1996 年考入上海医科大学研究生院攻读麻醉学硕士学位，导师为上海医科大学附属华山医院梁伟民教授。1999 年毕业后回到妇产科医院麻醉科，2000 年起担任麻醉科主任至今，2002 年因工作出色被评为上海市卫生系统先进工作者，2006 年晋升副主任医师。近 3 年在核心期刊上发表论文 30 多篇。

（黄绍强）

第十章
复旦大学附属华东医院麻醉科发展史

麻醉科发展简史

一、医院沿革

华东医院前身为鸿恩医院,上海解放后为了华东地区和长江以南各省的高级干部的医疗保健工作的需要,于1951年2月正式建院。1972年6月与延安医院合并后仍称华东医院。2008年9月成为复旦大学附属医院。

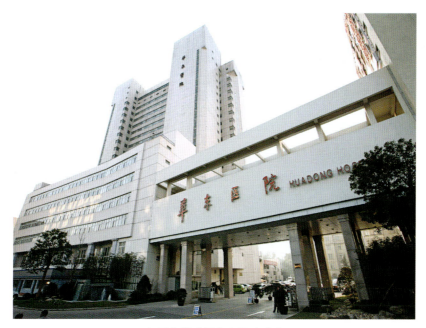

复旦大学附属华东医院院貌

二、创建时期(1957~1989年)

华东医院创建时期,主要服务对象为上海市、华东局和其他周边省区的高级干部和驻沪的国外领事馆、办事处等机构的外籍人员以及来沪访问、路过等外籍人士。医院成立时没有麻醉医生,需要麻醉时则请中山医院麻醉科吴珏教授或方兆麟教授担当(两人均被聘为华东医院麻醉顾问)。1957年陈雄斌医生从北京医学院毕业分配到华东医院任麻醉医生。当时由于麻醉和手术病人不多,陈雄斌平时在中山医院麻醉科进修,有手术则回医院为病人施行麻醉。至1965年建立麻醉组,麻醉从业人员发展为4人。20世纪70年代与延安医院合并期共有麻醉从业人员7人,同时工作范围也由单纯的干部医疗保健转为同时为普通市民进行医疗服务。麻醉组负责人陈雄斌医生团结全体麻醉人员,因陋就简,因地制宜,在当时各种仪器设备非常缺乏的情况下,开展了临床麻醉和各项监测工作,成功实施了各种危重病人、老年病人的麻醉和急救处理,取得了显著的社会效益。1987年建立麻醉科,隶属于大外科,由陈雄斌医生担任科主任。至1989年麻醉科成员已发展至15人。在陈雄斌主任的领导下,华东医院麻醉科的医疗、教学和科研工作逐渐走上了规范建设之路。制定健全了科室各项规章制度,定期组织科室学习和病例讨论,为规范临床麻醉工作、控制业务质量、提高各级麻醉人员业务水平奠定了基础;陆续配备了进口麻醉机、监护仪,硬件的改善有力地保障了临床麻醉和其他工作的顺利开展。

三、稳步发展期(1989~2010年)

1989年卫生部文件正式确定麻醉科为二级临床学科,从此麻醉科的发展步入了新的阶段。麻醉科建科后,科主任由陈雄斌担任,赵长杰任副主任。1994年增聘杨旅军为麻醉科副主任。随着医院的快速发展,麻醉科在陈雄斌主任的带领下,抓住发展机遇,开拓前进,学科建设取得了显著成效。临床麻醉业务量稳步提高,麻醉质量不断上升,业务范围迅速扩展,科室硬件设施持续改善,科室成员学历结构进一步优化。在多年开展疼痛治疗的基础上,1988年正式开设了对外疼痛门诊,1994年正式建立了麻醉后复苏室(PACU)。医院手术室由1989年的6间发展到本世纪初的14间。1998年底陈雄斌主任主动要求退居二线,杨旅军担任科主任,黄一鸣、郭乃良担任副主任。现麻醉科共有各级医生23人,护士3人。

麻醉科医疗业务情况

一、科室简介

麻醉科是集临床麻醉、危重监测、急救复苏及疼痛治疗为一体的二级临床学科。华东医院麻醉科的学科发展重点确立为:其主要研究方向为老年病人的麻醉和危重症包括严重的休克病人的液体复苏、呼吸和循环功能不全的支持等。尤其是对高龄老年病人的围手术期的处理,其中手术麻醉的患者最高年龄为103岁。开展疼痛治疗和疼痛门诊,并对住院病人有关疼痛治疗进行会诊和诊治。其中各种慢性疼痛、癌痛等已形成有特色的诊疗常规。科室现已建成的手术室(台)18张、年麻醉8 000余例。目前共有各级医护人员26名,其中主任医师1名、副主任医师4名,医师中具硕士以上学位者6人。

二、医疗特色

麻醉科现已开展包括心脏手术在内的各科手术的麻醉,在对高龄、危重病人的救治和呼吸、循环功能的维持等方面取得了满意的临床效果。

同时,我科在 20 世纪 80 年代就开展无痛内镜检查与治疗的探索和实践,在 90 年代成为麻醉科常规工作。同时对任何科室所要求的手术室外麻醉或镇静均能给予很好的配合。疼痛门诊从 1988 年正式对外开展以来,治疗了数以万计的中外病人,获得了良好的临床效益和社会信誉。也积极参与其他科室对复杂危重、疑难病人的处理和抢救,积累了一定的临床经验。

三、学科建设

华东医院麻醉科多年来以医院的飞跃发展为契机,学科的发展上了新台阶,医、教、研密切结合,临床麻醉、疼痛治疗、危重疑难病人围麻醉期处理全面发展。1997 年我科疼痛治疗获得上海市第二届临床医疗成果奖。先后培养硕士研究生 1 名,目前在读研究生 3 名。参编专著多部,在国内核心期刊发表论文百余篇。

麻醉科将继续坚持"仁爱、敬业、求实"的科室文化,在做好临床麻醉、急救复苏和重症救治、疼痛诊治等领域既有业务工作的同时,努力延伸麻醉学科的服务半径,加大临床科研投入力度,并创造条件开展基础研究,将麻醉科建设成为医、教、研全面协调发展、团队建设更具特色的科室。

四、医疗工作量

2009 年完成麻醉工作量 8 000 余例。全身麻醉比例近 40%。手术类别涉及心胸外科、脊柱外科、耳鼻喉科、血管外科、普外科、骨科、妇产科、烧伤整形等。老年患者比例占 40%。

教学和科研特点

一、教学特点

华东医院在 20 世纪 80 年代先后承担上海第一医学院医疗系本科见、实习带教任务和麻醉与复苏教学任务。现还承担上海中医药大学等医疗系本科生见、实习带教任务。教学工作体现"以学生为本",注重临床实习期间临床实践工作、强调理论知识和临床实习教学的有机结合。着重深入浅出,通过临床实践理解理论知识,做到融会贯通。在教学活动中注重"言传身教",让未来的医生在接触临床工作的开始就潜移默化地理解、接受"以病人为中心"的理念,培养他们的"仁爱"之心和严谨的专业精神。

二、科研特点

结合科室实际,以临床科研为主,创造条件开展基础理论研究。自建科以来,在各种医学核心刊物发表论著、论文、综述等近百篇。在一定程度上提高了科室的学术影响和学术地位。

现任科主任和老前辈简介

一、科室老前辈

陈雄斌(1932～2003 年),教授,曾任华东医院麻醉科主任,是华东医院麻醉科的创建者和第一代学科带头人。详见老专家介绍。

■ 二、历任主任、副主任名单
1957年8月～1987年　科室负责人　陈雄斌

1987年～1998年科主任　陈雄斌

1998年至今　科主任　杨旅军

■ 三、现任科主任简介

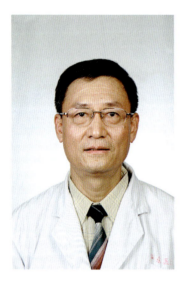

杨旅军,1982年毕业于上海第一医学院(现复旦大学)医学系。毕业后分配于华东医院麻醉科工作至今,现任麻醉科主任,主任医师。1994年任科副主任,1998年底任科主任。1987年至1989年赴摩洛哥王国塔扎省穆罕默德二世医院,参加援外医疗队工作。1992年至1993年、1997年至1998年先后以访问学者身份两次赴法国留学进修。在科室管理中重视人文关怀,强调医疗安全。对高龄老年病人和危重病人的麻醉、对疼痛治疗尤其是癌痛的处理具有丰富的临床经验。同时,能跟踪麻醉学的最新进展,努力提升科室人员的理论素养,着重提升年轻医师的医疗实践能力;在科研活动中,坚持密切结合临床麻醉实际开展临床科研工作,参与编写多部医学专著,在医学核心刊物发表论著、论文20余篇。

(杨旅军)

第十一章
复旦大学附属金山医院麻醉科发展史

医院概况

复旦大学附属金山医院是一所专业科室设置齐全、医疗设备先进,集医疗、教学、科研、预防为一体的三级综合性医院。医院的前身为上海石化总厂职工医院,1973年在杭州湾北岸围海造地44亩开始筹建,1975年8月正式对外接收病人,1984年实行厂校(上海石油化工总厂和上海医科大学)联合办院,1994年被评定为三级医院。

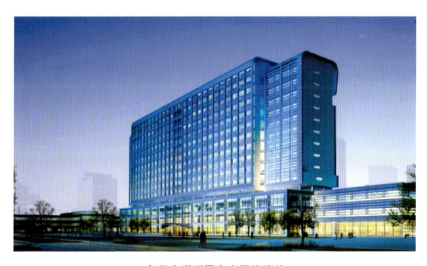

复旦大学附属金山医院院貌

医院目前占地面积100亩,建筑面积5.1万平方米,核定床位数600张。现有职工920人,医技人员占95%。其中正、副主任91人,中、高级以上人数为288人,硕士以上学历135人,硕士生导师16人,博士生导师3人。医院设26个临床科室、8个医技部门。另有职业病防治所、金山区眼病防治所。有原上海医科大学重点建设学科2个(职业病科及烧伤整形科);神经外科、泌尿外科、化学伤害救治中心为区重点学科,心内科、放射科、儿科、五官科为区重点建设学科,神经内科、消化内科、妇产科为区重点建设专科,医院拥有直线加速器、磁共振和数字减影血管造影机(DSA)、40排全身螺旋CT、震波碎石机、彩色多普勒超声诊断仪、电子胃镜、腹腔镜、医用高压氧舱等百余台先进的大型医疗设备。近年来医院医疗业务工作量逐年上升。

医院的神经外科也是上海市华山神经外科（集团）医院下属的金山分院，不仅能够抢救各种重型颅脑损伤，还开展了多种颅脑肿瘤的根治手术，其中扩大中颅底入路手术为颅底肿瘤的根治开创了新方法。成功开展治疗高血压脑出血的微创手术学科技术水平跻身市先进行列。耳鼻喉科在耳显微外科、头颈肿瘤外科手术（包括功能重建手术）、鼻内镜手术及畸形纠正手术方面有一定特色，医疗技术已达到市先进水平。烧伤科是上海西南地区及浙东地区的烧伤治疗中心，大面积烧伤的抢救技术达到了上海市先进水平。烧伤面积达50%～89%的抢救成功率为90%以上。烧伤面积达90%以上的抢救成功率为50%以上。作为上海市规模较大的重症监护病房在危重病人和严重复合伤临床救治方面已具备较为丰富的经验。2005年起医院整合职业病科、烧伤整形科、急诊科、ICU等科的医疗特色建立核化伤害救治中心，目前该中心的建设已列入上海市卫生发展十一五规划和上海市加强公共卫生体系建设三年行动计划(2007～2009年)。泌尿外科以介入放射治疗和腔内微创外科为特色，可开展肾癌、肾外伤严重出血病例的介入放射治疗、输尿管镜治疗输尿管结石、汽化切割治疗膀胱肿瘤等手术。普外科以微创外科为特色，近年来先后完成了近30种腹腔镜手术，在国内率先开展了内镜辅助的甲状腺切除术和手助的腹腔镜脾切除术。放疗科拥有国际一流的放疗设备，能开展各种普通放疗和三维立体适形放疗，并以治疗食管癌、肺癌、鼻咽癌为主要特长。心内科开展了心肌梗塞溶栓治疗、食道调搏电生理测定、安装起搏器、周围血管超声影像学诊断。呼吸内科开展了无创机械通气、经鼻气管插管抢救呼吸衰竭、纤维支气管镜诊断肺癌、取气道异物。肾内科大力开展肾活检、血液透析滤过、血液灌流、腹水浓缩回输、连续性静脉血液滤过（透析滤过）、血浆置换。

医院整体迁建项目列入上海市"5+3+1"项目，目前在施工建设阶段。在硬件建设的同时，医院加快了内涵建设步伐，本着建设"金山及周边地区管理一流、服务一流的三级综合医院"愿景和"为病患提供一流医疗服务、为员工提供发挥才能空间"的使命，制定医院中长期的人才培养和学科建设规划，明确医院的发展定位，在加强对现有重点学科建设的同时，加强多学科的协作，培育新的学科生长点，形成和发展新的学科优势，提高医院整体学科建设水平。同时每年对中层干部及医护人员进行分层次的培训，在提高医教研质量的同时提升员工的人文素养，促进金山医院的不断可持续发展。

麻醉科历史

复旦大学附属金山医院手术室成立于1978年6月，当时设有麻醉小组，归属于外科，工作人员仅6人，由上海市第四人民医院抽调人员组成，其中一半是医师，一半是从护士岗位转过来。从1984年开始原上海石化总厂职工医院受原上海医科大学托管，正式成立手术麻醉科，来自上海市第一人民医院的徐德珍任麻醉科主任，并兼任外科党支部书记，麻醉科工作人员增至9人，以中专及部分麻醉护士为主，手术种类简单，以普外科、烧伤科、胸外科和妇产科手术为主，例如阑尾切除术、胆囊切除术和剖宫产术等。初创阶段麻醉科设备简陋，仅配备有一台国产麻醉机，麻醉方式以硬膜外腔阻滞、单纯脊麻和神经阻滞为主，全身麻醉所占比例较少。

第十一章 复旦大学附属金山医院麻醉科发展史

自1989年5月3日卫生部(89)第12号文件正式宣布麻醉科为临床二级科室后,麻醉科得到了稳定快速的发展,人员配备也走向固定化和专业化。随着金山医院各临床科室的逐步发展,病种的不断丰富和手术量的不断增加,麻醉科的业务也不断地提高,除承担各种手术麻醉、麻醉恢复室、疼痛门诊、急救复苏等工作外,也不断拓宽新的工作领域,开展临床新技术、新药物、新方法,例如手术后镇痛、无痛胃肠内镜检查麻醉,等等,并逐步形成特色相关业务,学科建设逐步健全。

金山医院历任麻醉科主任

年　　限	主　任　名　单
1984年~1994年	徐德珍
1994年~2005年	李晓岩
2005年~2006年	沈建飞
2006年~2010年6月	徐文庆
2010年7月至今	唐俊

麻醉科现状

目前,我科共有16名麻醉医师和1名麻醉护士,其中副主任医师2名,主治医师8名,住院医师6名;按学历:博士1名,硕士2名,本科11名,其中6名硕士学位在读,大专2名。

经过三十多年的发展,目前我院手术室共有9个手术间和一个可同时容纳6名病人的麻醉恢复室,配备相应的麻醉机和多功能监护仪、中心供氧等设备,均达到了上海市质控标准。其中包括Ohmeda全能麻醉机2台,Drager全能麻醉机2台,Blease全能麻醉机2台,Hayer全能麻醉机1台,木村全能麻醉机2台,Spacelab生理监护仪10台,Philips生理监护仪2台,二氧化碳和麻醉气体监护仪8台等。能够进行脉搏血氧饱和度、心电图、有创血压、无创血压、中心静脉压、吸入氧浓度、呼气末二氧化碳分压、各种麻醉气体、血糖、脑电双频指数等各项监测。科里备有视频喉镜一套、纤维支气管镜两套,用于双腔气管导管定位、困难气道的处理、重症患者的气道清理。科室内还备有血液回收机,可以节约用血,并减少异体输血所致的各种并发症。

现我科每年完成手术室内麻醉约5 000多例,其中择期手术约占56%,急诊手术约为44%,涵盖了各临床学科。麻醉的方式在20世纪多数以椎管内麻醉为主,通过不断努力和改进,全身麻醉的数量不断增多,麻醉方法从单一化发展到多样化、全面化。在保证病人的围手术期安全的基础上,也提供了个体化、舒适化的医疗服务。目前,全身麻醉数已达约40%,其他方式包括椎管内阻滞约51%、神经阻滞约9%。手术类别以妇产科、普外科、骨科和五官科为主,分别为32%、24%、22%和11%;其他学科的手术相对较少。泌尿科、脑外科、烧伤科、胸外科和中医外科的比例分别为5%、3%、1%、1%和1%。按手术大小分类,大手术、中手术和小手术的比例分别15%、65%和20%。除了手术室内工作外,每年还完成1 000余例无痛胃肠镜、无痛人流等业务。2009年起开设每周两次疼痛门诊,并派员赴第六人民医院进修疼痛专科。

学科宗旨：以保障病人安全为目标，以科学理论为指导，在临床工作中勤于思考，不断学习，提高服务意识和水平，为病人提供优质的服务。

科室教学和科研工作

我科定期组织科内业务学习，不断提高自身业务和服务水平。每年组织人员参加全国及上海市麻醉学年会等各种学术活动，积极与各大医院，如中山医院、华山医院、第九人民医院进行学习与交流。所有进院住院医师均参加过上海麻醉质控中心组织的住院医师培训，并选派主治医师参加上海麻醉质控中心的困难气道处理培训。积极派遣医生赴外院进修学习，其中2008年安排三位在职攻读硕士学位的医生分别到复旦大学附属中山医院和复旦大学附属眼耳鼻喉科医院进修，2009年安排专人去上海市第六人民医院进修疼痛诊疗。

现承担复旦大学上海医学院、同济大学医学院、江西九江医学院的本科生临床实习带教任务，周边地区一、二级医院的医师进修任务，接收并培养江西九江医学院麻醉学专业实习生6名。2010年起，开始招收硕士研究生。

我科在有限的条件下积极开展科研工作，开展吸入麻醉和全凭静脉麻醉等研究，在各核心学术期刊上发表论著数篇。现承担院级课题三项：《异丙酚预处理对重型颅脑损伤S-100β含量影响的临床研究》、《GlideScope视频喉镜经鼻气管插管的血流动力学反应》、《盲探气管插管新技术》。

现任科主任介绍

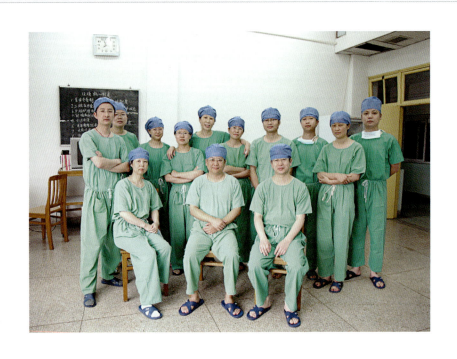

唐俊，医学博士，副主任医师，硕士生导师，现任复旦大学附属金山医院麻醉科主任。2002年复旦大学上海医学院临床医学博士毕业，从事麻醉学工作多年，曾在多家三级甲等医院学习和工作，医教研全面发展。具有广泛而扎实的理论基础和丰富的临床工作经验，且积极开拓进取，对本学科的发展方向有着较为深刻的理解和认识。熟练掌握本专业临床知识和技能，善于处理临床各科常见病、危重病的手术麻醉及围手术期各种合并症和并发症。在专业核心期刊发表论文多篇，参编参译专著多本，承担并完成市级以上课题数项。为医宗旨：以仁爱、同情和敬业之心对待每一个病人，力争每个病人都能安全、无痛、舒适地完成手术，顺利康复。

（徐文庆　唐　俊）

第十二章
复旦大学附属第五人民医院麻醉科发展史

麻醉科发展简史

复旦大学附属上海市第五人民医院是一所百年老院,成立于1904年,前身为英国人建造的"西人隔离医院",院址旧称靶子路41号(现武进路85号,上海市第一人民医院现址)。1945年,改名为"上海市市立第五医院"。新中国成立后,命名为"上海市立第五人民医院"。从医院创立到新中国成立前,医院没有专职的麻醉人员,所有麻醉操作均有嬷嬷或手术室护士、实习医生或外科医生兼职完成,使用的麻醉药也只有乙醚或氯仿。

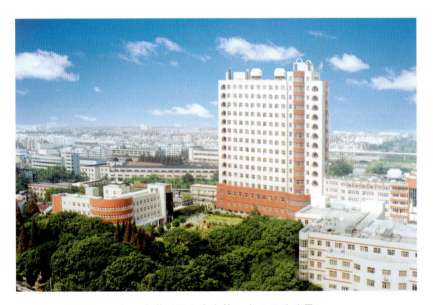

复旦大学附属上海市第五人民医院院景

新中国成立后,经过短期进修培训或参加麻醉学习班学习,唐亚娟、唐能2人成为五院第一批专职麻醉人员。20世纪50年代末,为配合闵行工业基地的建设,1960年2月医院整体迁址于现在所在地闵行区鹤庆路801号。为满足外科发展需要,确保麻醉手术安全,医院决定成立麻醉小组,隶属外科,由医院副院长、外科谢文星主任兼任麻醉小组组长,并从手术室护士中遴选3位业务技术好、工作责任心强的护士陈慧芬、王淑贞、周慧君学习麻醉,当时医院仅有四间手术室,二台简易的陶根式麻醉机,没有监护设备,大部手术仅能在神经阻滞和椎管内麻醉下完成,极少开展全身麻醉,每月完成麻醉不足100人次。

"文化大革命"期间,麻醉小组解散,本来专职从事麻醉的几名医生调回外科病房,主要从事病房的临床或护理工作,有手术时再回到手术室临时从事麻醉工作。"文化大革命"后,恢复设立麻醉小组,唐亚娟任组长,麻醉医生有王淑贞、周慧君,以及从松江调入的陈娟娣医生和从川沙调入的钮芳勤医生共5人,每个月完成麻醉150人次左右。

1984年11月医院恢复使用"上海市第五人民医院"院名。此后直至20世纪90年代初,五院麻醉事业进入平稳发展期。1981年外科医生潜张海改行专职从事麻醉,1986年唐亚娟退休后,陈娟娣、钮芳勤继任麻醉小组组长、副组长,同年黄鲁铨主治医师从安徽医科大学附属医院麻醉科调入五院,王建贞、骆忠宁、孙美华、汤晓燕等人陆陆续续或毕业分配或从外院调入五院麻醉小组,此时五院麻醉小组内有七八名专职医师,麻醉工作量也上升到每月200人次左右,气管插管全身麻醉每月也有三四十例,并使用氟烷、氨氟烷和肌松剂。

1992年,应卫生部对二级医院的考核要求,五院成立麻醉科,从外科彻底独立出来;并定位为二级临床学科,告别麻醉是辅助、医技科室的历史。由黄鲁铨、潜张海分别担任首届麻醉科主任和副主任,从此,五院麻醉科走上了快速发展的道路。首先,科室人员结构不断优化。随着皖南医学院临床医学系蒋克泉、上海医科大学公共卫生系石艳萍、唐建国、二医麻醉系大专生李敏等人的加入,五院麻醉科麻醉理念、术中管理等方面都有了很大的提高;其次,在医院大力支持下,麻醉科仪器设备从无到有,先后购入能监测BP、SPO_2、心电等指标的HP监护仪,Drage808型和Ohmada7800型麻醉机等,极大地保证了手术病人的安全。同时,麻醉工作量也上升到每月300人次左右,还开展了中心静脉置管测压、有创动脉置管测压、术后镇痛等工作。

1996年底,因医院发展需要,由陈质民院长提议,经院党政领导班子集体考核决定,引进皖南医学院附属弋矶山医院麻醉科朋立超主任为五院麻醉科学科带头人。并于次年决定朋立超出任麻醉科主任。从此,五院麻醉事业进入发展的快车道。

朋立超主任到任后,首先对科室现状进行调查研究,并进行一系列的改革。着手制定了一系列科室管理的制度,规范麻醉处理流程,加强专业知识、专业技能的培训,大大提高了麻醉医师的麻醉处理能力及危重病抢救能力。针对科室与手术科室关系不够和谐、科室内部不够团结、恃意停手术及急诊大手术的麻醉相互推诿等问题进行治理和整顿。在较短的时间内改善了麻醉科与各手术科室的关系,杜绝了任意停手术现象,从排班上每天安排专门人员从事急诊手术的麻醉,并承诺每天24小时开放手术室。

聘请专家,提升水平。1998年9月,闵行区人民政府和原上海医科大学正式签订了区校共建五院协议,我院成为复旦大学附属上海市第五人民医院(筹),聘请上海市麻醉疼痛学著名老专家、原中山医院麻醉科主任肖常思教授到我科做顾问。肖教授到五院后,开设疼痛门诊,指导临床麻醉。我们不仅学到肖老师一丝不苟的麻醉精神,还派蒋克泉医师向肖老师学习疼痛治疗理论技术,为蒋克泉医师日后独立开设疼痛门诊奠定了坚实的基础。

重视人才培养,优化人员结构。2000年朋立超主任到日本广岛市民病院麻醉科进修。2004年唐建国医师到美国Washington University in St. Louis做访问学者。蒋克泉、石艳萍医师分别到中山、仁济医院进修麻醉。鼓励那些学历不够高(中专、大专生)的麻醉科医生通过自学考试或成人教育等形式提升学历。选择优秀本科毕业生、硕士毕业生到五院麻醉科工作。鼓励业务骨干参加中山、华山医院主办的研究生班学习,唐建国、吴贵龙、金玲艳、张国文医生师从中山医院麻醉科主任薛张纲教授或已经取得或即将取得硕士学位。2005年唐建国主任医师调离麻醉科,前往 SICU 主持工作。

2004年10月,医院在喜迎"百年华诞"之际,正式成为复旦大学附属上海市第五人民医院。从此,五院麻醉科在临床、教学、科研也开始了全新的攀登。

历年来业务(新技术、新项目)开展情况(表12-1)。

表12-1 历年来新技术、新项目开展情况

时间	新技术、新项目的开展
新中国成立前	乙醚、氯仿麻醉
50年代	气管内插管麻醉、腹腔积血多层纱布过滤法自体输血
60年代	双复液全身麻醉
70年代	氟烷麻醉、针刺麻醉
80年代	安氟烷麻醉;控制性降压;Carlen 双腔管插管单肺通气;新生儿无肛症、Oddis 括约肌闭锁术、小儿唇腭裂整形术、肾上腺嗜铬细胞瘤切除术、自体肾移植术、肝硬化脾亢门腔分流术等手术的麻醉
90年代初	异氟烷麻醉、颈内静脉穿刺及 CVP 监测、动脉穿刺及 ABP 监测、全髋置换术、骨盆骨折内固定术
1995年	硬膜外术后镇痛(PCEA)、静脉术后镇痛(PCIA)
1998年	Swan-Ganz 气囊漂浮导管进行有创 CO 等血流动力学监测;肌松监测 TOF;急性等容量血液稀释、术前储存式自体输血;无痛人流、Robertshaw 双腔管插管单肺通气;腰硬联合麻醉用于子宫、剖宫产等下腹部手术
2000年	急性高容量血液稀释;TCI;腹主动脉瘤手术麻醉
2001年	分娩镇痛
2002年	腰椎、胸椎、颈椎减压内固定手术麻醉
2003年	术野自体血回输;多种方法联合节约用血术
2004年	Biom.com 胸阻抗仪无创监测 CO 等血流动力学
2005年	经鼻或经颅垂体瘤切除术的麻醉;听神经瘤、颅底或小脑等部位巨大脑膜瘤或胶质瘤或血管瘤手术的麻醉、DSA 麻醉
2006年	骨髓移植术麻醉
2007年	可视喉镜、纤维支气管镜下气管插管;喉罩及喉罩下插管;无痛胃肠镜
2008年	针刺麻醉机制的研究;熵指数及胃黏膜 pHi 的监测
2009年	脑氧供需平衡的监测
2010年	高渗晶胶体液在颅脑手术中的应用

五院麻醉科历届负责人名单(表12-2)。

表12-2 复旦大学附属上海市第五人民医院麻醉科历届负责人名单

时间	主任(组长)	副主任(副组长)
1950~1960年	唐 能	
1960~1966年	谢文星	
1979~1986年	唐亚娟	
1986~1992年	陈娟娣	钮芳勤
1992~1997年	黄鲁铨	潜张海
1997~2003年	朋立超	潜张海
2003~2005年	朋立超	唐建国
2005~现在	朋立超	蒋克泉

目前五院麻醉科医疗业务情况

■ 一、人员情况

目前麻醉科共有21人（硕士3人，本科12人，大专4人，中专2人），其中主任医师1人，副主任医师3人，主治医师5人，住院医师9人，主管麻醉护士3人。

■ 二、业务情况

（一）临床工作

1. 临床工作量 每年完成临床麻醉8 000余例，其中全身麻醉占30%以上。门诊无痛人流麻醉每年完成2 500余例；胃肠镜检查或治疗麻醉近3 000例/年；B超定位下肿瘤的射频消融术麻醉约50例/年；脑外科DSA检查或治疗、血管外科介入手术麻醉约100例/年；CT、MRI检查等麻醉10余例/年；每年还完成术后镇痛约3 000例、分娩镇痛150例；每周开设疼痛门诊2次，治疗头颈痛、肩臂痛、腰腿痛、肋间神经痛、关节痛、软组织痛、带状疱疹痛、三叉神经痛、晚期癌性痛等，每年收治病人1 000余例。不仅完成了本院日常病房或门诊的临床麻醉工作，还完成上海市肿瘤医院闵行分院、华山医院神经外科集团五院分院手术的麻醉以及复旦大学血液病中心道培医院骨髓移植的麻醉等约1 000例/年，帮助病房或急诊科完成深静脉穿刺或急救气管插管等近1 000人次/年。我院麻醉科是市卫生局首批准许开设麻醉后复苏室（PACU）的单位之一，每年收治麻醉后需要等待复苏的病人达2 000余人次。

2. 业务范围 不断拓展麻醉科的工作领域，临床业务量不断增加，麻醉质量持续提高。手术病人麻醉的工作量一直受到外科整体发展的制约，五院麻醉人不等不靠，积极走出去，不断拓展新业务。1997年以来，先后开展的工作有：术后镇痛，分娩镇痛，癌症镇痛，无痛人工流产，无痛胃肠镜检查及治疗，麻醉下CT、MRI检查、ERCP、DSA造影等，还为病房或急诊病人进行中心静脉置管、急救气管插管等，开设麻醉后回复室（PACU）和疼痛门诊；这些新业务的开展，不仅支持了相关科室的业务发展，同时也提高了麻醉科的业务水平；不仅取得良好的社会和经济效益，也极大地提高了麻醉科在医院各科室中的影响力。

（二）硬件建设

在院领导的大力支持下，为保证麻醉安全，医院为麻醉科的软硬件建设投入了巨额资金。大力改善硬件软件设施，现在我科拥有现代化病房手术间10间，能同时容纳6~8个人复苏的麻醉复苏室1间，门诊手术室3间，配备S/5 ADU Carestation、S/5 Aespire和Excel 2101麻醉机各1台，Cicero EM麻醉机1台，Julian 2台，Fabius Tiro 4台，Fabius 2台；还配备event公司生产的Inspiration（灵智）呼吸机和savina呼吸机各1台；配备Philips和Datex等型号监护仪近20台，达到了保证每间手术室均有一台麻醉机和监护仪的上海市质控标准。除常规监测EKG、HR、BP、SPO_2、$ETCO_2$外，还开展有创ABP和通过漂浮导管进行有创CO等血流动力学监测，通过心阻抗仪Bioz.com无创监测CO等血流动力学指标，还开展PAW、肺顺应性、压力-容量环等呼吸力学方面的监测，还用熵指数模块监测麻醉深度、NMT模块监测肌松指标 TOF。科室还装备多台 TCI 泵、自体血回输机、纤维支气管镜、视可尼喉镜、除颤仪、超激光疼痛治疗仪等各 1 台。目前医院正在给麻醉科装配便携式血气电解质分析仪和麻醉信息管理系统。这些装备的投入,极大地改善了麻醉科的工作条件,提高了麻醉的安全性,也带来了良好的社会和经济效益。

(三) 科室特色

巨大的临床业务量,再加上五院地处西南城郊结合部,病员结构以外来人口多,疾病性质以创伤性休克多、老年人口居多,特别是合并高血压、糖尿病及心肺肝肾等脏器慢性功能衰竭等夹杂症的老年病人多的特点,这就注定了五院麻醉科有两大医疗特色。

1. 广泛开展节约用血术 20 世纪六、七十年代起,就用多层纱布过滤的简易办法为脾破裂等手术施行自体血回输,抢救了大量严重失血性休克病人的生命。到了八十年代末九十年代初,麻醉小组开始开展控制性降压术;九十年代末以来,相继开展急性等容量血液稀释、急性高容量血液稀释、术前储存式自体输血、术中自体血回输、成分输血等节约用血技术。近年来,我们采用联合节约用血术即血液稀释、控制性降压术、自体血回输三种方法联合应用于临床,达到了良好的节约用血效果,既保证了手术病人的安全又尽可能不输或少输异体血。为此,每年节约用血达数十万毫升,最大限度地保证了手术病人的用血安全,为胸腹主动脉瘤手术、肾上腺嗜铬细胞瘤手术、髋关节及脊柱等大手术的顺利开展提供了坚强的后盾。五院麻醉科也因此多次获得医院新技术新项目一等奖,并曾受到上海市血液管理办公室的通报表扬。朋立超主任荣获上海市 2008 年度"十大临床合理用血行家"提名。

2. 老年病人的麻醉 在全部手术病人的麻醉中,60 岁以上老年病人超过 40%,70 岁以上老年病人超过 25%,80 岁以上老年病人超过 10%,90 岁以上老年病人超过 3%。五院麻醉科能高水平、熟练地完成高龄病人麻醉和对各种疑难危重病人,如有高血压、糖尿病、心脏病人非心脏手术、COPD、支气管哮喘、呼吸衰竭、肝肾功能不全等内科夹杂症病人,有重度产前子痫、前置胎盘、胎盘早剥等产科危重病人等疑难危重病人进行麻醉。

3. 不断提高麻醉质量 我院麻醉科还根据国际国内标准指南,结合自身实际,制定有五院特色的困难插管处理流程、危重病人抢救及心肺脑复苏流程等一系列应激流程,并适时加以培训,提高了全体麻醉人员的业务水平。有 1 例甲状腺术后出血压迫气管导致呼吸心搏骤停的病例,在流程的指引下,麻醉科全体在班人员通力合作,经再次气管插管、胸外电击除颤 7 次,心外按摩近 2 小时后抢救成功并不留任何后遗症出院。

(四) 积极开展新技术新项目

自 1996 年后,我科先后开展有创动脉压、中心静脉压、用 Swan-Ganz 漂浮导管进行有创血流动力学监测,通过无创阻抗仪 Bioz.com 进行胸水指数及 CO 等血流动力学指标监测;开展 PAW、肺顺应性、压力-容量环等呼吸力学方面的监测;NMT 模块监测肌松指标 TOF;熵指数模块麻醉深度的监测;颈内静脉逆行置管到颈静脉球部进行脑氧代谢的监测。开展急性等容量血液稀释、急性高容量血液稀释、术前储存式自体输血、术中自体血回输、控制性降压、成分输血等多种方法联合节约用血术。2001 年度开展硬脊膜外腔联合蛛网膜下腔麻醉,大大地提高了椎管内麻醉的满意率,改进双腔管插管、定位及单肺通气技术;推广靶控输注技术;应用可视喉镜及纤维支气管镜插管技术;拓展喉罩的应用范围;首次应用超激光经会阴部皮肤治疗慢性前列腺炎并取得良好效果；还对针刺麻醉机制进行了相关临床研究。

教学和科研特点

从1989年五院接收原上海医科大学公共卫生系本科生毕业实习开始了教学工作，我们的教学分成四个方面：① 临床医学系本科生的临床带教；② 临床医学系本科生的大课教学，9个学时，包括麻醉前准备、临床麻醉（神经阻滞、椎管内麻醉、全身麻醉、心肺脑复苏）；③ 麻醉系本科生的临床带教；④ 麻醉系研究生的带教工作。1990年开始皖南医学院临床医学系本科生每人到麻醉科实习2周；1999年开始接收湖南邵阳卫校麻醉系中专生5批次20余人、每人9个月的实习带教；2001年到现在已接收皖南医学院麻醉系本科10批次50余人、每人8个月的实习带教；朋立超主任兼任复旦大学副教授、皖南医学院教授，2008年5月开始招收皖南医学院麻醉系硕士研究生，目前有3名研究生在读。近十几年来，我科还接收全国各地20几名进修医师。现五院麻醉科有教授、副教授和带教老师十余位，形成了一整套的带教制度、带教方案。通过带教，扩大了五院麻醉科的影响力，也提高了科室内的学习氛围。我们的教学特点是在临床教学中，认真准备，简明扼要，通俗易懂，适当使用合适的肢体语言，既可以提供学生的动手能力又能减少医患矛盾。

临床是基础，科研是腾飞的翅膀。五院麻醉科的科研工作蓬勃发展，从院青年基金、院级科研基金到闵行区卫生局、区科委、市卫生局基金，大家你争我夺，先后均有立项。到目前为止，我院麻醉科完成市卫生局课题1项，区科委、区卫生局课题20余项，医院内部课题几十项，在国内权威或核心杂志发表论文70余篇，参与2本学术专著的撰写；市卫生局课题《高容量血液稀释对异丙酚药代动力学及靶控输注精确性的影响》获上海市科技成果奖；3项区科委课题《拉贝洛尔对围拔管期心血管应激反应的抑制效应》、《超激光治疗慢性前列腺炎及其疼痛的研究》及《电针合谷、内关用于颈部手术麻醉的神经机制的研究》均获得闵行区科技成果二等奖。成功申请到国家专利（实用新型）6项，其中获全国发明奖1项、市发明奖4项、区发明奖6项。

积极开展区内外学术交流，扩大五院麻醉科影响力。几次派人参加美国麻醉年会，每年均参加全国及上海市麻醉年会，多次参加市麻醉质控中心主办的学习班。为带动整个闵行区麻醉学科的发展，2002年由五院麻醉科牵头，朋立超主任倡导和努力下，成立闵行区麻醉质控小组和闵行区医学会麻醉学组，由朋立超主任任首届组长，督查区内各家医院麻醉科的人员资质及仪器配备、病史书写等，并进行区内业务学习和学术交流活动，有力地推动了整个闵行区麻醉事业的发展。除上述工作外，科室还派出1名麻醉医师援外摩洛哥2年的医疗任务，为中非人民的友谊作出了贡献。

回顾五院麻醉科几十年来走过的道路，她从无到有，从小到大，一步一个脚印，伴着共和国的成长而成长，能发展到今天，是五院几代麻醉人不懈努力的结果。今天，欣逢祖国历史上最伟大的太平盛世，我们没有理由不阔步向前进，一个更健康、成熟、自信、强大的麻醉科会展现在世人面前，五院麻醉科明天会更美好。

现任科主任简介

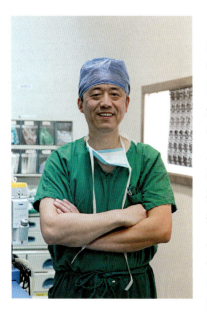

朋立超,男,1957年生,1982年毕业于皖南医学院医疗系后一直在皖南医学院附属弋矶山医院麻醉科工作,1996年底以人才引进方式进入复旦大学附属上海市第五人民医院麻醉科工作。2000年曾到日本广岛市民病院麻醉科进修,2002年晋升主任医师,1997年到现在任五院麻醉科主任,闵行区麻醉学科带头人,上海市麻醉质控中心专家组成员,闵行区麻醉学组组长,闵行区麻醉质控组组长,复旦大学副教授,皖南医学院教授。2008年招收皖南医学院麻醉系研究生,现在有3名研究生在读。长期从事临床麻醉工作,擅长老年病人的围术期处理及手术麻醉,对各种危重疑难病人的麻醉有较丰富的临床经验,对心、肺、脑复苏及疼痛治疗有较深造诣。带领五院麻醉科开展一系列有创或无创血流动力学、呼吸力学方面的监测;开展TOF肌松监测和麻醉深度熵指数的监测;积极开展多种方式联合节约用血术;不断拓展麻醉科工作领域;鼓励麻醉科人员申请各级科研基金;领衔区科委课题多项,在国家核心期刊上发表论文30余篇,《电针合谷、内关用于颈部手术麻醉的神经机制的研究》获得闵行区科技成果二等奖。2005~2007年度上海市卫生系统先进个人,2007~2009年度上海市闵行区先进个人。

(朋立超)

第二分篇 上海交通大学系统（主要为原上海第二医学院系统）

第十三章
上海交通大学医学院附属瑞金医院麻醉科发展史

瑞金医院（图13-1）为上海交通大学医学院附属的综合性教学医院，其前身为著名的上海广慈医院，创立于1907年，迄今已有103年历史。从创立开始直至20世纪50年代初期，医院并无专职麻醉人员，所有麻醉人员均由嬷嬷或手术室护士、实习医师操作，使用的麻醉药物也仅有乙醚与氯仿。虽然完成了大量手术的麻醉工作，但与飞速发展的外科手术技术相比，麻醉之不相适应也是显而易见的。

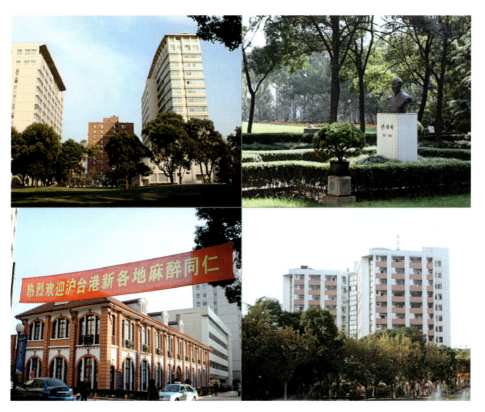

图13-1 上海交通大学医学院附属瑞金医院院景

麻醉科的早期发展

为满足外科之需要，确保麻醉之安全，医院于1952年决定由外科史济湘医师专职负责麻醉工作。在向中国麻醉界泰斗——中山医院的吴珏教授短期学习后，史济湘医师开始担负起所有重大手术的麻醉工作，麻醉方式也由乙醚开放式点滴改为气管内麻醉。与此同时，史医生从手术室护士中遴选两名业务技术好、工作责任心强的护士胡霞君、王密田，改为专职麻醉护士。经过到仁济医院的短期进修，于1954年起正式从事麻醉工作。1955年史济湘医师为适应外科发展之需要，再次在全院护士中挑选了8名年轻护士，由史医师亲自授课、带教、培训，半年后转为麻醉护士。由于人员的增加，工作分工的明确，医院于1955年正式成立麻醉组，由胡霞君担任组长，业务主管仍为史济湘医师。这一段工作可谓瑞金医院麻醉科的奠基阶段，史济湘医师为此作出了重要的贡献。

李杏芳教授任瑞金医院麻醉科主任

1957年，上海第二医科大学（现上海交通大学医学院）进行院系调整，正式成立广慈医院麻醉科，调原仁济医院麻醉科主任李杏芳教授担任广慈医院麻醉科主任，史济湘医师任副主任（1958年调任烧伤科副主任）。当时刚成立的麻醉科有两名住院医师王鞠武、王志增，均为由外科医师改为麻醉科医师。同年还有郑章华医师分配进入麻醉科工作。

从正式建立麻醉科起，麻醉科的医、教、研工作有了新的发展。在李杏芳教授的领导下，麻醉科人员不断增加，业务范围不断扩大，逐渐发展成为上海乃至全国有重要影响的麻醉科室。李杏芳教授也成为"文化大革命"前中国少数几位著名的麻醉学科带头人之一。麻醉科迎来了其发展的第一个高潮。

首先科室人员不断增加，学科梯队逐渐形成。建科后至1980年先后有黄宗明、沙济民、蔡慧敏、陈留英、席德忠等医师分入或调入麻醉科工作。另有林妙兰、薛如宝等18位护士改任麻醉科工作。此后又有韩春芸、蔡凤娣等8人作为麻醉组成员参加麻醉工作。充足的人员配置，不仅保证了医院各手术科室工作的正常发展，也为临床科研工作提供了人才基础。1965年，李杏芳教授还招收沈阳医学院王惠伯医生攻读研究生，后因"文化大革命"而被迫中断。

在科研和新技术开发方面，此一阶段先后有多项技术走在国内前列，如1956年开始使用肌肉松弛剂；1958年国内首先应用氟烷吸入麻醉，并开展人工冬眠麻醉、针刺麻醉；1969年开展中药麻醉；1977年开展脏器移植麻醉。

这些新技术的开展和新药物、新方法的使用，不仅保证了医院各手术科室常规医疗工作的开展需要，更在抢救钢铁工人邱财康（图13-2）这一国际上首例成功救治的大面积烧伤病例，以及国内首例肝脏移植和首例心脏移植工作中发挥了重要的保障作用。在烧伤病人的麻醉抢救工作方面积累了丰富的经验，位居全国乃至国际先进水平。这些成绩使瑞金医院麻醉科成为当时国内首屈一指的麻醉领先科室。

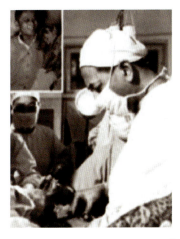 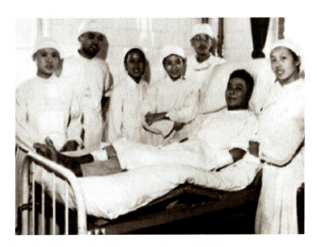

图 13-2　国际首例救治成功的大面积烧伤患者钢铁工人邱财康

这一阶段的科研工作主要围绕肌肉松弛药、大量输血并发症、出血性休克、低温麻醉、脏器移植麻醉、中药以及针刺麻醉等课题展开。1957 年对肌肉松弛剂导致呼吸抑制延长进行了探讨,论文被刊登在中华外科杂志首页,引起国内同行的重视。在 1964 年第一届全国麻醉学术会议上提交了与上述课题有关的 9 篇论文,获得全国同道的一致好评,也奠定了李杏芳教授和瑞金医院麻醉科在国内学术界的领先地位。这一阶段先后有李杏芳、王鞠武、王志增、郑章华等撰写的多篇论文,如氟烷麻醉的临床应用体会、大量输血并发症、新霉素腹腔内注射导致呼吸抑制、污染血导致败血症的处理、毒扁豆碱用于中药麻醉催醒、肝移植麻醉 6 例体会、心脏移植麻醉 3 例报告等,均为国内首发的原创性论文,在一定程度上代表了当时中国麻醉界的学术水平。

进入 20 世纪 80 年代后,由于"文化大革命"造成的人才阶梯断层、后备力量不足等后遗症逐渐暴露出来,科室发展步伐有所减缓。虽然如此,但在历届科室主任(或主持工作的副主任)王鞠武、王志增、黄宗明、蔡慧敏的领导下,科室建设仍有长足的进展。在肌肉松弛药、麻醉呼吸生理学、内分泌疾患手术的麻醉处理、老年病人的麻醉处理等方面,仍然保持了国内领先或先进水平。一批"文化大革命"后毕业的本科生和护校生相继分配或调入麻醉科,为麻醉科的进一步发展提供了人才储备。

改革开放后的飞速发展

1994 年,为了保证器官移植及心脏大血管手术的顺利开展,也为加快麻醉科年轻人才的培养步伐,由李宏为院长出面邀请中国著名麻醉专家、时任中华医学会麻醉学分会副主任委员、上海医学会麻醉专业委员会主任委员、上海第二医科大学博士生导师、上海仁济医院麻醉科主任孙大金教授担任瑞金医院麻醉科顾问。通过孙大金教授的言传身教,一批中青年骨干的学术水平和临床工作能力得到了很大提高,科室整体水平和麻醉安全性也得到明显改善和提高。孙大金教授为瑞金医院麻醉科的发展,作出了重要贡献。

1996 年底,由李宏为院长提议,院党政领导班子集体考核后决定,引进原第二军医大学附属长海医院麻醉科教授、主任军医于布为医生担任瑞金医院麻醉科主任,并于1997年初正式任命。在院党政领导班子的大力支持下,瑞金医院麻醉科开始进入了蓬勃发展的新时期。

于布为教授到任后,根据"科室发展的关键在于高素质的人才"这一思路,重点培养"文化大革命"后毕业的本科生。通过亲自带教心血管大手术和老年、危重病人的麻醉,培养了一批业务水平较高、工作能力较强、有一定临床经验的骨干,带动了一系列麻醉新技术、新药物、新方法、新理念的开展,提高了科室的整体医疗水平。在短短的几年内,使麻醉安全性得到了根本改善,有力保证了医院脏器移植和不停跳心脏搭桥等高难度手术的顺利开展,改变了过去危重病患不能手术麻醉的状况,极大地提高了危重病患的抢救成功率。

在提高科室总体水平,改善临床麻醉安全性后,科室又在以下几个方面进行了大量工作。

首先是人才培养工作。自1997年起科室不再接受本科生以下的应届毕业生到科工作,并开始招收研究生。研究生培养工作是人才梯队建设的重要组成部分,也是提高科室学术水平的主要途径之一。自1997年招收硕士研究生、2005年招收博士研究生起,每年都有数位至十数位的研究生毕业,在临床和基础科研领域进行了深入而广泛的探究,并带动了科室整体的学术水平和科研意识,逐渐形成了以"麻醉理想状态、麻醉期间容量管理、麻醉与神经保护"等理论体系为核心的系列研究积累。在近年的全国和国际麻醉学会上,每年都有一定数量的高质量论文发表并进行大会交流,连续数年在全国论文竞赛中获奖,引起国际麻醉界的重视。除此之外,科室还从本院、二医系统及其他院校,先后引进或调入多名博士,以期取百家之所长,共铸瑞金之辉煌。

通过几年的努力,科室人员的结构逐渐趋于合理,高学历人才逐渐增加。目前全科有博士10名,硕士28名,在读博士9名、硕士21名、博士后一名。对于已超过攻读学位最佳年龄的同志,科室通过多种继续教育渠道,有计划地选送出国培训,使其也成为科室各方面工作的业务骨干。

其次是大力改善硬件条件设施。在院领导的大力支持下,医院为麻醉科的硬件建设投入了巨额资金,在短短的两年内,便使麻醉科达到了每一手术间均有一台进口麻醉机和监护仪的上海市质控标准,跨入上海市领先行列。这些设备的投入,极大地改善了麻醉科的工作条件,提高了麻醉的安全性,也带来了良好的社会和经济效益。在此基础上,麻醉科又先后购置了脑电双频指数监测仪、自体血液回输机、血气分析仪、血栓弹力图仪、持续心排量测定仪、靶控输注泵、肌松监测仪、人工呼吸机、除颤起搏器等设备,近期每间手术室还特别配备了麻醉深度监测仪,为在全国范围内率先实现安全和舒适的"精确麻醉"创造了条件。进一步提高了科室整体的业务水平。

第三是不断拓展麻醉科的工作领域。在新的历史条件下,如何最大限度地利用好瑞金医院的资源,满足各临床科室的业务发展及病人需要,是我们一贯关注的重点问题。科室积极开展新的业务领域,自1997年以来,先后开展术后镇痛、麻醉下内镜检查、疼痛门诊、麻醉后恢复室以及无痛人工取卵、日间手术等工作,将麻醉科的工作范围从手术室拓展至门诊、介入治疗室、放射检查室等场所。不仅支持了相关科室的业务发展,同时也提高了麻醉的业务水平,取得了良好的社会和经济效益。使麻醉科逐渐发展成为一个公共卫生服务平台,成为医院中推动"舒适化医疗"的主导学科,保障医疗安全的关键学科,提高医院工作效率的枢纽学科和协调各科关系的中心学科。

第四是积极开展科研和临床新技术、新药物、新方法的应用工作。为扭转科室在科研方面较为薄弱的不利局面,科室除抓好研究生的培养工作和科室人员的继续教育工作外,还制定了已毕业研究生带教科研工作的制度、论文奖励制度、英语读书制度、住院医生读书报告会制度等,并邀请国内外知名专家学者来科讲学,有力地促进了科室科研工作的发展。学科带头人于布为教授在1999年上海市麻醉学会年会上,首次提出"理想麻醉状态"的概念,对全身麻醉本质进行了深入的探讨,在国内麻醉界引起了广泛的反响。在2000年上海市麻醉年会上又系统性地提出诱导期急性超容量血液稀释的有关概念和实施方法,并提出相应研究数据,再次引起全国麻醉界的广泛争论,并带动了一批临床和实验论文的发表。围绕着两个方向,研究生和科室人员作了大量的工作,包括吸入、静脉麻醉药作用机制的研究,吸入、静脉麻醉药对心、脑保护作用机制的研究,静脉麻醉药在急性炎性反应中对细胞因子影响的研究,急性高容量血液稀释生理极限的研究,全身有效循环血容量检测方法的研究,肝移植麻醉的研究等,以及其他有关镇痛方面的临床研究,初步取得了一批成果。相关论文在 ANESHTESIOLOGY、中华医学杂志英文版等 SCI 和核心期刊上发表。目前科室承担的国家级和市部级科研项目有10多项,发表 SCI 论文20余篇。

  科室在新技术、新业务、新药物的临床应用方面,先后开展了经喉罩行气管内插管,纤维支气管镜下气管插管和双腔管定位,持续心排血量和 SVO_2 监测、用脉搏血氧饱和度波形图监测有效循环血容量、靶控输注麻醉技术、血管外肺水监测、脑电双频指数监测、听诱发电位监测、NACROTREND 麻醉深度监测、肺水指数监测、血栓弹力监测、急性高容量血液稀释、深麻醉下拔管技术、快速周转麻醉技术、ST-T 分析指导的优化麻醉技术、自体血回输技术、内镜麻醉、神经刺激器定位阻滞技术、低侵袭麻醉技术,以及丙泊酚、地氟醚、苏芬太尼、国产罗哌卡因、国产维库溴铵、国产明胶代血浆、国产人工血小板、国产氯普卡因等新药的临床 II 期、III 期临床验证工作。通过这些工作,不仅提高了麻醉的安全性,加深了麻醉科工作人员对麻醉的认识,也提高了科室的整体学术水平,使科室临床麻醉水平再次跨入国内领先行列,并先后成立了中华医学会麻醉学分会外周神经阻滞培训中心、吸入麻醉培训中心、靶控输注技术培训中心、Nacrotrend 麻醉深度监测技术亚洲培训中心,成为国内麻醉学科重要的临床培训中心之一。

  经过多年的努力,瑞金医院麻醉科已再次成为国内知名和领先的麻醉学科。在2010年底进行的卫生部国家临床重点专科的评审中,瑞金医院麻醉科以全国排名第2的优异成绩入选。

  在努力提升麻醉科的临床和科研水平的同时,瑞金医院麻醉科还积极开展国内外学术交流,不断扩大瑞金医院麻醉科的影响,提升学科在国内外同行中的学术地位。此外,瑞金医院麻醉科还特别重视科普宣教工作,在国内有重要影响力的报刊和杂志上宣传麻醉的相关知识,将麻醉理念和麻醉学科的影响推广到社会层面。

  近年来,科室积极开展国内外交流,学科影响力逐渐增强。自1999年起,于布为教授先后担任历年全国麻醉学年会的主、分会场主席,并应邀担任2000年世界麻醉学会年会分会场主席,为国内仅有的两名教授之一。科室承办了2000年、2002年两届上海市麻醉学会年会,获得全市同道的一致好评。并与阿斯利康、雅培、费森尤斯、B-D 等国际知名公司合作主持了各类新药上市会、国外专家讲座,以及国内、市内同道研讨会。多次承办海峡两岸和沪港学术交流,聘请英国 Smith 教授夫妇和世界麻醉学会学术出版委员会主席 R.Eintrinhan 教授为客座教授,并与英国、美国、加拿大、日本、澳大利亚、中国台湾、香港地区等国家和地区的大学建立了常规、定期的学术联系。科室还持续每年主办国家级继续教育学习班,以及临床麻醉进修班。参与举办卫生部医政司的国际医学继续教育大会,并主编发布第一届国际医学继续教育麻醉学年度进展蓝皮书。与国际知名医学出版公司 Elsevier 合作,举办了首届专门针对麻醉学科的"SCI 论文写作技巧精品课程培训"。此外,在继"文化大革命"期间越南留学生阮福禄医师来院进修两年后间隔多年,科室自 2002 年起再次接收外国留学生,先后接受来自美国、澳大利亚、罗马尼亚的医生来院进修临床麻醉,并开始招收海外留学生研究生。此外,科室多年来为国内大江南北各个单位培养了大批进修医生,仅据初步统计,到目前为止,记录在案的进修医生共有 372 名,其中绝大多数已成为其所在单位的麻醉科主任或技术骨干。除了上述工作外,科室还先后承担了援助四川都江堰、云南怒江医疗队的工作,以及自 20 世纪 80 年代初起历年的援外(摩洛哥)医疗队的任务,为中非人民的友谊作出了贡献。

回顾科室 58 年的发展道路,不能不令人感慨万千。恰似人的成长,从单纯、幼稚的童年起步,历经各种挫折、磨难、百折不挠,不断进取拓展,瑞金医院麻醉科步步发展壮大,并迈向成熟。在 2009 年中华医学会麻醉学分会成立 30 周年之际,于布为教授当选中华医学会麻醉学分会第十届全国委员会主任委员。同时上海举办了一次有史以来最为盛大、最具有国际影响力的全国性麻醉年会,为上海和全国的麻醉学事业步上一个新的台阶赢得了声誉。在于布为教授的引领下,瑞金医院麻醉科进入了最辉煌的发展时期。欣逢中国历史上最伟大的太平盛世,一个富饶、强盛的中国,已出现在世界的舞台上。作为伟大祖国的一个细胞,瑞金医院麻醉科也逐步发展成为一个健康、成熟、自信、引领潮流发展的科室。

历届麻醉科主任名单和于布为教授简介

一、历届麻醉科主任名单

1957 年,经上海第二医学院批准,将瑞金医院麻醉组改设为麻醉科,并聘任
主任:李杏芳　1957.10~1967
副主任:史济湘　1957.10~1959
　　　　王鞠武　1978~1984

1984 年 7 月　经院领导批准,聘任
主任:王志增　1984.7.~1988.1
副主任:黄宗明　1984.7.~1988.1

1988 年 2 月　经院领导决定,聘任:
主任:黄宗明
副主任:席德忠　蔡慧敏

1991 年,聘任
副主任主持工作:蔡慧敏

1997 年 1 月聘任:
主任:于布为

副主任：彭章龙　2002～2008

　　　　张富军　2005～

　　　　薛庆生　2009～

　　　　罗　艳　2011～

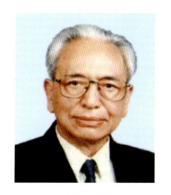

史济湘　教授

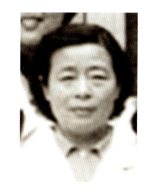

李杏芳　教授

■ 二、于布为主任简历

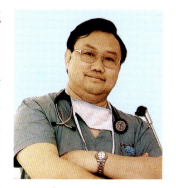

男，56岁，医学博士，教授，主任医师，博士生导师，博士后流动站导师。中华医学会麻醉学分会第十届全国委员会主任委员，中华医学会理事，上海市医学会理事，上海市医学会麻醉学会名誉主任委员，上海市医学会外科学会副主任委员，上海市医学会疼痛学会副主任委员，上海市医学会麻醉学会疼痛诊疗学组组长。上海市住院医师专科化培训基地麻醉科专家组组长，上海交通大学医学院疼痛诊疗技术研发中心主任，上海交通大学医学院麻醉学与危重病学系副主任。《麻醉与监护论坛》主编，《医学参考报麻醉学频道》主编，《中华麻醉学杂志》和《临床麻醉学杂志》副主编，ANESTHSIA & ANALGESIA 中文版副主编，《上海医学》副主编，《国际麻醉与复苏杂志》编委，CARDIOTHORASIC & VASCULAR ANESTHESIA 编委。

擅长心血管麻醉和重症救治，创立了"理想麻醉状态"、"精确麻醉"和"诱导期急性高容量血液稀释"的理论和相关实践技术，极大地促进了麻醉学科整体水平的提高，尤其改变了过去"危重患者禁忌手术麻醉"的理念，为危重病人的抢救治疗工作创造了可能，极大地改善了危重病患的预后，引领了麻醉理念和麻醉技能的发展，并在此基础上，明确提出了"麻醉无禁忌"的理念，将麻醉学的理论与实践提升到一个新的高度，并得到国内同道广泛的接受和应用。主持3项国家自然科学基金，2项上海市科委基金，1项卫生部临床科研基金。发表论文160余篇，SCI收录15篇。编写专著十余部，主编《麻醉科临床进修手册》、《麻醉药理基础》、《2010年度麻醉学科进展报告》。主译《卡普兰心脏麻醉学》。2007年获得广州市科技进步二等奖一项（围术期镇静和麻醉深度监测与调控的临床系列研究），拥有发明专利2项。

（薛庆生　罗　艳　于布为）

第十四章
上海交通大学医学院附属仁济医院麻醉科发展史

20世纪40年代初,仁济医院还没有专科麻醉医师,仅有乙醚全身麻醉和脊麻两种方法,手术麻醉由外科医师兼管。1947年李杏芳医师留美回国,开始主持仁济医院的麻醉工作,她同时带来了一台Ohio麻醉机及一些全身麻醉药如环丙烷等,利用这些简陋的设备,她成功地在腹腔大手术中使用全身麻醉,为外科大手术的实施提供了保障,也大大增加了病人手术的安全性。

至1952年,麻醉医疗任务增多,人员增加,逐渐发展了气管内插管全身麻醉,麻醉科建科条件基本成熟。1954年孙大金医师成为仁济医院第二位专科麻醉医师,并于当年正式成立了麻醉科。

从零开始,勇闯禁区

1954年3月,李杏芳教授和兰锡纯教授合作,为一例二尖瓣狭窄症患者施行了全国第一例闭合手指分离术的麻醉,获得成功,开创了国内心脏手术麻醉的先河,此后心脏手术麻醉逐步开展。当时,麻醉工作的条件极其艰苦,常用的全身麻醉药只有乙醚、三氯乙烯和硫喷妥钠,没有氧化亚氮、肌松药等;麻醉机也十分简陋,是一台旧式进口(Ohio)的麻醉机,在回路内盛装乙醚的纱蕊玻璃瓶,没有麻醉呼吸机,与国产103型类同。病人监测设备也很单一,仅有一具弹簧压力表和一副听诊器,还有一台国产心电描记,没有视屏仪,仅将麻醉诱导前后、气管插管期间,以及进胸、切开心包、手指进入心耳心房、分离二尖瓣口等主要操作步骤记录心电图,并由心内科主任现场诊断。就是在这样十分简陋的条件下,李杏芳教授领衔的麻醉团队成功完成了多例心脏手术,除二尖瓣闭合分离术,还有动脉导管未闭结扎术、慢性缩窄性心包炎心包膜松解术等。

1956年,在李杏芳教授的率领下,又为一位铁路工人因外伤引起的腹主动脉瘤施行切除吻合术做了麻醉。由于动脉瘤部位在肾动脉以上,为保护肾功能等不造成缺血,大胆地采用了全身低温麻醉,这是我国首例在临床上使用低温麻醉施行腹主动脉瘤切除吻合术。全身麻醉后,将病人置于冰浴中,将患者体温降至鼻咽温度30℃左右,在低温麻醉下,手术顺利进行,术后恢复良好,痊愈出院。

总结低温下施行腹主动脉瘤切除吻合术的经验后,仁济医院又于1957年在低温下施行国内首例心内直视术-肺动脉瓣狭窄切开术。手术中将心脏温度降至30℃左右,阻断心脏供血进行心内直视手术,心内没有血液,手术区域保持清晰,保证了手术的顺利进行。低温麻醉为心脏直视术创造了良好的条件,首例心内直视术在低温麻醉下获得成功。

脚踏实地,不断进取

1957年,由于院系调整,李杏芳教授调往广慈医院,麻醉科开始由孙大金医师负责。并于1958~1960年先后开展了控制性降压、静脉强化麻醉和连续硬膜外麻醉及氟烷吸入麻醉。

20世纪60~70年代是麻醉科发展和成熟阶段。1960年前后许灿然、杭燕南和张子应医师分配到麻醉科工作,孙大金和张小先医师担任正、副科主任,医教研工作全面开展起来,并独立进行实验研究。1963年编写了上海第二医科大学附属仁济医院麻醉科工作常规,并进行三次修订,对实习医师教学、住院医师和进修医师的规范化培训起到重要作用。同时开展了连续硬膜外阻滞失败原因、26G细针预防头痛等临床研究,以及失血性休克和中心静脉压监测等实验研究。共有4篇论文刊登在1964年在南京召开的第一次全国麻醉学术年会的论文汇编中。大量先天性和风湿性心脏病人手术麻醉,使麻醉科在心脏病人手术领域内积累了非常丰富的临床经验,为人工瓣膜置换术麻醉和针刺麻醉体外循环心内直视手术打下了良好的基础。仁济医院麻醉科逐渐进入全国麻醉界的领先行列。

1958年开始,麻醉科除了完成日益增长的手术麻醉外,还积极参加全院重危病人的抢救工作,提出保证三分钟赶到现场实施急救气管插管,数十年如一日,抢救成功了许多重危病人。麻醉科医护人员发扬救死扶伤的人道主义精神,一切为了病人,如一位12岁的重症肌无力病人,胸腺手术后发生危象,尽管早期设备较差,没有呼吸机,但麻醉科医护人员用T-形呼吸囊进行手控人工呼吸,奋战9昼夜,终于挽救了患者的生命(图14-1)。这种精神值得我们(特

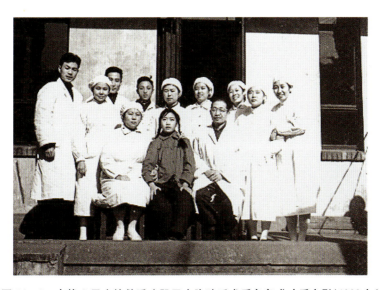

图14-1 奋战9昼夜抢救重症肌无力胸腺手术后危象成功后合影(1963年)

别是青年麻醉医生)学习和发扬。

20世纪70年代,在孙大金教授的带领下,体外循环心内直视手术麻醉不断增多,为了节约用血,开展了应用电解质平衡盐溶液实施血液稀释,并与上海市血站合作,研制了血液回输机,该项工作获得上海市重大科技进步三等奖。1972年,张小先、许灿然等挑选有效穴位配合心胸外科首创针刺麻醉体外循环心搏停跳直视下修补心内缺损获得成功,这一创举引起医务界极大关注。以后孙大金与秦亮甫等人组成专题组,精筛穴位,在生理、生化、血流动力学等方面进行深入研究,制定了规范化操作方法。此后长期致力于针刺镇痛和针刺麻醉的临床与实验,以及针刺对机体生理调控作用的研究,取得了可喜成绩。至今,已施行了300余例针刺麻醉体外循环心内直视手术,并获得卫生部的奖励。近年应用针药结合的方法,将手术范围扩展至二尖瓣置换术、双瓣置换术等复杂心脏手术。

改革开放,厚积薄发

20世纪80年代,改革开放给麻醉学科的发展开辟了广阔的前景。孙大金教授赴日本、美国等地考察和参加生物电阻抗的国际学术会议,并邀请欧美等国专家来沪讲学,引进了许多麻醉新药、新技术和新方法。并开展了冠心病病人旁路手术麻醉,逐渐确定"麻醉与循环"及"心血管手术麻醉"作为麻醉科的主攻研究方向。1986年,杭燕南任麻醉科副主任,孙大金教授开始招收硕士研究生,沈坚和陈锡明是开门弟子。孙大金、张小先、许灿然和杭燕南四位仁济医院麻醉科教授和副教授团结合作,研究血流动力学和呼吸监测技术,率先开展了中心静脉穿刺插管测压、桡动脉穿刺插管测压,应用Swan-Ganz漂浮导管测定肺动脉压和心排血量,并于1987年应用脉率血氧饱和度和1989年应用呼气末二氧化碳监测,并发表许多有关麻醉监测的论文,及时发现心、肺、脑、肾等功能的变化,指导治疗,从而提高麻醉质量,达到50 000例手术无麻醉死亡、3 000例心脏手术无严重并发症的优异成绩。心血管麻醉和血流动力学监测在全国处于较高学术水平。

20世纪90年代仁济医院麻醉科有了更大发展,1991年由杭燕南和许灿然教授任正、副主任,1992年为迎接三级甲等医院评审,西部手术室进行彻底改造,由7间增至11间,手术量大大增加。90年代中期,孙大金教授和杭燕南教授紧密合作,积极开展学术活动和国际交流,培养了许多研究生和728名来自全国各地的进修医生,进一步提高了仁济医院麻醉科的学术地位。此外,还选送了许多青年医师进行培养,王祥瑞和王珊娟医师分别在1995和1997年担任科副主任,为麻醉科倾注了新鲜血液,使麻醉科的发展后继有人。由于历史的原因,从20世纪50年代建科直到20世纪90年代,麻醉科有大量的麻醉护士活跃在临床和科研工作的第一线,如杨学英、兰廷云、王秀芬、姚建玲等同志,她们在麻醉科的发展过程中也作出了很大的贡献。

1993年上海第二医科大学批准麻醉科成立麻醉药理和重症监测研究室,1994年成立了上海第二医科大学麻醉学教研室,1995年被评为上海市卫生系统医学领先专业重点学科,1995~1998年为第一期,1999~2001年完成第二周期建设(图14-2),以心脏病人和老年病人麻醉为主攻方向,有效地降低了围手术期老年病人麻醉的并发症发生率和死亡率。

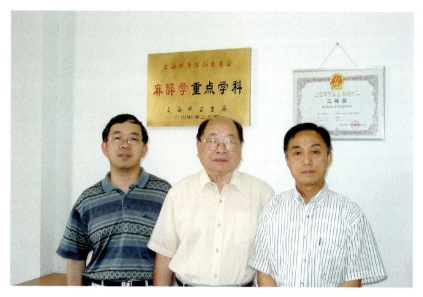

图 14-2　上海市卫生局医学领先专业仁济医院麻醉学重点学科

1988年开设疼痛门诊,2000年仁济东院开设疼痛门诊,应用神经阻滞、超激光等方法治疗各种慢性疼痛病人。2004年每周上下午全天开放,病人数量迅速增加(每天门诊病人80~100例),在带状疱疹治疗、腰腿痛治疗、术后镇痛、癌性镇痛等方面积累了相当丰富的临床经验。许灿然教授坚持疼痛门诊10多年,作出了重要贡献。现在仁济医院的疼痛门诊已经具有相当规模,有超激光、臭氧、射频及超导仪等设备,并有三位教授开设专家门诊,二位专职疼痛治疗医师,还定期实施介入治疗。

进军浦东,全面发展

1999年,浦东仁济医院开张,借着这次巨大的历史机遇,仁济医院麻醉科踏上了飞速发展的康庄大道。麻醉科还承担着全院危重病人的抢救工作,负责全院的深静脉置管,急诊气管插管和呼吸机治疗的任务,积累了相当丰富的经验。在杭燕南主任和王祥瑞副主任带领下,从浦东手术室、麻醉科的基建、设备、人才和制度等方面进行了充分准备,选送皋源医师赴日本福冈大学学习危重医学,回国后管理由麻醉科1999年创建的外科重症监护病房(SICU)。2001年5月后由王祥瑞、王珊娟和陈杰担任麻醉科正、副主任,医教研任务更加繁重。2001年成功进行了第一例肝移植麻醉,近年每年实施肝移植麻醉200余例。2005年6月,东部外科大楼启用,手术室由原来24间增加到38间,至今,仁济医院的年手术麻醉达35 000余例,无痛诊疗(无痛胃肠镜和无痛人流)麻醉达10 000余例,业务范围涉及及临床医疗的各种诊疗过程中。

随着手术量增多,SICU病床增至14张,由皋源副主任主持工作,管理全院的外科危重病人,在发挥我科循环动力学监测和呼吸治疗优势的基础上,抗感染、水电解质平衡及肠内外高营养治疗水平也很高,他们同各手术科室密切配合,大大提升了外科危重病人的存活率,既挽救了病人生命,又保证了医疗安全,受到领导、外科医生和病人家属的一致好评。

麻醉科现有医务人员50余人，其中研究生比例已升至60%，人员素质大大提高。在王祥瑞主任带领下，全科努力奋斗，在精神文明建设方面成绩突出，多次被评为上海第二医科大学文明班组；院先进集体；院先进党支部；2003被评为上海市卫生局、上海市医务工会先进集体；2004年被评为上海市劳模集体。

教书育人，桃李芬芳

  麻醉学教学是传播知识、推广技术的良好途径。1994年成立了上海第二医科大学麻醉学教研室，由杭燕南教授任教研室主任。除了临床医学系的教育任务外，试办了一期麻醉专业本科班和两期麻醉专业大专班，共培养麻醉专业医师45名。孙大金教授编写了英语麻醉学本科教材，张小先教授指导和编辑麻醉教学录像。在教学方法上强调理论联系实际，CAI教学方法、引进智能心肺复苏模型，得到学生们的好评。为保证教学质量，集体备课、科主任审听修改后带教、听课已成为常规。除完成中英文本科班、专升本班级的麻醉学大课和见、实习外，同时还承担温州医学院和徐州医学院麻醉系的实习任务，现每年完成二百余学时的教学和见、实习带教任务。"危重病医学"是仁济医院麻醉科的特色项目，早已成为本科生、大专班和英七班受欢迎的选修课。2008年，"麻醉与危重病医学"网站被评为上海市精品课程，现正积极申请国家级精品课程。

  2008年1月，在仁济医院麻醉科的积极申请和筹备下，经上海交通大学医学院批准，牵头成立了上海交通大学医学院麻醉与危重病学系，系主任为仁济医院王祥瑞教授，系办公室设在仁济医院。包括仁济、瑞金、九院、市一、儿中心、新华、三院、六院、国妇婴、胸科医院的医学院下所有附属医院的麻醉科均并到学系下，资源共享，共同承担麻醉学的教学任务。

  现每年举办2～3次国家级继续教育学习班，内容包括《麻醉学与麻醉方法的进展》、《老年病人的麻醉进展》和《围手术期循环、呼吸功能监测方法新进展》等，向全国各地学员传输我院新技术和新方法。建科以来麻醉科接受全国各地进修医师共计700余名，不少已成为麻醉科主任或学科带头人。仁济医院还是上海市麻醉专业住院医生临床技能考核基地，负责每年上海市麻醉专业住院医生临床技能考核，以考促学、规范麻醉基本操作。许多考生认为，这不仅仅是考试，更重要的是知识的传播，对自己今后的工作有很好的指导意义。现在，仁济医院麻醉科已成为上海市麻醉科住院医师培训基地，承担起麻醉专业住院医师规范化培训的任务。

  2003年起，仁济麻醉科就被上海市教委指定承担"危重病医学"教材的编写和建设工作，"危重病医学"成为市教委重点课程项目和上海交通大学双语教学示范课程建设项目。2005年，王祥瑞教授参与的"创建临床模拟实训基地与医学教学实践"获上海市教学成果三等奖；他负责的"重症监测与治疗"获上海市教委课题资助。2008年，王祥瑞教授主持的基于"序贯迁移理念"，构建麻醉与危重病医学教学体系获上海交通大学教学成果一等奖。

  孙大金教授从1983年开始招收硕士，1992年招收麻醉药理学博士，与杭燕南和张小先教授等共同带教，为全国各地培养和输送了很多麻醉高级人才。1997年麻醉科被批准为博士学位授予点，杭燕南教授成为麻醉学博士研究生导师，现有孙大金、杭燕南、王祥瑞为博士生导师和王珊娟、陈杰、皋源、闻大翔为硕士生导师。至今已培养研究生121名，其中硕士88名，博士33名。

第十四章　上海交通大学医学院附属仁济医院麻醉科发展史

重视科研，服务临床

重视科研一直是仁济医院麻醉科贯穿始终的发展方针。从20世纪50年代开始，在孙大金教授的领导下就展开了对低温麻醉的研究工作。他与心胸外科合作，夜以继日进行动物实验，搞清楚了体表降温过程中，机体部位温度变化的规律，了解了中断降温后，体温继续下降的幅度。通过实验，进一步掌握了室颤发生的条件，采取预防措施，并提出治疗的方案。经过大量临床实践，发现许多心脏病无法在低温麻醉下完成。1958年又开展了体外循环心脏手术的动物实验，经过数十余次狗的动物实验，积累了大量的资料，终于取得可喜的成绩。同年，先后应用国产人工心肺机上海Ⅰ、Ⅱ型完成了体外循环下施行先天性房间隔和室间隔缺损修补术。通过低温麻醉和体外循环的动物实验和临床研究，仁济医院麻醉科确立了自身的研究方向，即麻醉与循环，并以心血管麻醉为主。

进行研究工作要求有一支精干的队伍，优秀齐全的老中青梯队，并有技术人员。20世纪80年代前，麻醉科没有研究生，但仁济医院麻醉科有一支训练有素，具有较高理论水平和实际工作技能的医护人员队伍，在完成繁忙的临床工作之外，夜以继日地进行临床和实验研究。1983年后建立了硕士研究生的制度，1989年起又培养博士研究生，使仁济医院麻醉科的研究工作更上一层楼，完成了国家和省市的重点课题。在完成研究任务的同时也培养了一批临床麻醉骨干，麻醉质量和水平不断提高。

1993年二医大批准麻醉科成立麻醉药理和重症监测研究室（分设细胞室和色谱室），拥有麻醉药理研究的先进仪器和设备。心肌细胞培养、药代动力学、分子生物学试验逐步开展。1998年被批准为上海市临床麻醉药理基地，1999～2000年被批准为卫生部临床药理试验基地麻醉专业组，选送近10名骨干医师参加GCP训练，并获资格证书，为麻醉科开展基础与临床结合的麻醉药理学研究创造了优良的条件。临床药理试验基地麻醉专业组现每年按GCP要求完成10余项新药临床试验，使临床麻醉药理研究向纵深发展。1999年至今已获国家重大课题973计划子课题一项、4项国家自然科学基金、2项卫生部科研基金、4项市教委基金、8项局级基金资助。1954年至今已发表论文500余篇，其中SCI收录17篇，EI收录2篇。

自建科以来，仁济医院麻醉科的众多专家编写了多本著作。孙大金教授主编：《心血管麻醉及术后处理》(1998)、《实用临床麻醉学》(2001)；杭燕南教授主编：《当代麻醉与复苏》(1994)，《重症监护治疗手册》(1999年，获1999年华东地区优秀图书三等奖)，《当代麻醉学》(2002年，获得2003年华东地区优秀图书二等奖)，《当代麻醉手册》(2004)，《疼痛治疗技术》(2005)，《疼痛治疗手册》(2006)，当代麻醉药理学丛书（总主编）（分主编4本）(2008～2009)等著作共10本；王祥瑞教授主编：《围手术期呼吸治疗学》、《急性肺损伤——基础与临床》、《循环功能监测学》等。

仁济麻醉人50多年的潜心钻研和艰苦奋斗，换来了丰硕的成果。获得了多项科研奖项：1976年"血液稀释和电解质平衡液代血浆临床应用"获上海市重大科技进步三等奖，1989年"针刺麻醉体外循环心内直视术的研究"获国家中医药管理局中医药科技进步一等奖，1991年"针刺麻醉在颞枕颅后凹窝手术中应用的规范化研究"获国家中医药管理局中医药科技进步二

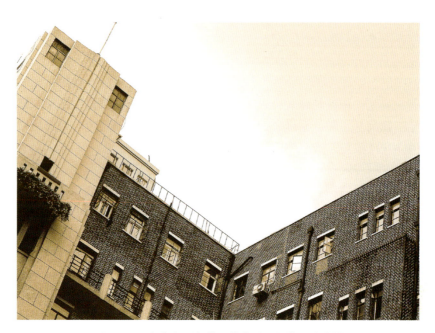

图 14-3 上海交通大学医学院附属仁济医院院景

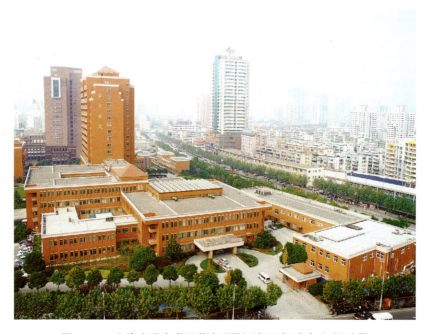

图 14-4 上海交通大学医学院附属仁济医院(浦东分院)院景

等奖,1992年"猪心肌缺血与再灌注损伤"获卫生部科技进步三等奖,1997年"损伤性窒息导致多脏器损伤的机制研究"获卫生局科技进步奖二等奖,1998年"电针复合连硬胆囊手术麻醉"获市卫生局科技成果三等奖,1998年心脏病人麻醉获上海第二医科大学医学成果奖,2001年"围术期呼吸衰竭的防治"获上海市科技进步三等奖,2001年"针刺麻醉听神经瘤的规范化研究"获教育部科技成果三等奖,2005年"老年病人麻醉药的临床药代学与药效学研究"获第三届上海医学科技奖三等奖,2006年"复合针刺技术对围手术期缺血心肌保护作用及其机制研"获上海市医学科技进步三等奖,2006年"针刺麻醉心脏手术心肺保护作用及机制研究"获中国针灸学会科学技术二等奖,2007年"手术病人循环功能调控新策略"获上海市科技进步三等奖。

在院党委和院部的正确领导和重视下,仁济医院麻醉科从无到有,从小到大,在孙大金、杭燕南等老一辈医师的艰苦创业精神的鼓舞下,才使麻醉科的医教研工作进入全国先进行列,部分跃居专业领先水平。"智慧源于勤奋,成功来自平凡"。麻醉科的发展靠的是全体医护人员数十年的敬业精神。任重而道远,我们将一如既往,团结奋斗,无私奉献,共同创造更加光辉灿烂的未来!

(殷文渊　王祥瑞　杭燕南)

现任科主任简介与历届科主任、副主任名单

一、现任科主任简介

王祥瑞,男,1958年12月出生,现任上海交通大学医学院麻醉与危重病学系主任,上海交通大学医学院附属仁济医院麻醉科、外科重症监护病房主任,教授、主任医师,博士生导师,仁济医院党委委员,上海交通大学医学院教授委员会委员、中国医师协会麻醉医师分会常委,中华医学会急诊医学分会危重病专家委员会常委,华东危重病专家委员会常委,上海医学会麻醉专业委员会副主任委员,上海医学会危重病专业委员会委员,上海生物电阻抗研究会委员兼秘书,中华针灸学会针刺麻醉理事会秘书长兼理事,上海针灸学会针刺麻醉分会副主任委员,《中华麻醉学杂志》通信编委,《临床麻醉学杂志》编委,《中华医学杂志》特约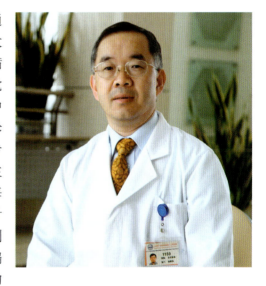审稿专家,《中华实用医学杂志》、《中华医药杂志》常务编委。

1996年被评为上海第二医科大学优秀青年教师,1997年在英国曼彻斯特大学医院进修学习麻醉学和ICU,从事危重病人氧供需平衡的研究。1998年首批进入上海卫生系统百名跨世纪优秀学科带头人培养计划,同年破格晋升为教授,主任医师,2000年批准为博士生导师。2001年被评为"优秀仁济人"和上海第二医科大学先进工作者,2002年被评为上海第二医科大学优秀共产党员,2009年获得上海市育才奖。

主要从事心脏病人心脏手术和非心脏手术麻醉,危重病人围手术期处理,慢性疼痛和癌性疼痛的治疗。主要研究领域包括心脏病人围手术期心和脑组织的保护,循环和呼吸功能的监测,麻醉药理学,针刺对缺血心肌的保护作用。近年负责3项国家自然基金课题(39670898,39970921,30672019),已在国家核心期刊发表论文、综述110余篇,其中SCI收录论文17篇。

主编《围手术期呼吸治疗学》、《急性肺损伤-基础与临床》和《循环功能监测学》等 5 部著作,批准专利 6 项。获上海市医学科技奖三等奖 2 次,上海市科技进步奖三等奖 1 次和首届中国针灸学会科学技术奖二等奖。

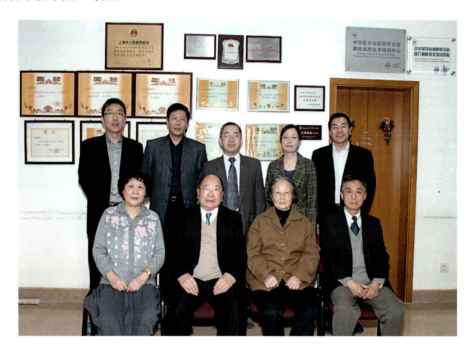

仁济医院麻醉科老专家教授和现任主任合影(前排自左向右为许灿然、孙大金、张小先、杭燕南,后排为皋源、闻大翔、王祥瑞、王珊娟、陈杰)

■ 二、历届科主任名单

李杏芳(1954～1957 年)、孙大金(1957～1990 年)、杭燕南(1990～2001 年)、王祥瑞(2001 年至今)

■ 三、历届科副主任名单

张小先、许灿然、陈锡明、王珊娟、陈杰、皋源

第十五章
上海交通大学医学院附属新华医院麻醉科发展史

新华医院(图15-1)创建于1958年,是新中国诞生后在上海兴建的首家三级甲等综合性教学医院。上海交通大学医学院附属新华医院麻醉科有深厚的历史底蕴,在麻醉领域处于技术领先地位,自1958年创建以来,接受来自全国各地的各种常见病和疑难病人以及许多高龄患者、危重病人的麻醉和治疗。实施各种麻醉新方法,以适应各种手术要求。在心肺脑复苏领域积累了丰富经验。经历几代人的不懈努力,新华医院麻醉科已逐渐形成了以小儿麻醉为特色的专科特色,在小儿麻醉专业技术和学术水平方面处于国内领先水平。

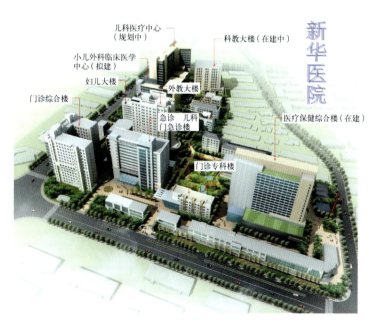

图15-1 新华医院院景

麻醉科的创建与发展

1958年,麻醉科手术室位于"工"字形病房大楼的北三楼,共有6间手术室。当时麻醉科人员共计3位,他们是:金熊元、励云美和孙述理。就在人员少、设备简陋的情况下,开始了麻醉工作。1958年金熊元任麻醉科第一任主任并开始了麻醉科的创建工作,为新华医院麻醉事业的发展作出了巨大贡献。开展了国内第一例"驼背伸直"手术的麻醉,第一例腹腔镜手术的麻醉,第一例TURP手术的麻醉,以及第一例小儿体外循环心内直视手术的麻醉……1962年,金熊元教授通过研究,发表了对小儿腹部大手术实施硬膜外复合全身麻醉的理论,这一创新性成果的提出早于国外整整5年。1972年随着小儿外科迁回儿科大楼,儿科手术室重新开放,我科接受了一名来自阿尔巴尼亚的小儿麻醉进修医师,马家骏医生协助金熊元医生带教,很好地完成了任务,也为增进两国人民间的友谊作出了一定的贡献。1971年我院成功抢救一名因电击伤自主循环停止23分钟的病例,该成果获得了国家科技大会奖。在总结经验的基础上,金熊元教授会同其他专家编写了国内第一部相关专著《心跳呼吸停止的抢救》,受到同行的广泛欢迎。

小儿麻醉发展,跃居全国领先

我科在成长发展过程中,小儿麻醉专业得到了很大的发展,在与相关科室的配合中,我科的小儿麻醉专业几乎达到了"全覆盖"程度,麻醉例数增加,麻醉安全性大大提高。连体儿分离手术、多种新生儿畸形矫治术、脊柱侧弯矫治术等复杂大手术都显示出小儿麻醉实力,尤其是在与小儿心胸外科的配合中,充分体现出"相互促进,相互提高"的发展方式,在全国首先使用和推广了许多小儿麻醉的新药和新方法,并积累了丰富的临床经验,如三氯乙烯小儿麻醉和小儿腋路臂丛阻滞等。我科小儿麻醉实力也得到美国HOPE基金会的充分肯定,进一步提高了我科在国内麻醉界的地位,多次去外地兄弟医院开展小儿体外循环心内直视手术麻醉,更巩固了学术地位。小儿椎管内麻醉数万例无麻醉意外,推出按椎管长度合理应用局部麻醉药,并得到广泛推广。自1985年全国首届小儿麻醉学术会议起,我科连续作为全国小儿麻醉学组副组长单位,先后协助举办了4届全国小儿麻醉学术会议。

1998年我科从原小儿麻醉学专业医师中抽调包括副主任医师、主治医师和住院医师共计6名医师至新建的上海儿童医学中心工作,马家骏教授兼任主任,陈煜教授任副主任主持工作,为儿童医学中心的手术业务开展和麻醉科建设立下了汗马功劳。

成人和小儿麻醉并驾齐驱,迈向现代化的新时期

2003年7月上海交通大学医学院附属新华医院外科大楼落成,拥有净化层流设备的现代化手术室29间,麻醉恢复室有床位16张,每间手术室均有中心气源、电源桥、通信设备以及全进口的手术床、手术灯。麻醉设备全部是进口设备,包括:Cicero EM,Julian,Fabius和Ohmeda麻醉机,Datex,Agilent多功能生理监护仪,可实施无创、有创、连续心排血量、脑电双频指数、心电图、血氧饱和度、呼气末二氧化碳、肌松药、血气电解质等监测,有体外起搏器、纤维支气管镜、GlideScope视频喉镜、各种喉罩和各种加温装置。根据上海市重点工程建设以及

我院十二五规划，未来3年内我院将建造完成保健综合楼和小儿外科大楼，并将增加17间手术室，因此未来3年内，我院手术间将达到46间。

2008年1月王英伟教授担任新华医院麻醉科主任。在王英伟主任的带领下，各级人员各司其职，麻醉科飞速发展，拥有先进的麻醉设备，雄厚的技术力量，健全的规章制度和诊疗常规，24小时全天候开放手术，为医院各手术科室提供了良好条件。2009年麻醉3万2千余例。成人临床科室齐全，开展各种手术的麻醉和监测，尤其在腹腔镜、胸腔镜等内镜手术、各种心脏手术、老年及疑难危重患者的手术、神经外科与骨科手术麻醉等方面具有丰富的临床经验和研究特色。麻醉科不仅能够自行开展高龄、危重患者的手术麻醉，而且能很好地配合手术医师开展外科特大手术及骨科、心胸科、儿科等手术麻醉，学科实力显著增强。2009年小儿麻醉年麻醉量超过1万人次，新生儿、小儿先心、气道异物、困难气道、7例连体儿分离，亲体肝移植手术麻醉等属国内领先。

2008年1月开设疼痛门诊，开展外周、中枢神经的神经阻滞技术、慢性疼痛微创介入治疗（包括射频、神经毁损的介入治疗）以及臭氧治疗椎间盘突出症，治疗急慢性疼痛，取得满意的社会效果。2010年6月新华医院外科重症监护室（SICU）归属麻醉科统一管理，主要收治各手术科室（普外、胸外、骨科、神经外科、泌尿外科、妇科、耳鼻喉头颈外科、整形外科等）的急重症病人。SICU面积1 200 m^2，设置病床28张，其中7张床位为移植、特殊病人应用，是目前全市规模最大的SICU之一。新华医院麻醉学科从此在专业上第一次得到了健全，为学科的进一步发展奠定了良好的基础。

现有在编医师（麻醉、疼痛、SICU）共计56名，其中主任医师3名，副主任医师12名，主治医师18名。目前有博士生导师1名，硕士生导师4名。先后有数十名医师分别被派往美国华盛顿大学附属医院、得克萨斯州儿童医院、麻省总院、匹兹堡大学、以色列Ichilov医院、新加坡国立大学医院、中央医院以及香港玛丽医院麻醉科进修学习，并建立友好关系。科室每年至少邀请3名美国麻醉学领域知名的专家教授来科进行学术交流和学术讲座。

自1999年至今每年举办一期的国家级继续教育项目《小儿麻醉学进展》学习班，以其内容丰富，教学方式新颖，吸引了来自全国各地的麻醉同行。举办喉罩应用研究进展国家继续教育学习班共2期，另外我们还参与国家级继续教育项目"小儿先心病麻醉进展"学习班的讲课。承担上海交通大学医学院本科生、硕士生、夜大学学生、徐州医学院麻醉本科生的教学任务和临床实习带教。历年来金熊元教授招收了5名硕士研究生，马家骏教授招收了3名硕士研究生，他们分别是：郝复、金国光、梁菁、张毅、李纪昌、孙瑛、黄悦、陈依君。他们学成之后都成了本单位的业务骨干。近5年来科室培养硕士研究生20名，已毕业硕士研究生12名，其中2名研究生获得省部级以上课题，协助培养博士研究生1名，从2010年开始，麻醉科开始独立招收麻醉学博士研究生。每年为全国各大医院培养数十名进修医师，自建科已来共计培养国内外进修医师70余名，其中很多医生已成为当地乃至国内的学科带头人或业务骨干，如衡新华教授、熊源长教授等。

通过历史的积累与沉淀，逐步形成了以小儿麻醉、疼痛机制为主的临床和基础研究方向。尤其是近三年来，科室在科研方面有了重大的突破和飞跃。共计在国外权威学术杂志和国内核心期刊发表第一作者或通讯作者的学术论著60余篇，其中SCI收录15篇，包括国际著名的专业杂志如：《Journal of Neuroscience》、《Anesthesiology》、《Molecular Pain》等。主编专著2

部,副主编专著 2 部,参编专著 2 部。承担国家 863 重点攻关课题 1 项,国家自然科学基金 5 项、上海市各类课题 9 项、校院级基金课题 4 项。

历年来我科先后参与了以下设备的研发：① XH-1 小儿呼吸机(绍兴三五仪表厂)；② BL-5 半导体全身变温毯(上海机械学院)；③ XM-1 小儿麻醉机(上海医院设备厂)。

历届科主任：金熊元、鲍泽民、马家骏、尤新民、王英伟

近 10 年麻醉例数见表,(图 15-2)。

表　近 10 年麻醉例数

	2000	2001	2002	2003	2004	2005	2006	2007	2008	2009
总数	7 300	9 277	9 450	11 150	17 112	12 974	18 004	19 619	24 267	32 498
儿科	3 540	4 547	4 592	5 095	5 593	3 995	5 294	7 157	6 965	9 685

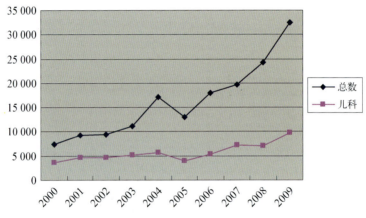

图 15-2　近 10 年麻醉例数

主编或参编的专著有：《心跳呼吸停止的抢救》、《实用麻醉学》、《小儿外科学》(上册)、《小儿麻醉手册》、《麻醉学新进展》、《呼吸器与麻醉机》、《当代吸入麻醉》、《现代麻醉学》、《现代吸入麻醉药的进展》、《小儿外科诊疗手册》、《当代麻醉与复苏》、《小儿心脏外科学》、《心血管麻醉和术后处理》、《当代麻醉学》、《当代麻醉手册》、《实用小儿麻醉学》、《实用临床麻醉学》、《婴幼儿麻醉学》、《小儿麻醉学进展》、《儿童局部麻醉》等 20 部。

历届科主任简介

一、金熊元主任

金熊元教授,硕士生导师,曾担任新华医院麻醉科主任,中华医学会麻醉学分会委员。详见老专家介绍。

二、马家骏主任

马家骏,男,1942 年出生,1965 年毕业于上海第二医科大学并分配工作于附属新华医院麻

醉科,2006年退休。

自1985年起担任麻醉科副主任、主任,1993年晋升正高职称。

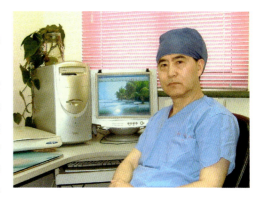

1985年在首届全国小儿麻醉学术会议上担任中华医学会麻醉学分会小儿麻醉学组副组长,先后协助组织举办4届全国小儿麻醉学术会议。先后担任《临床麻醉学杂志》、《麻醉与重症监测治疗》编委,《中华麻醉学杂志》以及其他多本专业杂志的审稿专家以及上海医学会麻醉专业委员会委员和上海市麻醉质控中心专家。2000~2004年任亚洲小儿麻醉学会委员。

1972年起专职小儿麻醉,在与相关科室的密切配合下,新华医院小儿麻醉专业有了飞速发展,得到国内同行一致肯定。多年来在学术会议和专业杂志上共发表论文60篇,参与编写的专业书籍达14本,此外还积极参与医学院本科生的大课、全市麻醉科住院医师培训等讲课。自2000年起每年主办"小儿麻醉学进展"学习班,得到全国各地热烈响应。在职期间共培养硕士研究生3名,一个科研项目得到卫生部资助。

曾与上海医院设备厂(原上海医疗设备4厂)合作研制"XM-1小儿麻醉机",与浙江绍兴三五仪表厂合作研制"XH-1小儿呼吸机"。

三、鲍泽民主任

鲍泽民,1958年浙江医学院(现浙江大学医学院)医疗系毕业后,在上海第二医学院(现上海交通大学医学院)广慈医院(现瑞金医院)任外科住院医师。1961年起在新华医院麻醉科工作,曾师从李杏芳、孙大金和金熊元教授。20世纪80年代起任副主任医师、主任医师,历任麻醉科副主任、主任,上海第二医科大学儿科系教授(麻醉学),市医学会医疗事故技术鉴定委员会专家。曾任历届(70~80年代)市麻醉学会麻醉医师提高班讲师、中华麻醉学杂志、临床麻醉学杂志审稿专家;现任上海交通大学医学院新华临床医学院教学督导专家。

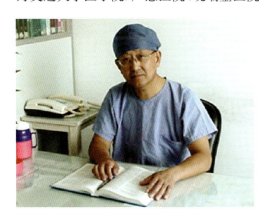

长期从事临床麻醉急救复苏的临床与研究工作。擅长危重疑难病例麻醉、小儿麻醉、微创手术麻醉围术期并发症的防治。发表论著五十篇。参编《高级心脏复苏(译编)》、《心跳呼吸停止的抢救》、《实用麻醉学(1978年版)》、《小儿外科学》、《小儿麻醉手册(译编)》、《当代麻醉与复苏》、《实用麻醉学(1998年版)》、《当代麻醉学》、《妇科内镜学》、《当代麻醉手册》等10余本有影响的专业书籍。

20世纪60年代初,在小儿麻醉中全面开展推广气管内麻醉、区域麻醉以至用氟烷、氧化亚氮吸入麻醉取代有数十年传统的乙醚开放麻醉,在国内率先将气管内麻醉应用于小儿裂唇裂腭手术,改善了手术条件,同时提高了麻醉的安全性。20世纪60年代发表数篇小儿麻醉有关论著(武汉医学杂志小儿外科附刊)。

20世纪60年代运用简陋动静脉直接测压装置,配合著名小儿心胸外科专家丁文祥、苏肇伉教授用国产首创的婴幼儿人工心肺机实施婴幼儿心脏手术。1985年配合美国波士顿儿童医院专家组全面引进先进生理监测仪,为新华医院全面、高效、安全地开展婴幼儿复杂先心纠治术开创先河,手术台使用率成倍提高。推广先进压力、体温监测仪,开展深低温、停循环用于复杂畸形纠治术。20世纪80年代,在上海地区率先引进、倡导使用脉氧仪经皮监测氧饱和度,为在院内外推广经皮氧饱和度监测发挥了重要作用。经尿道前列腺电切术创用术中监测血糖和电解质变化,有效降低了TURPS的并发症发生率。20余年来,数千例手术无麻醉死亡。

继20世纪60年代在多学科协作下,成功救治两例电击伤自主心律停止23分钟及22分钟病例后,继续研究推介心肺复苏经验,在院内外、市级、国家级学习班讲授急救复苏新知。

先后为科室培养主任医师2名、副主任医师5名。

■ 四、尤新民主任

尤新民,主任医师,教授。担任上海医学会麻醉专业委员会委员及秘书;《中华麻醉学杂志》通讯编委;《临床麻醉学杂志》通讯编委;《国际麻醉学和复苏》杂志编委;《上海交通大学学报》医学版特约审稿专家;《复旦大学学报》医学版特约审稿专家。发表论文40余篇。参编麻醉学和重症监测著作10部。2010年主编《围术期气道管理》。曾被上海交通大学医学院评为俞卓伟式好党员。从

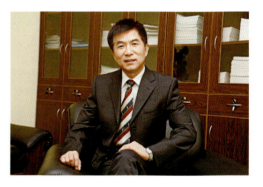

事麻醉和重症医学专业30年。熟练应用各种麻醉方法和各种生理功能监测仪为各类病人实施麻醉和急救,挽救了无数病人的生命。尤其对老年病人、胸、心血管手术,神经外科手术,普外、骨科各种内镜手术、围术期处理、心肺脑复苏有丰富的临床经验和临床研究。

■ 五、现任科主任

王英伟医学博士,主任医师、教授、博士生导师。目前任上海交通大学医学院附属新华医院麻醉科主任。任中华医学会麻醉学分会青年委员会副主任委员、中华医学会麻醉学分会小儿麻醉学组副组长、中国高等教育学会麻醉学教育分会理事、中华口腔医学会麻醉学分会常务委员、中国药学分会委员、中华医学会麻醉学分会困难气道学组委员、中华麻醉学分会心胸外科麻醉学组委员、上海医学会麻醉专业委员会委员、上海市麻醉质控中心委员。任国家自然科学基金同行评审专家,《临床麻醉学杂志》编委,《国际麻醉与复苏杂志》编委,*Neurosci Letters*等SCI收录杂志审稿专家。曾留学美国华盛顿大学医学院并获美国医师执照。曾荣获上海市科技"启明星"、"启明星后"、"曙光学者"等荣誉称号及上海市卫生系统青年最高荣誉奖"银蛇

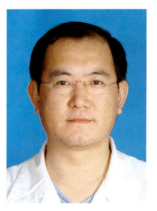

奖"二等奖、上海市卫生局先进工作者,行政记大功一次。

主要从事临床麻醉工作,善于危重患者和复杂大手术的麻醉管理,在小儿和成人心脏手术麻醉、外周神经阻滞、困难气道处理等方面具有丰富的临床经验。

在科研方面,主要从事神经病理性疼痛机制和治疗的研究以及外周神经阻滞的临床研究。近年来,以第一作者和通讯作者共计在国外权威学术杂志和国内核心期刊发表第一作者或通讯作者的学术论著30余篇,其中SCI收录10篇。主编专著2部,副主编专著2部,参编专著2部。作为项目负责人共获得国家和省部级科研课题8项,其中国家863重点攻关课题1项,国家自然科学基金3项、上海市各类课题4项。

(王英伟)

第十六章
上海交通大学医学院附属上海儿童医学中心麻醉科发展史

上海交通大学医学院附属上海儿童医学中心始建于1998年6月1日,是上海市人民政府与美国世界健康基金会(Project HOPE)的合作建设项目(图16-1)。麻醉科组建与发展初期,得到了当时担任新华医院麻醉科主任马家骏教授和尤新民主任医师的关心与指导。

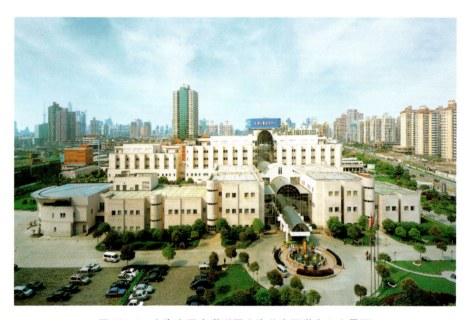

图16-1 上海交通大学附属上海儿童医学中心实景图

麻醉科发展概况

建院初期,麻醉科大多数人员来自上海第二医科大学附属新华医院麻醉科。经过12年的创业,现已成为拥有23名小儿麻醉医师和35名手术室护士的临床科室,同时还设有文书员、设备维修技术员和手术室助理员等辅助人员岗位。麻醉科现有主任医师2名、副主任医师4名、主治医师9名,硕士生导师2人;约60%的医师具有硕士或博士学历;40%以上的医师有国外学习、工作经历,目前科室计划每年选派人员赴美国、德国、以色列、新加坡、香港等地学习进修或访问交流。麻醉科历任主任见表。

表 麻醉科历任主任

时间	职务	名单
1998.06~2009.02	常务副主任/主任	陈 煜 主任医师
2009.02~2009.07	常务副主任	白 洁 主任医师
2009.07~2009.12	常务副主任	
2010.01~	主任	张马忠 副主任医师

目前麻醉科医疗业务情况

上海儿童医学中心是以小儿心血管专业和小儿血液肿瘤专业为主的各科门类齐全的综合性儿童专科医院。麻醉科拥有13间净化层流、设备功能齐全的现代化手术室,可实施多种无创和有创监测,包括连续心排血量、经食道多普勒超声、脑电双频指数和熵、脑电图、Sonoclot凝血功能、能量代谢等项目。每年麻醉病例数达15 000余例。擅长小儿各科手术的麻醉,并形成以心血管麻醉、新生儿麻醉、脊柱手术麻醉、亲体肝移植麻醉和小儿微创手术麻醉为特色的科室。B超引导下神经阻滞、小儿喉罩通气、BIS监测小儿麻醉深度、动脉和深静脉穿刺有创监测,凝血功能监测和小儿术后镇痛等技术已在临床常规应用。

一、小儿心血管手术麻醉

小儿心血管麻醉每年3 000余例,其中体外循环下手术2 500余例,堪称世界之最。至今仍保持着多项国内纪录,包括严重紫绀先心病新生儿出生后6小时在全身麻醉下成功实施大血管转位术;在体外循环辅助下完成先心病手术体重最轻的新生儿为1.7千克;在麻醉科全力协作下,多科室共同参与,成功分离合并有先天性心脏病的联体儿2对(图16-2),并在分离术后即刻对其实施先心病纠治术。

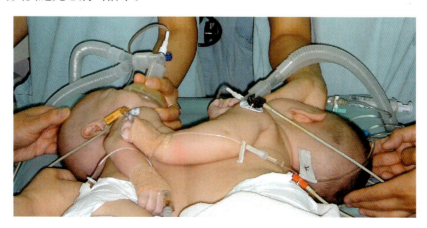

图16-2 联体婴儿合并先天性心脏病手术的麻醉

二、小儿外科手术麻醉

迄今,小儿脊麻手术已累计数万例,独特的根据椎管长度给药方式为儿童医学中心麻醉科特色;在麻醉科的全力配合下,历经 20 余小时为 15 岁少女完整地摘除腹腔内巨大神经母细胞瘤,成功地实施食道闭锁合并无肛新生儿急诊手术的麻醉,并作为个案予以报道。

三、手术室外麻醉

麻醉科同时还承担着手术室外的小儿麻醉,包括先心病心血管造影及介入治疗、心律失常小儿的射频消融术、小儿安置永久起搏器,在全身麻醉下进行胃肠镜检查、CT 和 MRI 放射学检查等,高峰时手术室外麻醉每天多达 100 余例,且均已形成完善的麻醉方案。

四、围术期心理抚慰

倡导围术期儿童心理保护的理念始自 2000 年,开创了国内先河。推行"全过程干预、全方位呵护"的举措。以多种形式的宣教使患儿和家长了解手术和麻醉的经过,在知情的前提下,更主动地配合医护人员;术前用药改为口服,提高了患儿用药的依从性;术后疼痛管理工作的开展,使手术后的患儿康复更为舒适和顺利。切切实实地减少了患儿的心理创伤,既改善了医患关系,又提高了医院声誉。

五、手术后疼痛治疗

已经全面开展,并建立了每日疼痛查房制度。今后将在这方面继续发展,开展疼痛门诊乃至疼痛病房,将疼痛治疗延伸为包括治疗各种急慢性疼痛、癌症晚期疼痛、手术后切口疼痛、疼痛心理咨询与治疗、手术麻醉前咨询与检查等多方面的麻醉科重要分支。目前麻醉科正广泛开展小儿手术后疼痛治疗药物配伍的最佳组合研究,藉以制定小儿疼痛治疗规范。

教学和科研特点

麻醉科重视各级人才的培养,对住院医师进行规范化培训;每周一次科内病例讨论或业务讲座,使各级医生能不断得到基础与临床知识的更新,并以此平台锻炼查阅文献、制作多媒体和演讲等综合能力。

已经培养硕士研究生 2 名,目前正在培养的硕士研究生 6 名,累计培养进修医生 100 余人(包括来自菲律宾、马来西亚、中国澳门和祖国内陆西藏地区的麻醉医师多名)。每年举办婴幼儿心血管麻醉和小儿疼痛管理策略等国家级继续教育学习班,同时定期举办小儿麻醉学研讨会。经上海交通大学医学院麻醉与危重病医学系与上海交通大学医学院教务处协商,成立了上海儿童医学中心麻醉与危重病医学教研室。

科研工作的研究方向主要涉及小儿麻醉药理、小儿危重病医学、小儿呼吸系统顺应性、各类先心病手术的麻醉管理策略、围术期应激反应的调控以及小儿疼痛管理等项目。近年来,麻醉科已累计获得国家自然科学基金 2 项(其中 1 项为合作者),上海市科委自然科学基金、科技引导类项目各 1 项,上海市教委及其他市局级以上课题 5 项,院级基金 2 项。2009 年在医院领导支持下,由麻醉科负责、主持成立了儿童临床药理研究室,研究室隶属于国内首家儿科转化医学研究所,拟对麻醉药物在心脏病和非心脏病小儿的体内代谢、药效、相互作用和安全性开展系统性研究。

麻醉科老专家和现任主任简介

■ 一、麻醉科专家陈煜教授

陈煜,主任医师,1952年出生。1977年毕业于上海第二医学院儿科系;1977年12月至1998年6月在上海新华医院麻醉科工作;1998年6月进入上海儿童医学中心麻醉科。曾先后赴香港玛丽医院、葛量洪医院和美国波士顿儿童医院学习进修。

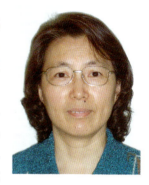

从事小儿麻醉专业30多年,胜任小儿各科手术病人,包括新生儿、早产儿的麻醉;尤其擅长小儿心血管手术的麻醉处理,在婴幼儿先心病纠治手术的麻醉处理方面积累了丰富的临床经验。在临床工作中,努力倡导围术期儿童心理保护的理念,探索并组织领导全院性的小儿疼痛管理项目。作为项目负责人,已成功组织承办六期国家级医学继续教育项目"婴幼儿先心病麻醉进展"学习班和两期国家级医学继续教育项目"小儿疼痛管理优化策略"学习班。

积极参与小儿先心病诊治方面的临床科研工作,同时带领科内人员开展小儿麻醉领域的临床科研工作,完成卫生部和院基金科研项目多项。发表论文数十篇;参编医学专著十多部。近年主编《当代小儿麻醉学》(人民卫生出版社)和主译《实用小儿麻醉技术》(科学出版社)。

曾先后担任上海交通大学医学院附属新华医院小儿麻醉科副主任,上海交通大学医学院附属上海儿童医学中心麻醉科常务副主任、麻醉科主任,上海医学会第七届麻醉专业委员会委员,中华医学会麻醉学分会第9届委员会儿科麻醉学专业组副组长和心血管麻醉学专业组委员以及《中华麻醉学杂志》特约审稿专家,《上海医学》特约编委等职务。期间,参与中华医学会麻醉学分会小儿麻醉学组组织的多部"小儿麻醉指南"的编写工作;2008年曾代表上海医学会麻醉专业委员会在香港麻醉年会上作了有关小儿疼痛管理方面的学术交流。

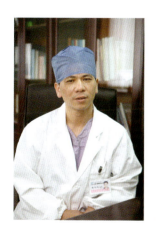

■ 二、现任麻醉科主任

张马忠,主任医师、硕士研究生导师,兼任儿科转化医学研究所儿童临床药理研究室主任。1992年毕业于江苏省徐州医学院麻醉学系;1992～1994年供职于江苏省徐州矿务集团总医院麻醉科;1994～1997年、2000～2003年就读于上海第二医科大学分别获得硕士学位和博士学位;2004年晋升副主任医师,2005年批准为硕士研究生导师;2006年10月～2007年2月在美国匹兹堡大学医学中心(UPMC)访问学习。

目前担任中国药理学会麻醉药理专业委员会委员,上海医学会麻醉专业委员会青年委员,上海医学会麻醉专业委员会小儿麻醉学组、心血管麻醉学组和麻醉药理学组委员,中国高等教育学会医学教育专业委员会麻醉学教育研究会理事,《临床麻醉学杂志》通讯编委,《国际麻醉与复苏分册》《上海医学杂志》特约编委。

擅长小儿先心手术、危重病人的麻醉和围术期管理。主要研究方向为临床麻醉药理学、麻醉药药代学药效学。熟悉药物建模相关知识和 NONMEM® 软件以及 S 语言程序的编写和使用。已发表论文 40 余篇,其中 SCI 收录 4 篇,参与编写专著 6 本,其中《当代麻醉药理丛书》为总主编助理,《当代小儿麻醉学》副主编,《实用小儿麻醉技术》副主译。承担国家自然科学基金、上海市科委基金以及其他市局级课题多项。作为主要参加者完成的课题分别获得 2001 年度上海市科技进步三等奖和 2005 年度上海市医学科技进步三等奖。

(张马忠)

第十七章
上海交通大学医学院附属第九人民医院麻醉科发展史

创业与发展阶段(1958~1991年)

1958年,印度尼西亚归侨、湖南长沙湘雅医学院医疗系毕业的沈建南医师进入上海第九人民医院工作。1962年在上海第九人民医院创建了外科麻醉组,沈建南医师任组长,麻醉科的雏形初步形成。当时从事临床麻醉的只有2名医师,无论硬件和软件都很简陋,业务范围也只能开展椎管内麻醉、神经阻滞、乙醚开放点滴和普鲁卡因静脉麻醉。1965年沈建南医师考入上海第一医学院麻醉学专业研究生,师从吴珏教授。1978年,在外科麻醉组的基础上正式成立了上海第九人民医院麻醉科,沈建南教授为首任科主任。在这段时间,尽管条件十分艰苦,但还是创造了一系列令人瞩目的成就:1964年在国内率先进行了双侧根治性颈淋巴同期清扫术治疗晚期口腔颌面部恶性肿瘤的麻醉;1977年成功实施全国第一例颅颌面径路眶距增宽矫正术的麻醉;1979年在国内首次成功实施了颅颌面联合根治术治疗晚期颌面部恶性肿瘤手术的麻醉,受到国内外麻醉学界的关注。

1987年,师从我国麻醉学科奠基人之一、著名的麻醉学专家李杏芳教授的王鞠武医师来到上海第九人民医院麻醉科担任第二任科主任。1989年卫生部第12号文件规定麻醉科为与内、外科平行的二级临床学科,此后九院麻醉科发展迅速,业务范围也有了新的拓展。除了临床手术麻醉外还涉及院内急救复苏、镇痛门诊和日间手术麻醉,口腔颌面外科和整形外科麻醉始终是本学科的特色。1989年还成立了中华口腔医学会口腔麻醉学组,王鞠武教授任学组组长。

发展与壮大阶段(1992~2008年)

1992年,朱也森教授自法国斯特拉斯堡大学附属医院留学归国后担任第三任科主任及教研室主任。他引进国外成功的管理经验和医疗技术,在医院率先对科室管理进行了大胆地改革:通过将手术室与麻醉科合并,形成手术麻醉科,便于统一管理;提出了"满意在手术室"的服务理念,即不但要让病人满意,而且要让手术医生满意;员工实行弹性工作制,提高了工作效率;规定只有受过正规医学院校教育训练的临床医师才能实施麻醉,以往护士做麻醉的现象逐渐退出历史舞台。1994年,朱也森教授还在国内率先建立了由麻醉科管理的麻醉后苏醒室(PACU),并迅速在国内推广。自此,手术麻醉科面貌一新,增强了科室党员群众的凝聚力。全科共分设三个楼层,共有手术床位22台,每年完成各种手术麻醉万余例。朱也森教授于1992年起担任中华口腔医学会口腔麻醉学组组长。针对"困难气道"的棘手问题,学科进行了长期的、细致深入的研究。1996年,朱也森教授与现任科主任姜虹教授一起研制出盲探气管插管装置并申请获得了中国实用新型专利,2005年获得医疗器械生产许可进入产业化生产。该技术获得1997年上海市优秀发明奖和全国"挑战杯"大学生课外发明二等奖。2000年和2007年两次入选卫生部"面向农村和城市社区推广适宜技术十年百项计划"。在本院主办全国性学习班共12期,与福建省、新疆维吾尔族自治区、云南省、湖南省和吉林省卫生厅、上海市麻醉质控中心、西安市麻醉学会、石家庄市卫生局联合举办学习班有8期,学员共达千余人。"围术期困难气道的研究"于2006年获得中华医学科技成果奖三等奖、上海市科技进步二等奖。学科于1995年成为上海第二医科大学麻醉学硕士点,2002年成为上海交通大学医学院麻醉学博士点。

2003年和2005年,九院外科大楼和整形口腔大楼相继落成以及外科中心ICU(SICU)建立之后,麻醉科进入快速发展阶段。手术床位增加到34张,SICU核定床位20张。每年的手术量以20%的幅度持续增长,到2008年底已达到近2万例/年。学科继2003年成为上海第九

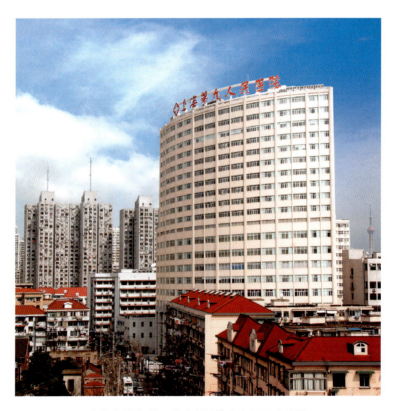

上海交通大学医学院附属第九人民医院院景

人民医院重点学科之后，2006 年又顺利成为上海交通大学医学院重点学科。除了颅颌面外科麻醉外，婴幼儿麻醉学科为另一大特色，其年手术量仅次于儿童专科医院，婴幼儿唇腭裂和整形手术麻醉的低死亡率居国内领先水平。开展了整外门诊手术麻醉、痔科门诊手术麻醉、妇科无痛人流、无痛胃镜等项目。开设了镇痛门诊，特别是在星状神经节阻滞治疗偏头痛、头面部带状疱疹疼痛、面瘫、腰腿痛等方面积累了较丰富的经验，取得了很好的疗效。两次成功抢救恶性高热，备受关注。2005 年和 2006 年，朱也森教授分别担任了上海医学会麻醉专业委员会和上海医学会危重病专业委员会的副主任委员。2007 年，朱也森教授在国内率先设立了麻醉诱导室和规范的麻醉护士培训制度，使临床工作更加科学、有效。2008 年，牵头国内 5 所主要口腔医院成立了中华口腔医学会口腔麻醉学专业委员会，朱也森教授担任主任委员。

近年来，九院麻醉科还频频活跃在国际舞台，他们与欧、美、日、韩、中国香港、中国台湾等多个国家和地区开展学术交流，选送青年骨干赴国外培养及出访参加国际会议。2007 年，联合日本、韩国口腔麻醉学会成立了亚洲口腔麻醉学会联盟(FADAS)，朱也森教授任轮值主席，姜虹教授任常务理事。2008 年，学科成功地主办了国际学术性会议——首届二次 FADAS 会议，极大地扩大了学科在国内外的影响，进一步肯定了九院麻醉科在口腔麻醉学的学术地位。

"雄关漫道真如铁，而今迈步从头越"。展望新一轮发展，我们没有理由不信心百倍。手拉着手往前看，肩并着肩向前走，让机遇与历史盛接，迎接更加灿烂的阳光！

老专家介绍

王鞠武教授

男，汉族，1929 年 6 月出生。1954 年毕业于上海第二医学院医疗系。曾任上海第二医科大学附属瑞金医院麻醉科副主任，上海第二医科大学附属第九人民医院麻醉科主任，上海医学会麻醉专业委员会委员，中华医学会麻醉学专业委员会口腔麻醉学组组长，中华口腔医学会麻醉学组组长，上海中药麻醉研究协作组组长，宁波市戒毒研究中心顾问，现任中华口腔医学会口腔麻醉学专业委员会名誉主任委员。

王鞠武教授从事临床麻醉医、教、研工作近 50 年，曾致力于中药麻醉临床应用与研究，在全国首创应用毒扁豆碱于中药麻醉催醒（获上海市卫生局嘉奖）及中药麻醉用于体外循环心内直视手术获得成功。曾在国内进行首例心脏移植手术麻醉获得成功。还曾进行肌肉松弛药、大量输血并发症的防治、口腔颌面外科手术麻醉的研究。发表相关论文数十篇。主编专著《中药麻醉临床应用与探讨》，参编的专著有《实用麻醉学》、《口腔颌面外科理论与实践》、《现代口腔颌面外科麻醉》、《临床实用药物及其药理基础》、《肩颈外科学》等。

沈建南教授

男，汉族，早期印度尼西亚归侨。1958 年毕业于湖南长沙湘雅医学院医疗系。同年进入上海第九人民医院。1962 年涉足麻醉领域，在上海瑞金医院进修。1965 年考入上海第一医学院麻醉学专业研究生，师从吴珏教授。20 世纪 80 年代曾在澳大利亚阿德莱德颅颌面外科中心学习。1987 年晋升主任医师。

沈建南教授对整形外科麻醉、口腔颌面外科麻醉、头颈部手术麻醉、困难气管插管等麻醉问题均有一定心得。参编的专著有《实用麻醉学》、《整复外科学》、《颅面外科学》、《整形外科学》、《现代口腔颌面外科麻醉学》、《口腔颌面外科理论与实践》等。

朱也森教授

博士生导师，上海交通大学医学院附属第九人民医院麻醉科学科带头人。详见老专家介绍。

现任科主任简介

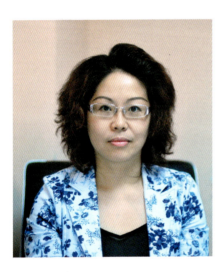

姜虹，2008年圣路易斯华盛顿医学中心留学回国后担任第四任科主任兼麻醉学教研室主任。姜虹教授还担任中华口腔医学会口腔麻醉学会副主任委员、中华医学会麻醉学分会青年委员、上海口腔医学会理事、上海麻醉学会委员。学科现有麻醉医师51名，其中博士研究生8名，硕士研究生20余名，研究生以上学历占70%。目前为上海交通大学医学院麻醉学博士点和硕士点，承担着上海交通大学九院临床医学院和口腔医学院的教学任务，每年主办国家级继续医学教育学习班两次。近三年来，学科获国家级科研课题1项，省市级课题7项，发表论文50余篇，其中SCI论文14篇。主编专著7部，参编20余部。

（孙　宇　姜　虹）

第十八章
上海交通大学医学院附属第三人民医院麻醉科发展史

麻醉科发展简史

一、医院沿革

上海交通大学医学院附属第三人民医院(图18-1,图18-2),前身为上海第二医学院附属宝钢医院,作为上海宝钢建设的配套项目,于1980年2月临时医院挂牌开诊,后随1985年6月上海第二医学院更名为上海第二医科大学附属宝钢医院。2005年9月随着上海第二医科大学并入上海交通大学,医院更名为上海交通大学医学院附属第三人民医院。

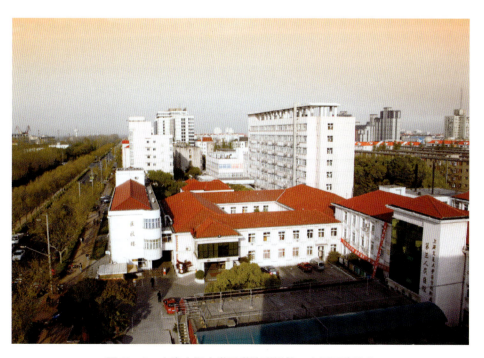

图18-1 上海交通大学医学院附属第三人民医院院貌

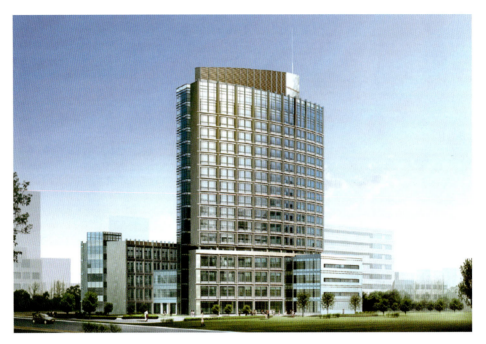

图18-2 上海交通大学医学院附属第三人民医院未来院貌

二、创业之初(1980~1984年)

医院创建时期,主要服务于宝钢及其建设单位。医院地处郊区,当时收治的手术患者以外科创伤、颅脑损伤和烧伤为主。麻醉建制为组,隶属于大外科;麻醉医师由最初的2名逐渐增至6名;麻醉组负责人张子应(原仁济医院后方古田医院麻醉科)团结全体麻醉人员,根据区域特点,因陋就简,因地制宜,在无全自动麻醉机和监护仪的情况下开展临床麻醉和有创血压监测工作,成功实施严重多发伤、复合伤的麻醉和急救处理,取得了显著的社会效益。

三、规范建设(1985~1994年)

1985年麻醉科独立建制。张子应教授任科主任。在张子应主任的领导下,第三人民医院麻醉科的医疗、教学和科研工作逐渐走上了规范建设之路。制定健全了科室各项规章制度,定期组织科室学习和病例讨论,为规范临床麻醉工作、控制业务质量、提高各级麻醉人员业务水平奠定了基础;陆续配备了进口麻醉机、监护仪,硬件的改善有力地保障了临床麻醉工作,麻醉工作量由原不足千例/年,上升到近2 000例/年;开展了临床科研工作,为科室的科研工作打下了较扎实的基础。至1993年医院等级(三级乙等)评审,麻醉科各项工作均符合相应等级评审要求。

四、艰难前行(1995~2000年)

由于内、外环境的制约,医院的发展停滞,医疗业务呈现出一定程度的下滑。面对业务量不足、人心散乱的困境,张子应主任、沈伯雄主任带领全科人员着眼未来,致力于学习、致力于充实提高自身业务素质。在此期间，先后选派两批麻醉医师承担卫生部援外医疗任务，并支援内地医院的麻醉科工作。

五、稳步发展（2001～2010 年）

步入 21 世纪，医院进入了良性循环的快速发展期。在沈伯雄主任的带领下，麻醉科抓住发展机遇，开拓前进，学科建设取得了显著成效。临床麻醉业务量稳步提高、麻醉质量不断上升、业务范围迅速扩展、科室硬件设施持续改善，科室成员学历结构进一步优化。2003 年 9 月开设了疼痛门诊，2005 年正式建立了麻醉后复苏室（PACU），2004 年建成上海交通大学医学院麻醉学硕士培养点。2006 年初相继成功开展了胸腔镜下心脏双瓣膜置换术麻醉和不停跳冠脉搭桥手术麻醉。医院十分重视麻醉学科发展提高，聘请著名资深麻醉专家杭燕南教授担任科主任导师。杭教授针对科室工作条件，在医疗、科研和科室管理工作等各方面提出了许多宝贵建设性意见和建议，为科室全面进步倾注了大量心血，科室近年来医疗质量、医疗技术和科研能力的进步凝聚了杭燕南教授的智慧。

麻醉科医疗业务情况

一、科室简介

麻醉科是集临床麻醉、危重监测、急救复苏及疼痛治疗为一体的二级临床学科。是上海交通大学医学院麻醉学硕士学位授予点，沈伯雄教授是硕士研究生导师。学科确立主要研究方向包括严重创伤的液体复苏、呼吸和循环支持。合并重要脏器功能不全的手术病人的围麻醉期处理。近年来科室随医院跨越式发展而日益壮大，医疗、科研、教学全面发展，科室学术地位、社会声誉日益提高。全身麻醉比例达到市级综合医院平均水平。开展疼痛治疗和疼痛门诊，添置麻醉工作站、自体血回输机、纤维支气管镜、肌松监护仪等先进围麻醉期管理必需设备，确保了麻醉病人的安全。技术力量雄厚，设备齐全。

科室现开设手术台 8 张，复苏床位 2 张，年麻醉 5 000 余例。目前共有各级医护人员 20 名，其中主任医师 1 名、副主任医师 3 名，硕士生导师 1 名。医师中具硕士学位者 6 人。

二、医疗特色

麻醉科开展胸腔镜下心内瓣膜置换等外科微创手术麻醉管理具有丰富的经验，掌握不停跳冠脉搭桥手术的围麻醉期管理技术，在严重复合性创伤病人的麻醉和呼吸、循环功能的维持等方面取得了满意的临床效果。

同时，麻醉科与消化内科、脑外科等科室密切合作，开展无痛内镜检查和治疗，开展颅内血管的支架置入术。疼痛门诊开展三叉神经封闭等治疗方法，获得了良好的临床效益和社会信誉。成功开展了胸腔镜下心内瓣膜置换等外科微创手术麻醉管理，具备对复杂危重、疑难病人围麻醉期处理能力和手术中各种危急突发情况抢救能力。开展了深静脉穿刺、动脉穿刺置管、神经刺激器引导下神经阻滞、肌松监测、自体血回输、脑双频指数麻醉监测及脑外科、脊柱外科、血管外科、头颈外科、创伤外科等各种手术的麻醉。

三、学科建设

三院麻醉科十多年来以医院的飞跃发展为契机,学科的发展上了新台阶,医、教、研密切结合,临床麻醉、疼痛治疗、危重疑难病人围麻醉期处理全面发展。氯胺酮或丙泊酚对新生鼠脑的长期影响等多项课题先后获得学术科研基金资助,多项成果鉴定属于国内领先水平。先后培养硕士研究生1名,目前在读研究生1名。参编专著1本,在国内核心期刊发表论文50余篇。学科骨干先后担任宝山区麻醉学组和质控小组负责人,并入选上海市医疗事故鉴定评审专家。

麻醉科将继续坚持"仁爱、严谨"的科室文化,在做好临床麻醉、急救复苏重症救治、疼痛诊治等领域既有业务工作的同时,努力伸延麻醉学科的服务半径,加大临床科研投入力度,并创造条件开展基础研究,将麻醉科建设成为医、教、研全面协调发展、团队建设更具特色、在市、区具一定影响力的科室。

四、医疗工作量

2009年完成麻醉工作量4 800余例。全身麻醉比例占42%。手术类别涉及心胸外科、脊柱外科、耳鼻喉科、血管外科、普外科、骨科、妇产科、烧伤整形等。老年患者比例占40%。小儿患者占比5%。

教学和科研特点

一、教学特点

医院建院之初,成立上海第二医学院医疗系三部,后相继更名为上海第二医科大学宝钢临床医学院、上海交通大学医学院三院临床医学院。先后承担上海第二医学院、上海第二医科大学医疗系专科、本科见实习带教任务和麻醉与复苏教学任务。现承担安徽医科大学、蚌埠医学院医疗系本科生见实习带教任务。教学工作体现"以学生为本",注重临床实习期间临床实践工作、强调理论知识和临床实习教学的有机结合。着重深入浅出,通过临床实践理解理论知识,做到融会贯通。在教学活动中注重"言传身教",让未来的医生在接触临床工作的开始就潜移默化地理解、接受"以病人为中心"的理念,培养他们的"仁爱"之心和严谨的专业精神。

二、科研特点

结合科室实际,以临床科研为主,创造条件开展基础理论研究。自建科以来,在《中华麻醉学杂志》、《临床麻醉学杂志》、《上海交通大学学报(医学版)》、《国际麻醉与复苏进展杂志》等医学核心刊物发表论著、论文、综述等近50篇。在一定程度上提高了科室学术影响和学术地位。

现任科(副)主任和老前辈简介

一、科室老前辈

张子应(1936~2000年),1962年毕业于上海第二医学院医疗系(现交通大学医学院临床医疗系),在附属仁济医院麻醉科担任住院医师,期间参加后方古田医院麻醉科工作。1983年调入附属宝钢医院(现第三人民医院)麻醉科任主治医师、科主任,副主任医师、副教授、科主任,主任医师、教授、科主任。是第三人民医院麻醉科的主要创建者和第一代学科带头人。在医疗、教学、科研、科室管理等方面,无私奉献了毕生精力和智慧,在科室规范化管理和学科建设中作出了重大贡献,为科室进一步发展和提高打下了扎实基础。

二、历届科主任

1980.2~1983.2 科负责人:蔡云彪

1980.2~1998.3 科主任:张子应

2001.5~　　　科主任:沈伯雄

三、现任科主任简介

沈伯雄,现任科主任,硕士研究生导师。1984年毕业于上海第二医科大学医疗系(现上海交通大学医学院临床医疗系)。在附属第三人民医院麻醉科工作至今。现为主任医师、硕士生导师。1998年起历任科室副主任(主持工作)、科主任、宝山区医学会麻醉学组和宝山区麻醉质控中心主要负责人。作为麻醉科新一代的学科带头人,继承并发展了老一辈麻醉学者的仁爱精神和严谨的工作作风,注重科室医、教、研和科室管理工作的全面进步和提高,注重塑造和倡导"仁爱、严谨"的科室文化。在医疗活动、教学和管理中,以麻醉安全为工作重点,着力完善临床麻醉工作流程、抢救预案,着力将麻醉科学的最新进展与提升科室理论素养相结合,着力提升年轻医师的医疗实践能

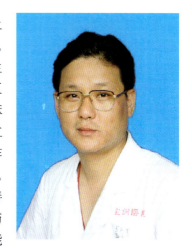

力;在科研活动中,坚持密切结合临床麻醉实际开展临床科研工作和基础理论研究工作,在医学核心刊物发表论著、论文近20篇。

(沈伯雄)

第十九章
上海交通大学附属第一人民医院麻醉科发展史

上海市第一人民医院,第二冠名为上海交通大学附属第一人民医院,同时也是上海市红十字医院,其前身为诞生于1864年的Shanghai General Hospital,由法租界行政当局委托天主教江南教会创立,当时没有中文名称,1877年中文名称定为上海公济医院。医院经历了清朝、中华民国与中华人民共和国,走过了曲折、艰辛的发展道路。自建院到20世纪50年代初,医院没有专门的麻醉医师,手术麻醉全部由修女(嬷嬷)、手术室护士与外科手术医生兼管,麻醉方式主要为乙醚麻醉、蛛网膜下腔阻滞麻醉与神经阻滞麻醉。新中国诞生后,麻醉科从无到有、从小到大,发生了天翻地覆的变化。

麻醉科的创建

1952年,公济医院正式改名为上海市立第一人民医院。1953年,手术室优秀护士徐德珍参加了由中山医院吴珏教授举办的上海市第一期麻醉学习班,回院后即开始有专职麻醉人员担任临床麻醉工作,并聘任吴珏教授兼任主任。1956年专职麻醉人员增加到四人,每天有一人值班,参加院内各科的抢救复苏工作。50年代初科室购入陶根记麻醉机(没有呼吸机,全凭手工做呼吸,吸入氧流量可调节,有调节重复吸入量的开关,回路放置含乙醚纱布),常用麻醉方法为局部麻醉、腰麻及乙醚吸入全身麻醉。1956年在吴珏教授的指导下,开展了单次硬膜外阻滞麻醉。1959年,发展了在硬膜外腔置入导管做连续硬膜外阻滞,使手术时间不受限制,为外科手术的开展创造了良好的条件,受到手术医师的欢迎。1957年开始采用硫喷妥钠诱导气管内插管全身麻醉,建立完善的人工气道,使麻醉安全性大大提高。1959年第一人民医院开展了全国第一例针刺麻醉,在针刺麻醉镇痛下摘除扁桃体,以后又扩大到在针刺麻醉下行甲状腺摘除术。1962年开展了在针刺麻醉下行前列腺摘除术。20世纪60年代末到70年代初,在泌尿外科、普外科、骨科和妇产科手术广泛开展了针刺麻醉。

1960年后开始采用普鲁卡因加琥珀胆碱静脉点滴维持全身麻醉,获得成功。1961年,成功进行了低温、体外循环麻醉下心脏直视手术,当时体外循环机器管理和操作均由麻醉医生担任。使我院成为上海市较早开展体外循环心脏直视手术的医院之一。同年,普外科开展肝叶切除术,麻醉科积极配合,采用气管内插管全身麻醉、控制性降压及局部低温的麻醉方法,使手术顺利实施。期间,麻醉科医师屈桂莲、华惠娟、王丽珍等人在20世纪五六十年代艰苦卓绝的工作中发挥了重要作用。当时的麻醉监测,基本全是手工劳动性质。麻醉科医师用眼看呼吸运动、皮肤颜色,耳朵听呼吸音、用听诊器袖带式量血压,摸脉搏(一般为耳前部位的面动脉),以观察心率和心律。1962年我院已有9位专职麻醉医生,成立了麻醉小组,由徐德珍任组长。同年我院泌尿外科医师庄心良由外科主任任廷贵推荐,考取中山医院吴珏教授副博士(硕士)研究生,攻读麻醉专业。在20世纪60年底初期,华东医院陈雄斌医师曾在第一人民医院帮助和指导麻醉工作。1963年,有两名原上海医学院(今复旦大学上海医学院)和上海第二医学院(今上海交通大学医学院)本科毕业生黄树仁和周俊成分配到麻醉组工作。1966年庄心良获麻醉硕士学位后回到医院,1967年起担任麻醉组组长,全面负责麻醉医教研工作。自此,市一医院麻醉工作有了较大的发展。1969年,麻醉科与中国科学院脑生理所中科院院士张香桐院士和吴建屏院士等合作,共同对针刺麻醉原理进行探索,实验结合临床,先后研究了神经刺激和取穴的神经节段机制,以及研究了以至阳穴为代表的督脉穴位的镇痛效果,对针感与解剖的关系有了一定的认识,并在一定程度上提高了针刺镇痛效果。20世纪70年代庄心良主任对普鲁卡因、利多卡因加琥珀胆碱静脉复合麻醉方法作了系统深入研究,对去极化、非去极化肌松药的作用特点、监测方法进行了卓有成效的探讨,撰写了多篇论文。

针刺麻醉推动麻醉科医教研全面发展

1972年医院专门抽出场地、设备、人员成立针刺麻醉研究室(即麻醉实验室前身)。10年动乱(1966~1976年)全国各行各业都遭到了冲击,市一麻醉科在医护工一条龙、工宣队军宣队领导一切的环境下,坚持狠抓医疗质量,在这段动荡岁月里,临床麻醉工作、科研仍保持进步态势。1976年粉碎"四人帮"后,春风吹遍全国,医务界也一扫阴霾,迎来了科学的春天。1978年市一医院正式成立麻醉科(从手术室剥离出来),广大医务工作者的工作热情空前高涨,在临床医疗、科研方面进入了高速发展阶段。20世纪70年代末,我院开展同种异体肾移植,是全国最早开展该手术的医院之一,当时麻醉方法、麻醉用药经验一片空白。因手术病人都是终末期肾功能衰竭,全身各脏器均受累,麻醉耐受性极差。庄心良主任知难而进,全身心投入到工作中去,从麻醉方法、麻醉用药、术中补液及特殊用药等方面做了详尽的研究,分别采用双管、单管连续硬膜外阻滞、全身麻醉、针药结合麻醉等方法,成功实施了近千例肾移植手术的麻醉,发表了数十篇肾移植手术麻醉的科研论文。

20世纪70年代后期,卫生部发起成立全国甲状腺针刺麻醉临床研究协作组,有24个省市参加,上海市第一人民医院麻醉科被推荐为全国副组长和上海地区组长单位。庄心良主任负责起草了研究方案。经过大量的临床实践,在兄弟科室的支持下,制定出一套完整的针刺麻醉操作常规及甲状腺手术操作常规,确立了同神经取穴(扶突穴)的镇痛效果,使甲状腺手术的镇痛优良率从85.3%提高到92%以上。1983年该课题获得卫生部甲级成果奖。1985年,《甲状腺针刺麻醉手术》(全国协作组)获国家级科技进步二等奖。至此,市一麻醉科在全国影响增强,吸引了全国各地的麻醉医生来进修学习,也吸引了不少外国同行来参观交流。

在"文化大革命"结束之时,全国百废待兴,麻醉同样面临人员、设备、药品严重缺乏,甚至一部较新的麻醉教科书或参考书都没有,严重影响麻醉的发展。为此庄心良教授在病休期间,花费数月时间通读和草译了日文麻醉学,并构想发起编写一部新的麻醉学参考书。1978年在吴珏等老教授带领和组织下,庄心良主任作为主要发起人和编写者之一,参加编写出版了《实用麻醉学》,该书先后多次印刷,发行数万册,成为一代中国麻醉人员的良师益友,深受大家喜爱,并产生重大和深渊的影响。

改革开放后科研开花结果

20世纪80年代起,我科前期的一些研究此时也进入了开花结果阶段。普鲁卡因、利多卡因对琥珀胆碱效应影响的实验和临床研究,其结果证明这些局部麻醉药可增强琥珀胆碱的肌松作用、减少用药量以及能促使琥珀胆碱发生脱敏阻滞的临床规律。而且对其作用机制作了深入研究,证明该两药对神经肌肉接头作用起主导作用。《普鲁卡因、利多卡因对琥珀胆碱效应的临床研究》课题获上海市1988年科技进步三等奖。1983年后,麻醉科每年都有大学本科、硕士、博士毕业生进来工作(在此之前曾中断10余年)。1984年,麻醉科在院领导的支持下,陆续引进了各种款型的麻醉机(配备有呼吸机、高精度麻醉气体蒸发罐)、多功能监护仪器,从此告别了以前肉眼观察病人的阶段,使深麻醉的安全性得到了更好的保障。尤其是运用四个成串刺激(TOF)等监测拇内收肌的收缩反应来监测各种新型肌松药的作用特点、临床最佳剂量、肌松恢复等,使肌松药的应用更有针对性、更科学。20世纪80年代后期麻醉科已将非去极化肌松药广泛应用于临床,取代了琥珀胆碱的静脉的点滴,使麻醉的实施方法更方便,全身麻醉实施模式与国际同步。吸入麻醉药方面,20世纪70年代后期已广泛使用氧化亚氮(笑气,N_2O)/氧气混合气体,间断吸入氟烷加深麻醉。20世纪80年代后,逐渐引进了更有效、更安全的安氟醚、异氟醚,直到20世纪90年代中后期的七氟烷、地氟烷,使麻醉质量进一步提高。

20世纪80年代后期,临床各科新技术、新手术的开展如雨后春笋,一个接着一个,如脑外科的显微手术、产科普外科的腹腔镜手术、普外科的门静脉重建术、口腔科的恶性肿瘤切除术、泌尿外科的经尿道前列腺气化切除术及小儿外科手术等。每一种新手术的开展对麻醉科来说既是一种挑战,也是一个提高技术和发展学科的机会。在庄心良主任的带领下,麻醉科踏踏实实,一步一个脚印,为我院外科各类手术的开展作出了应有的贡献。1987年我院成为原上海医科大学(现复旦大学医学院)第一教学医院,担任大学生授课实习任务,庄心良教授成为上海医科大学硕士生导师。并于1989年招收第一位硕士研究生栾爱平,1992年毕业留院工作,后移居加拿大。1989年2月,庄心良教授为了更多更好地了解国际麻醉领域的最新动向,在年届55岁之际,应邀以访问教授的身份赴荷兰,在麻醉临床和实验室工作一年半,至1990年8月回国,并把自己在国外看到和学到的新知识、新技能应用于临床,在麻醉监测、肺泡表面活性物质的提炼与临床药理作用研究方面发表了多篇论著。1991年又到美国进修一年临床麻醉。

麻醉科快速发展时期

历史进入了20世纪90年代。在这期间麻醉科开展了以提高硬膜外阻滞效果的临床和实验研究。首先从大量临床资料分析总结硬膜外阻滞用药的临床规律,接着建立了硬膜外阻滞的动物实验模型开展动物实验,运用CT、X线等先进手段动态和立体地观察药液在硬膜外腔内扩散规律及其对全身血流配布的影响,重点研究肝肾血流变化。《硬膜外阻滞对血流动力学影响的临床与实验研究》分别获得1999年上海市科技进步三等奖和卫生部科技进步三等奖。

1997年,医院把胸外科扩建成心外科和普胸外科,尤其是心脏外科得到了很大发展,手术种类增多,难度增加,病人数量猛增。全面开展负责先心、换瓣、动脉瘤切除、冠状动脉搭桥、激光打孔等心脏手术,面对这样的局面,我科一面选派人员到外院如北京阜外医院等参观学习和进修,一面组织优秀中青年技术骨干,全身心扑到工作中去,不计工时、不计报酬、刻苦钻研医疗技术,使麻醉科始终成为手术科室的可靠的支柱。

20世纪90年代初,根据外科手术的需要,全身麻醉的比例逐年升高,手术量逐年增加,病人麻醉后清醒的时间越来越短。为了适应这一状况,市一医院麻醉科于20世纪90年代初建立了麻醉后复苏室(PACU),配备了必要的设备、场地与人员,是上海市最早建立麻醉后复苏室的医院之一。多年来我们在复苏室成功抢救了多名有严重并发症的患者,从死神手里夺回了宝贵的生命。

疼痛治疗是麻醉学科的一个分支,疼痛对病人身心带来极大痛苦,病人对解除疼痛的愿望非常强烈。1993年,市一麻醉科开展了手术后镇痛工作(硬膜外)。1994年又开设了疼痛门诊,这些工作从一开始就受到了病人的欢迎,对慢性颈肩痛、腰腿痛、腱鞘炎等导致的疼痛有明显治疗效果。

鉴于市一麻醉科多年来临床与科研中取得的成绩,经"打擂台"和专家评审,市一麻醉科于1995年成为上海市麻醉重点学科之一。1995年庄心良主任成为博士生导师,第一批博士生是陈武荣和李继昌,毕业后陈武荣医师到普陀区中心医院任麻醉科主任,李继昌医师去美国学习,现在美国工作。1998年庄心良教授招收博士后研究生刘宝刚,2000年顺利出站。1999年赵凯医师也获得硕士生导师资格。

为了增强医院的实力与竞争力,保持21世纪可持续发展的后劲,医院自1995年实施以引进高层次、高学历人才为主的跨世纪人才工程,以优化人才结构,提高专业技术队伍的整体水平。同年市一麻醉科引进了副主任医师、硕士生导师李士通,1996年李士通担任麻醉科副主任,在临床、科研、教学上都显示出较强的能力。1997年李士通医师获得上海市卫生系统银蛇奖三等奖,并晋升为主任医师。1998年李士通入选上海市卫生系统"百人计划"。

多年辛勤的耕耘,默默无闻的奉献,点点滴滴对病人的关爱在1998年再次迎来了全社会对市一医院麻醉科的肯定。1999年初,上海市麻醉质量控制中心成立,上海市第一人民医院麻醉科成为上海市麻醉质量控制中心挂靠单位,庄心良教授担任首任麻醉质控中心主任,全面承担上海市麻醉质控工作,制定麻醉科规章制度,把麻醉质量提高,手术病人的麻醉安全满意作为工作目标。1999年,上海人民广播电台播出了一篇通讯:《安全身麻醉醉26年——记上海市第一人民医院麻醉科》。同年,李士通由医院选送赴美学习。在美期间获得美国门诊麻醉基金和门诊麻醉年会两项优秀论文奖励。回国后于2000年聘任为麻醉科主任。

光阴如箭。在这段忙碌的日子里,我们和医院一起经历了一些大的变动。1994年武进路新病房大楼落成,麻醉科分成"总院""分院"两个部分工作。1996年随武进路新门急诊大楼落成,门诊全部从河滨大楼搬到新楼。第一人民医院原址北苏州路190号的住院部也全部合并到武进路85号,完成了"三并一"。但门诊楼的手术室仍担当住院手术室使用。2001年医院护校撤销,原址改为病房,又建立了10间手术室,同时关闭了门诊手术室。在这段时期我们狠抓了科室管理,建立健全规章制度,例如术前术后随访制度、风险告知签字制度、交接班制度、主管医生负责制、药品管理制度、业务学习制度等。这些规章制度有力地保障了临床麻醉工作的开展,保障了麻醉质量。

2000年4月,由心外科专家肖明第教授主刀为一17岁少年实施同种原位心脏移植获得成功,患者迄今生活情况良好。9月,由普外科专家彭志海教授主刀实施了我院第一例人体肝脏移植,获得成功。高难度的大手术需要高水平的麻醉医生配合,这就是麻醉科综合实力的体现。

在庄心良和李士通主任的领导下,麻醉科的针刺麻醉研究室也已扩建为设备精良的麻醉实验室,设有呼吸、循环、细胞电生理、临床、药物五个小组。期间招收了多位硕士、博士研究生,有多位硕士、博士研究生的研究课题应用膜片钳技术,在细胞分子水平,研究不同静脉麻醉药复合或局部麻醉药复合对心肌细胞、脊髓背根神经细胞、中枢海马神经细胞和交感神经节细胞的细胞膜电位变化、钙、钾、钠离子通道及细胞内钙离子浓度变化等,从中枢到外周不同水平研究这些药单独应用及复合应用时的作用,取得两项国内领先、国际先进的研究成果。其中《在细胞离子通道水平探讨局部麻醉药毒性反应》获得2003年上海市科技进步二等奖。2001年,李士通主任顺利通过考核进入"百人计划"第二周期培养,同年担任复旦大学医学院博士生导师,并当选全国麻醉学会青年委员,2003年当选为常委。

2000年起在临床上广泛开展术后病人自控镇痛(PCA)和无痛人流、无痛胃肠镜等工作。2002年麻醉科选派一名副主任医师苏依丹参加组建外科ICU,进一步拓展了麻醉科工作领域。

由于我院在全市麻醉界的特殊地位,从2003年起我科承担了上海市麻醉住院医师临床技能考试基地工作,每年参与组织考试一次,至今已整整经过8年。每年卫生局都会派监考老师来实地监考,每次都能放心地将来年的考试继续委派给我们承担。在继续教育方面,我院从1997年开始,四次举办全国麻醉监测进展学习班。我们还协助上海市麻醉质控中心,自2004年起每年举办麻醉青年医师学习班,为培养青年医师做些实实在在的事。2010年起,我科成为首批上海市麻醉住院医师规范化培训基地,并于当年招收第一批培训住院医师9名。

2002年我院冠名"上海交通大学附属第一人民医院"。汪正平主任医师于2004年成为硕士生导师,专攻疼痛治疗的研究。2009年姚俊岩副主任医师也获得硕士生导师资格。

2006年我院松江新院(有600张病床)全部落成投入使用,麻醉科又分为南北两部工作。一方面新医院要开张,另一方面老医院的医疗质量也要有保障。通过分析研究,大家认识到要顺利度过"一分为二"的难关,除了踏踏实实地干,一个一个解决问题,没有其他选择。目前市一北院、南院(松江新院)的临床工作已进入常态化,两部都能开展包括肝移植在内任何的大手术。2009年北院、南院的年麻醉总量达到34 000例左右。

鉴于我院麻醉科多年来在医教研诸方面做出的成绩,李士通主任于2009年担任上海医学会麻醉专业委员会主任委员,2010年担任上海市麻醉质量控制中心主任。麻醉科历年来共承担国家自然科学基金项目有6项。先后有十余位医师赴欧美进修学习。麻醉科的综合实力进一步加强,大家满怀信心、团结一致,为建设符合改革发展新形势需要的麻醉医学事业而奋斗。

第十九章　上海交通大学附属第一人民医院麻醉科发展史

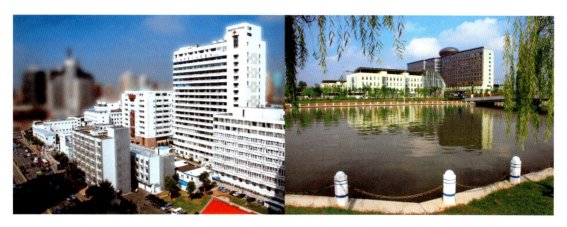

上海交通大学医学院附属第一人民医院全貌(左：市中心的老医院，右：松江区新医院)

历届麻醉科主任、副主任

一、庄心良主任(1978～2000年)

详见著名专家篇。

二、现任科主任李士通(2000年～　)

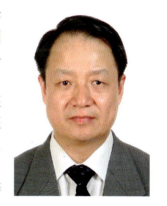

男，1959年生，陕西武功人，1982毕业于南京铁道医学院医学系，获学士学位。1988年毕业于同济医科大学获硕士学位，师从刘俊杰教授。1999年到2000年在美国得州大学西南医学中心麻醉科进修。

1982年到1985年在南京铁道医学院附属医院麻醉科任住院医师。1988年到1995年在武汉同济医科大学协和医院麻醉科任住院医师、主治医师、副教授和副主任医师，硕士研究生导师，麻醉科副主任。1995后在上海市第一人民医院麻醉科任副主任医师，硕士生导师，麻醉科副主任。1997晋升主任医师。2000起任麻醉科主任、麻醉教研室主任和针刺麻醉研究室主任。2001年起担任博士研究生导师。

学术任职有湖北省疼痛学会委员(1995)，中华医学会麻醉学分会青年委员(2001)、常务委员(2003)和委员(2009)。中华针灸学会针刺麻醉理事会理事(2001)。上海医学会麻醉专业委员会委员(1999)、副主任委员(2006)和主任委员(2009)。上海医学会临床输血专业委员会委员(2007)，上海医学会外科学专业委员会委员(2008)，上海市医疗服务标准化委员会委员(2008)。《中华麻醉学杂志》编委(2003)，《临床麻醉学杂志》编委(2003)和常务编委(2010)，《国外医学麻醉学与复苏分册》(国际麻醉学与复苏杂志)和《医学新知杂志》常务编委(2004)，《Anesthesia & Analgesia (中文版)》编委(2006)，Anesthesiology(中文版)编委(2007)，《上海医学》编委(2008)。上海市麻醉质量控制中心主任(2010)。

第一负责人承担的科研课题有国家自然科学基金2项,国家九五攻关课题专题、上海市科技重点项目、上海市自然科学基金、上海市科委"白玉兰科技人才基金"国际合作科研项目和上海市卫生局青年基金各1项。

第一完成人获得科研成果5项,第二完成人2项,第四完成人1项。科研成果获奖有：① 硬膜外阻滞对血流动力学影响的临床与实验研究(1999)卫生部科技进步三等奖和上海市科技进步三等奖第二完成人;② 在细胞离子通道水平探讨罗哌卡因和布比卡因的毒性作用(2003)上海市科技进步二等奖,第一完成人;③ 静脉麻醉药对心肌功能的影响及其机制的探讨(2004)上海医学奖三等奖,第一完成人;④ 提高冠心病外科疗效的临床和实验研究(2004)上海市科技进步三等奖,第二完成人。

1997年上海市卫生系统第六届银蛇奖三等奖,卫生局行政记大功一次,1998年入选上海市卫生系统跨世纪优秀学科带头人"百人计划"培养对象。2004年享受国务院政府特殊津贴。

参加编写著作20余部,主编《局部麻醉药》(2009),副主编《肌肉松弛药》(2007)。在专业期刊发表论文130余篇,其中第一作者或通讯作者发表50余篇。

三、历届麻醉科副主任

屈桂莲,黄树仁,周俊成,李士通,王莹恬,张莹。

（苏依丹　李士通）

第二十章
上海交通大学附属第六人民医院麻醉科发展史

麻醉科的建立和发展

新中国成立前,我院手术室仅有手术床2台,工作人员3名。当时的麻醉如开放吸入麻醉由手术室护士担任,蛛网膜下腔阻滞由外科医师自己操作,外科开展的是一般阑尾、疝气等手术,因此麻醉以开放吸入、腰麻、局部麻醉为主。

1956年医院搬迁到北京西路后,麻醉由外科俞暄医师兼管,带领2名麻醉护士成立了麻醉组,手术床由2台扩展到5台。

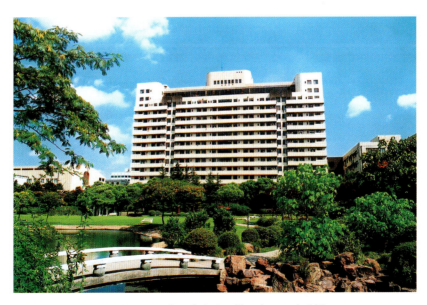

上海交通大学医学院附属第六人民医院院景

1957年开展了硬膜外阻滞麻醉。

1960年以后麻醉种类逐步增多,1961年起开展了臂丛神经阻滞,以肌间沟臂丛神经阻滞应用最多。

1963年我院骨科断肢再植成功,随着手外伤和断肢(指)病人增多,为适应手术需要开展了高位硬膜外麻醉,取得满意的效果。麻醉组工作人员由3名增加到7名。

"文革"开始后,手术麻醉体制被打乱,麻醉与手术室合并。至1972年体制改革后成立手术麻醉科,任命凌云为主任,徐惠芳医师为副主任,分管手术室与麻醉工作。

1970年开展了针刺麻醉,由许国光医师任针刺麻醉组组长。由于针刺麻醉存在的"三关"即松弛、镇痛、安静未能解决,1977年以后就很少应用。

1976年麻醉科工作除临床麻醉外,逐步扩大到急救、心肺复苏、ARDS的急救与治疗。

1977年配合泌尿外科开展了同种异体肾移植手术的麻醉。

1978年开展了心脏体外循环手术的麻醉。

1984年起麻醉科手术室医护分开,徐惠芳医师担任麻醉科主任,麻醉科进一步转向人体生理功能的监测、调节、控制及麻醉合并症的治疗等。

1989年后建立了麻醉复苏室,设立了镇痛门诊,手术床增加到14台,工作人员25名,研究生1名。

1990年起开展术后镇痛技术。

1991年医院整体搬迁至宜山路600号,新医院共有13间病房手术室,3间急诊手术室,1间术中放疗手术室,总手术间达到17间,并建立麻醉临床实验室和ICU病房,ICU拥有10张床位。至此麻醉科已能按照卫生部1989(12)号文件要求发展成为一个二级临床学科。

1995年我科与仁济医院、中山医院及第一人民医院麻醉科合作共建,被列为上海市医学领先专业重点学科,1998年再次入选。

1995年起开展无痛人工流产术、无痛胃肠镜检查技术,初步提出创建无痛医院的设想。

1998年成立了麻醉与镇痛研究室,徐惠芳为主任。

2001年疼痛门诊进行改扩建,新增诊断室3间,治疗室2间,并购置射频治疗仪,红外线微波治疗仪、C臂机等先进设备,疼痛门诊时间也由固定日门诊改为全周门诊。

2002江伟主任从美国UCLA进修回国,带回一些国外先进麻醉技术和理念,陆续开始在科室推广应用喉罩麻醉、困难气道管理等技术以及继续教育工作。

2003年5月4日徐惠芳主任因病逝世享年65岁。

2003年病房大楼手术室开始改扩建,新增手术间6间。

2003年5月江伟博士任麻醉科主任,麻醉与镇痛研究室主任。

2004年疼痛门诊开展了射频治疗技术、脊髓电刺激技术和C臂机引导定位下疼痛治疗技术。

2005年配合普外科开展同种异体肝移植手术的麻醉。

2005年起开展超声引导下外周神经阻滞技术,渐成为本科之常规技术之一。

2005年ICU进行改扩建,新增床位6张,使ICU总床位达16张。

2005年疼痛病房投入使用,疼痛病房共有6张床位。

2005年骨科新大楼竣工,新增骨科手术间9间,至此,手术间有28间。

2007年我科入选上海交通大学医学院重点学科。

2008年按卫生部要求,"疼痛门诊"改为"疼痛科"。

在人员的组成方面,由1956年的1名医师、2名护士发展到至今(2009年底)拥有主任医师 4 名、副主任医师 10 名,副研究员 1 名,主治医师 25 名、住院医师 13 名和麻醉主管护师 2 名,护师 6 名,护士 1 名,工程师 1 名,总计 63 名工作人员的大科室,其中 70% 的医师拥有硕士研究生以上学历。

科室领导人员更迭情况

一、历任麻醉科主任(表 20-1)

表 20-1 历任麻醉科主任

姓　名	年　份	职　务	技术职称	教学职称
俞　暄	1956~1966	组长、负责人	主治医师	
凌　云	1972~1977	手术麻醉科主任	护师	
徐惠芳、孙正庭	1977~1984	副主任	副主任医师	
徐惠芳	1984~2003	主任	主任医师	教授、博士研究生导师
江　伟	2003 年~迄今	主任	主任医师	教授、博士研究生导师

二、科室管理和制度建设

我科由科主任全面负责科室的医疗、教学、科研和行政管理工作。

1. 1956 年开始由麻醉组长或负责人领导本科开展业务工作。

2. 1972 年起由一名副主任负责麻醉科业务和行政管理工作。

3. 1975 年由徐惠芳副主任负责建立科室各项规章制度,明确各级人员和各班职责,并制定了各种麻醉操作常规,使医疗质量得到提高,确保了医疗秩序和麻醉安全。

4. 1978 年起科内聘请刘伯耐、钱玉琴为麻醉科护士长,协助科主任做好实习、进修的带教工作和科内部分行政工作。

5. 1980 年经全市统考,科内有 7 名麻醉士晋升为麻醉师(相当于麻醉住院医师);由科主任、院部聘请刘伯耐为主任助理,协助科主任处理日常事务工作。

6. 1985 年起按临床科室要求建立住院总医师制度,并制定了住院医师培养考核实施细则和科室工作考核细则(包括日常工作量、成功率、麻醉意外发生率、抢救重危病人、新技术开展、科研、教学等 7 个方面)。

7. 1987 年重新修订各项规章制度和麻醉工作常规,使科室管理更趋完善。1989 年起开始进行亚学科建设,至 1991 年临床麻醉、ICU 和疼痛诊疗三个亚学科体系初步建立。

8. 2004 年亚学科实行分管领导负责制,医院分别聘请张晓丽主任医师任临床麻醉负责人,周明主任医师任 ICU 负责人,杜冬萍主任医师任疼痛诊疗负责人,三个亚学科在江伟主任领导下开展日常工作。

9. 2004 年临床麻醉开始分专业组,相继成立心血管麻醉专业组、困难气道麻醉专业组,小儿麻醉专业组、神经外科麻醉专业组、骨科麻醉专业组等 5 个麻醉专业组,科室选派高年资医师担任各组组长。

10. 江伟主任十分重视科室医师基础理论知识的培训工作。2004 年至 2006 年江伟主任利用2年时间,每工作日晨以小讲课的形式,带领科室全体医师学完美国麻醉医师经典读物《麻醉学概要》,并将全书翻译成中文供同行学习。

11. 2008年医院聘任王爱忠为麻醉科临床麻醉副主任。

12. 2010年医院聘任王学敏为ICU副主任,王莉为麻醉与镇痛研究室副主任。

13. 2010年医院聘任江伟主任为临港新城分院主任,王爱忠任麻醉科主任助理、临港新城分院麻醉科执行主任。

业务技术发展

1. 1956年前开展乙醚开放吸入麻醉、腰麻、局部麻醉。
2. 1957年开展硬膜外阻滞麻醉、循环紧闭全身麻醉。
3. 1960年开展臂丛神经阻滞麻醉。
4. 1963年开展高位硬膜外阻滞麻醉、低温麻醉、笑气麻醉、控制性降压。
5. 1968年购置心电图机,对术中心律失常者由麻醉科医师负责监测。
6. 1970年开展针刺麻醉、中药麻醉。
7. 1976年开始对创伤和术后引起的急性成人呼吸窘迫综合征进行治疗,使1例23岁女性病人因创伤后引起急性成人呼吸窘迫综合征,经我科大力抢救后首次获得成功,病人重新恢复了生命。在此基础上,我科对各种原因引起的多器官衰竭进行临床研究,并在国内首例报道。
8. 1977年开展了同种异体肾移植手术的麻醉。
9. 1978年开展了心脏体外循环手术的麻醉。
10. 1982年在仪器设备方面有了较大革新,进口了鸟牌呼吸器3台、心脏急救装置2台、丹麦测温仪1台、经皮测氧仪1台、生命监测仪2台、无创伤心血管监测仪1台、西门子seven900c呼吸机1台、Drager麻醉机1台等,分别应用于呼吸和循环的监测和治疗,改变了过去设备条件简陋的局面,使麻醉质量和水平有了进一步提高。
11. 1989年开展了镇痛门诊工作,受到广大患者欢迎,取得了良好的社会效益和经济效益。麻醉复苏室的建立,保证病人术后苏醒期安全,同时也提高了手术床的利用率。并为成立麻醉科ICU病房,做好术后及外科危重病人的抢救和监护工作打下了基础。
12. 1990年起开展术后镇痛技术。
13. 1995年起开展无痛人工流产、无痛胃肠镜检查技术,初步提出创建无痛医院设想。
14. 1996年开展等容血液稀释技术。
15. 1998年开展术前采血储存,术中自体血回输技术。
16. 2002年起开始应用喉罩麻醉技术。
17. 2003年起科室在仪器设备方面有了更大的投入和更新,购置了纤维支气管镜4台、自体血回输机3台、除颤仪3台、ACT测定仪1台、血气分析仪4台、神经刺激仪3台、温毯仪1台、麻醉深度测定仪2台、可视喉镜9台、超声仪2台、新增各类高档麻醉机32台、呼吸机30台、监护仪60台,为科室开展大量疑难复杂手术的麻醉提供了坚实的物质基础。

18. 2003 年科室第一台自体血回输机开始应用。

19. 2003 年起开展了可视喉镜、纤维支气管镜下气管插管术。

20. 2004 年疼痛门诊开展了射频治疗技术、脊髓电刺激技术和 C 臂机引导定位下疼痛治疗技术。

21. 2005 年配合普外科开展同种异体肝移植手术的麻醉。

22. 2005 年起开展超声引导下外周神经阻滞及深静脉置管技术,标志着我科全面进入可视化麻醉阶段。

自上世纪九十年代,麻醉科各项工作量都呈稳步上升趋势,见表 20-2。

表 20-2　1991～2009 年麻醉科工作量统计表(例/年)

年　份	临床麻醉量	镇痛门诊患者数	ICU 收治患者数
1991	4 888	2 000	53
1992	5 552	2 700	131
1993	5 744	4 785	186
1994	5 655	1 037	233
1995	6 457	862	453
1996	6 297	1 290	430
1997	8 459	1 613	344
1998	9 147	919	569
1999	10 111	1 088	322
2000	10 382	1 327	1 260
2001	10 567	6 870	1 373
2002	12 828	14 550	1 268
2003	12 804	17 615	975
2004	15 638	18 089	1 014
2005	17 697	20 649	1 087
2006	24 568	30 398	1 223
2007	29 789	33 441	1 190
2008	36 578	38 453	1 341
2009	38 679	40 465	1 296

教 学 培 养

1. 对来科的见习生和实习生,都指定带教老师负责制订具体教学计划,安排教学讲课,使他们熟悉或掌握常见麻醉操作和处理,达到理论与实践相结合,并进行出科考试。

2. 接受各地来的进修医师,其中有住院医师、主治医师、副主任医师,从 1979 年至今接受进修医师共 186 名。

3. 1982 年起徐惠芳主任任原上海第二医科大学三部教研室副主任,参加二医三部讲课、上海职工医学院麻醉专业教学、上海高级麻醉医师进修班教学、全国显微外科手再造学习班教学,还参加全国和全军或省、市、地区举办的各种学术会议的讲学等。

4. 重视麻醉专业队伍的建设和发展。自1985年起每个住院医师都按照麻醉科住院医师培养考核实施细则进行分阶段进修、轮转和英语学习等继续教育，使这支队伍在临床实践、专业技能、医学理论和专业外语等各方面均有较好的基础。

5. 经常选派主治医师和高年资住院医师进行专业培养进修和参加短期学习班。

6. 科内定期进行业务学习、重危和疑难病例讨论，以提高理论水平和更新知识。

7. 1989年徐惠芳主任获上海第二医科大学硕士研究生导师资格，同年招收硕士研究生1名。

8. 1999年徐惠芳主任获上海第二医科大学博士研究生导师资格，同时也是我院历史上首位博士研究生导师，同年招收博士研究生2名。

9. 1999年江伟主任获上海第二医科大学硕士研究生导师资格，同年招收硕士研究生1名。

10. 2001年第一期国家级医学继续教育项目《疼痛的临床与基础》开班。

11. 2003年杜冬萍获上海交通大学医学院硕士研究生导师资格。

12. 2004年周明获上海交通大学医学院硕士研究生导师资格。

13. 2005年江伟获上海交通大学医学院博士研究生导师资格。

14. 2005年王爱忠获上海交通大学医学院硕士研究生导师资格。

15. 2005年王莉获上海交通大学医学院硕士研究生导师资格。

16. 2006年王学敏获上海交通大学医学院硕士研究生导师资格。

17. 2006年第一期国家级继续教育项目《超声技术在临床麻醉与疼痛治疗中的应用》开班。

18. 2008年成为卫生部专科医师培训基地，现也是上海市麻醉专科住院医师培训基地。

19. 2009年杜冬萍获上海交通大学医学院博士研究生导师资格。

科研课题、论文、著作和学术任职

一、科研课题、论文、著作

1. 以往工作常局限于临床业务，缺少总结提高，与外界交流较少。自1978年起，我科每年均有论文发表在国内外有影响的杂志上，并在全国或国际麻醉会议宣读，扩大了我院麻醉科在国内外的影响。徐惠芳主任1983年起在《中华麻醉学杂志》、《临床麻醉学杂志》、《中国危重病急救医学杂志》等国内麻醉学权威杂志上发表多篇有关多脏器功能障碍防治的文章，扩大了我院在危重病防治领域的影响。截止到2010年7月底我科共发表统计源期刊论文210篇，SCI收录论文19篇（最高IF4.157），主编、参编著作8部，获得各类课题基金资助20多项。

2. 1987年徐惠芳主任参编《现代麻醉学》。

3. 1995年入选上海市医学领先专业重点学科，1998年再次入选。

4. 1999年徐惠芳主任参编《现代疼痛学》。

5. 2000年徐惠芳主任获市科委重点项目科研基金一项。

6. 2000年杜冬萍博士入选"上海市科委启明星计划"。

7. 2002年徐惠芳主任作为主编之一参编《当代麻醉学》。
8. 2002年王爱忠博士获上海市卫生局青年科研基金一项。
9. 2003年江伟主任获上海市卫生局科研基金面上项目一项。
10. 2005年江伟获上海市科委自然科学基金重点项目一项。
11. 2005年王学敏博士获上海市卫生局青年科研基金一项。
12. 2005年王学敏博士发表科室第一篇SCI收录论文。
13. 2006年杜冬萍博士入选"上海市浦江人才计划"。
14. 2007年江伟主任作为主编之一参编《围术期液体治疗学》。
15. 2008年许涛博士获上海交通大学博士创新基金一项。
16. 2008年江伟主任获教育部博士点基金一项。
17. 2009年王莉博士获国家自然科学基金面上项目一项。
18. 2009年江伟主任获国家自然科学基金面上项目一项。
19. 2009年江伟主任获上海交通大学重大项目培育基金一项。
20. 2009年王莉博士获上海市科委自然科学基金一项。
21. 2009年李颖川获上海市卫生局科研基金面上项目一项。
22. 2009年崔德荣、许涛各获上海市卫生局青年科研基金一项。
23. 2010年王华博士获上海交通大学博士创新基金一项。
24. 2010年王莉博士获上海交通大学医工合作基金一项。
25. 2010年王爱忠博士获国家自然科学基金一项。

二、科室获奖情况

1. 1982年手术麻醉科获上海市卫生局三八红旗先进集体。
2. 1986年徐惠芳主任被评为"上海市三八红旗手"称号。
3. 1990年麻醉科被评为上海市卫生局三八红旗先进集体。
4. 1991年徐惠芳主任被评为"全国综合医院十佳医师"称号。
5. 1992年徐惠芳主任获"政府特殊津贴"。
6. 1999年我科《肠缺血再灌注与多器官功能障碍关系的研究》获上海市卫生局科技进步三等奖。
7. 2004年我科《围术期急性痛治疗的临床研究》获上海市医学科技进步三等奖。

三、学会任职

1. 徐惠芳主任：中华医学会麻醉学分会委员
   上海医学会麻醉专科委员会副主任委员
   《中华麻醉学杂志》、《临床麻醉学杂志》等编委
2. 江伟主任：中华医学会重症医学分会委员
   上海医学会麻醉专科委员会委员兼秘书
   《中华麻醉学杂志》、《临床麻醉学杂志》等编委
3. 杜冬萍主任：中华医学会麻醉学分会疼痛治疗专业组委员

上海医学会疼痛专科委员会副主任委员
上海医学会麻醉专科委员会委员
《中华麻醉学杂志》、《临床麻醉学杂志》通讯编委

4. 周明主任：上海医学会创伤专科委员会委员

国际交往及其他

1. 徐惠芳主任于1978年去多哥共和国友好访问1个月。
2. 1986年上海市学术交流代表团赴日本进行学术交流，徐惠芳任团长。
3. 1988年徐惠芳赴法国毕儿爱医院访问1个月。
4. 1990年徐惠芳作为访问学者赴日本大阪市立大学医学院半年。
5. 2001年江伟作为访问学者赴美国UCLA10个月研修。
6. 2002年至2004年杜冬萍赴美国从事博士后工作2年。
7. 2002年张晓丽、娄强作为访问学者赴加拿大2个月。
8. 2005年至2006年王莉赴美国从事博士后工作2年。
9. 2006年王爱忠作为访问学者赴新西兰奥克兰大学附属医院3个月。
10. 2006年王学敏作为访问学者赴美国北卡罗来纳州大学附属医院3个月。
11. 2006年李颖川作为访问学者赴比利时1个月。
12. 2007年江伟、杜冬萍主任作为访问学者赴澳大利亚学习2周。
13. 2008年焦志华作为访问学者赴新西兰奥克兰大学附属医院3个月。
14. 2008年吴滨作为访问学者赴新西兰奥克兰大学附属医院2周。
15. 2009年曾真作为访问学者赴新西兰奥克兰大学附属医院3个月。
16. 2010年张晖作为访问学者赴新西兰奥克兰大学附属医院1周。
17. 自1979年起派出抗震救灾医疗队，赴外地巡回医疗，到云南、唐山、黑龙江、海丰农场、淮南煤矿和四川汶川、都江堰等地共计20余人次。
18. 1983年至1985年高韵玉医生参加摩洛哥援外医队2年。
19. 1995年至1997年娄强医生参加瓦努阿图援外医疗队2年。
20. 1997年至1999年董维华医生参加摩洛哥援外医疗队2年。
21. 2007年至2009年崔德荣医生参加摩洛哥援外医疗队2年。
22. 2009年至今严海医生参加摩洛哥援外医疗队。
23. 2010年万名柢医生赴云南景洪市人民医院支边医疗6个月。

现任科主任简介

江伟　主任医师，教授

麻醉科主任，主任医师，教授，博士生导师。1993年毕业于上海第二医科大学，获医学博

士学位。任中华医学会重症医学分会委员、上海医学会麻醉专科委员会委员兼秘书,《中华麻醉学杂志》、《临床麻醉学杂志》、美国《麻醉与镇痛杂志》中文版编委。擅长危重病人的临床麻醉、可视化麻醉技术、重症监护治疗与复苏、围术期急性痛治疗,对麻醉药理学研究颇有造诣。获得国家自然科学基金2项,发表SCI收录论文14篇。

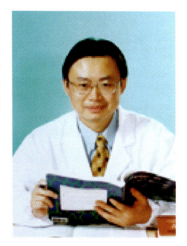

(崔德荣　江　伟)

第二十一章
上海交通大学附属胸科医院麻醉科发展史

上海市胸科医院(上海交通大学附属胸科医院)(图21-1),原宏仁医院的院址,由我国心胸外科创始人顾恺时等于1957年创建,为我国最早建立的以诊治心脏、大血管、胸科疾病为主的专科医院之一。经过半个世纪的发展,目前医院设有12个临床科室和10个医技科室,核定床位680张,每年开展心胸外科手术4 600余例,心脏介入手术2 000余例。医院在肺癌早期综合治疗、气管手术、肺移植术、房颤的内外科治疗及瓣膜置换术等方面居全国先进水平。

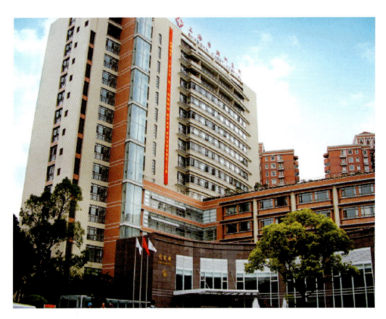

图21-1 上海交通大学附属胸科医院实景

麻醉科历史

一、建院初期

1957年建院同期成立麻醉科,科主任由原上海第一医科大学附属中山医院吴珏教授兼任,原上海第二医科大学附属广慈医院李杏芳教授兼任副主任。在两位知名教授的指导下,王芥子、马毓芳、艾大贞、潘瑜、钱影梅、马毓芬作为胸科医院最早的麻醉专职人员(图21-2)。当时的麻醉方法主要采用气管内插管静脉复合全身麻醉或静吸复合全身麻醉(麻醉诱导主要使用硫喷妥钠、琥珀胆碱或地西泮(安定)、吗啡、琥珀胆碱;麻醉维持主要使用1%普鲁卡因、哌替啶、琥珀胆碱静脉复合液或乙醚吸入)。普胸患者多为肺结核病、毁损肺等,心脏患者主要是先天性心脏病和二尖瓣狭窄、动脉瘤等,期间麻醉科自制了简易导管,在国内首次应用台上支气管插管法,配合外科完成了国内第1例支气管吻合术,同时也是国内最早在胸科手术中应用Carlen双腔管进行肺隔离、实施单肺通气的医院之一,保障了当时大量肺结核、脓胸等湿肺患者的手术安全。在国内较早开展体外循环心脏手术的麻醉,并于1958年集体研制了"多用型连续加压输血装置",为大出血病例输血提供了保障。麻醉科也是医院"全国心胸外科进修班"的教学基地之一,在1958年即接受了来自全国的首批共47名麻醉进修学员,此后除"文革"期间,进修班每年开班,共培养心胸麻醉专业人才467名。

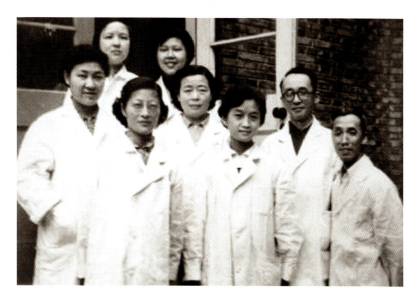

图21-2 我院麻醉科第一代开创者,前排右起:王芥子、吴珏、沈杰、李杏芳、钱影梅、潘瑜、艾大贞、马毓芬

二、20世纪60～70年代

20世纪60年代麻醉数量从建院初期的200例/年增加到800例/年,麻醉质量也明显提高,成功处理了70岁以上、肺功能严重减退患者的麻醉。1966年第一、第二医科大学专家撤离胸科医院。60年代末,在全国、全院开展中西医结合治疗的大环境下,针刺麻醉首先在肺、食管等普胸手术中应用,随后又在心血管外科开展。期间根据200余例针刺麻醉的经验,制定了包括术前宣教、呼吸锻炼、针刺麻醉耐痛测定、临床麻醉方案(穴位处方分析、个体差异性、辅助药物)等方案,同时开展了中药麻醉(汤麻)用于心血管体外手术。

在开展针刺麻醉的高峰期间,1975年起还在高压氧舱下开展了胸心手术,使非体外循环常温下心脏手术获得成功,产生了较大的社会影响,曾因"在针刺麻醉下行体外循环心内直视手术"获全国科学大会奖。1979年麻醉科护士长沈杰在高压氧舱抢救李英病员的过程中因氧舱内快速失压以身殉职，被追认为中共党员和麻醉科医生。

三、20世纪80～90年代

1981年，上海胸科医院搬迁至淮海西路现址，设有手术室8间，其中1个手术室顶部建有观摩台，为教学创造了条件。

1986年，麻醉科成为独立建制的二级学科，由金定炼副主任医师任麻醉科副主任；1988年高天华也被任命为麻醉科副主任。

为配合中央卫生部"7·5"攻关课题——冠脉搭桥，试用大剂量芬太尼麻醉，取得了满意效果，连续89例冠脉搭桥无麻醉意外及死亡发生，为完成该课题作出了贡献。后在总结经验的基础上，在心血管手术中广泛推广了大剂量芬太尼麻醉，并推广至其他危重患者中。期间配合心脏外科，在国内较早成功实施了Bentall手术、单心室、大血管错位等复杂先心矫治术。

面对麻醉器材及仪器来源匮乏的难题，金耀辉等自行设计的张缩式气囊导管不仅获得了卫生局科研成果三等奖，也解决了台上支气管插管的导管问题。金定炼等与无锡医疗设备厂共同研制的多功能人工呼吸机（在无锡通过鉴定）、与绍兴呼吸机厂协作设计和研制的麻醉机、和上海计算机研究所协作研制的无创心功能监护仪等，不仅对围术期患者的监测治疗起到了积极的作用，也缓解了当时麻醉机、呼吸机、监护仪匮乏的矛盾。

1988年金定炼等率先开展了心胸手术期间肺水监测的研究，观察了胸部液体指数作为无创肺水指标的可行性，探索了心胸手术的新型容量管理手段。

20世纪80年代末高天华主任医师担任麻醉科主任。多功能监测仪从科研推向临床，随着麻醉设备的引进，心电图、脉搏血氧饱和度、有创动脉压、中心静脉压成为心胸手术麻醉的常规监测；Swan Ganz导管成功应用于心胸外科手术的危重患者中，扩大了手术适应证，增加了危重患者麻醉的安全性。1993年麻醉科添置了全自动血气分析仪并调专职主管技师丁慧苹至麻醉科工作，专门负责血气分析的测定及质控，为术中内环境监测及调控奠定了基础。

1990年代中期起，新药异丙酚开始在心胸手术麻醉中广泛应用。单肺通气技术保证了胸外科胸腔镜手术的顺利开展。1996年配合心脏外科成功完成了上海市首例心脏移植术及同种异体气管移植术。

20世纪90年代后期，麻醉科将术后患者自控静脉镇痛技术（PCA）应用于临床，并摸索了适应于开胸手术后镇痛的药物配方与剂量，受到了患者的欢迎，解决了开胸手术后严重疼痛的难题，明显降低了与开胸手术后疼痛相关的肺不张、肺部感染等并发症。

为了适应新形势下临床麻醉的需求，麻醉科健全了术前谈话制度，规范了麻醉前访视、术后随访记录，增强了麻醉风险防范意识，有效杜绝了因告知不详所致的纠纷。

近10年来的医教研工作成绩

一、临床工作

2000年由麻醉科负责的胸外科重症监护病室（ICU）正式建立，高天华主任按期查房，麻醉科医生定期轮转负责胸外科 ICU 的日常医疗,确保了我院 ICU 的正常有效运作。2003 年我院心、胸外科 ICU 成为一个独立建制的科室后顺利移交。

医院为了麻醉学科的发展,2002 年引进了学科带头人徐美英教授任麻醉科主任,确立了以医疗工作为中心,医、教、研并驾齐驱发展的学科目标。

麻醉科根据教学医院的医师训练模式,落实住院医生培养计划,坚持基本理论学习制度化,基本技能操作规范化,并针对科室不同层次的医生提出不同的要求,采用请进来、走出去等多种学习与交流的方法,更新了麻醉医生的理念,完善了科室制度、修订了临床麻醉标准操作流程和应急预案,并在引进应用麻醉信息系统的基础上进入了信息化管理的新时代。

目前我院 12 间全层流手术室配备有功能齐全的进口麻醉工作站和麻醉机(Drager 系列麻醉机:Primus 6 台,Zurs 1 台,Tiro 1 台;AD-U 3 台,Blease 2 台)、多功能监护仪(GE 8 套,Sp 4 套,Drager1 套)、每间手术室均配备有靶控输注系统及多道微量注射泵。多种有创及无创监测技术在心胸手术麻醉中更是得到广泛应用,间断或连续心排血量监测(CCO、PiCCO、唯捷流 CCO)、凝血与血小板功能的检测(Sonoclot)、经皮脑氧饱和度监测、脑电双频谱指数监测、血气分析、血乳酸检测等多种手段保证了围术期对患者的各项生命体征进行实时了解。麻醉恢复室床位数为 5 张,拥有多功能监护仪和便携式监护仪、呼吸机、除颤仪等。另外有多套纤维支气管镜、各种可视喉镜等用于肺隔离定位及解决各种困难气道。

科室秉承临床医疗以病人为中心的原则,严格遵循麻醉质控中心要求。倡导并实践"安全、无痛、舒适"的安全身麻醉三阶梯管理原则,追求高质量麻醉,使整体临床医疗水平明显提高。体现在每年安全、有序、高质量地完成 4 600 余例各种心、胸、大血管手术的临床麻醉,其中 800 余例为危重、疑难病例,虽然心胸麻醉风险较大,但通过医护人员的不懈努力,即通过熟练掌握、合理、规范应用各种技术,保证了手术患者的安全,近十年来无麻醉相关死亡、严重不良反应及病家的投诉,也得到患者、手术医生的赞誉。

目前我院麻醉科已经能够常规开展各类心、胸、大血管手术的麻醉,肺移植、心肺移植手术的麻醉,并在不同视频喉镜、不同肺隔离技术的应用、纵隔镜、巨大纵隔肿瘤、气管重建、肺移植等手术的麻醉处理上及开胸手术后静脉镇痛和椎旁阻滞等技术上形成一定的优势,对于大血管介入手术(如动脉瘤腔内隔绝术)、先天性心脏病封堵等手术室外麻醉及严重气道梗阻支架植入的危重患者的麻醉处理也独具特色。

2004 年起我院麻醉科开设了每周 2 次的疼痛门诊,主要致力于解决开胸手术后慢性疼痛治疗及癌痛治疗,并积极将开胸手术后疼痛的早期术前预防应用到临床麻醉中;吴蔚宇副主任医师经华东师范大学心理咨询师培训通过国家考试获得了心理咨询师的资格,在为癌痛患者开展镇痛的同时积极开展心理辅导,获得了良好的效果,癌痛心理治疗的特色正在形成。

2006 年麻醉科搬入新住院病房大楼后启用麻醉信息管理系统,该系统除了可用于采集形成电子麻醉单,还不断改进拓展其功能,使该系统不仅为临床医疗服务,也为科室的行政管理服务,同时为教学、科研提供精确、可贵的临床资料。目前麻醉科的信息管理已走在了全国同行业的前列见表。

表 2005～2009 年手术麻醉及门诊数量

年 份	麻醉总数	PACU 病例数	疼痛门诊
2005 年	2 829	1 925	599
2006 年	3 284	2 336	695
2007 年	3 976	2 815	719
2008 年	4 248	3 243	655
2009 年	4 693	3 623	656

二、科研教学

(一) 教学工作

自 1958 年胸科第 1 期进修班开始，麻醉科承担了每年一期的进修班教学工作；截至 2009 年我科已接收培养各医院共 476 位心胸专科麻醉进修医生。

1993 年经上海第二医科大学批准我院成立麻醉学教研室，高天华主任担任教研室主任、副教授，2002 年起徐美英教授担任麻醉教研室主任。

2005 年起麻醉科开始招收麻醉学硕士研究生，目前已有 6 名毕业，3 名在读。

2006 年起麻醉科成为上海交通大学医学院麻醉住院医生培训基地。

2008 年麻醉科通过国家食品药物监督局考核，正式成为国家药物临床试验机构（麻醉专业）。

2010 年 4 月，我院成为中华医学会麻醉学分会静脉靶控输注技术培训中心，并顺利开展了工作。

(二) 人才培养

我科引入"基于问题式学习"的方法于麻醉教学中，达到教学相长、发展性教育的目的。3 分钟早读制度已经长期坚持，不仅培养了医务人员摘译、表达能力；还扩大了知识面，能够使全体人员了解麻醉学发展的最新动向。目前麻醉科医生系列具有博士学位者 3 人，硕士学位者 11 人，即硕士及以上学位的医生占了总医生数的 1/2 以上；出国（境）培训者 7 人次；到国内其他医院培训学习者 8 人。成功举办或承办麻醉学界学术活动 4 次，每年在麻醉质控中心的检查中均获得高分。目前麻醉科在职人员 25 人，主任医师 1 人，副主任医师 7 人，主治医师 11 人，住院医师 3 人，主管技师 1 人，护师（士）2 人。新一代风华正茂的年轻医生们正在成长。

(三) 科研工作

目前硕士研究生导师 1 名，2005 年起招生。2005 年与胸外科联合申请获得上海市市科委基金 1 项，目前已顺利完成。现有上海市申康医院发展中心《市级医院适宜技术联合开发推广应用项目》一项，正在进行中。经过近年来的探索，根据胸科医院的特点，目前我科已经确定今后的研究方向：① 心、胸手术围术期脏器功能的保护，以进一步降低心胸手术后并发症，提高手术成功率；② 术前心理干预对围术期患者生理应激和认知功能影响的研究，以适应医学模式从单纯生物模式向生物-心理-社会模式的转化，更好地提高麻醉医疗质量；③ 胸科手术围术期房颤的预防与治疗；④ 心胸手术后慢性疼痛的防治，以提高患者术后的长期生存质量。

(四) 奖项

1988 年金耀辉等"张缩性气囊导管在支气管外科中的应用"获上海市卫生局科技进步二

等奖。

（五）课题或项目

1. 2005年徐美英等与胸外科联合获得上海市科委课题《优化老年患者胸部手术围术期呼吸循环管理的临床研究》(54119559)，已完成。

2. 2007年吴镜湘获得上海市卫生局青年基金课题《肺移植缺血再灌注损伤内皮功能紊乱机制的研究》(2007Y28)，已完成。

3. 2010年徐美英等获得上海申康医院发展中心《上海市级医院适宜技术联合开发推广应用项目》——安全身麻醉管理规范技术的推广应用(SHDC12010222)。正在进行中。

（六）历年来发表的论文

《临床麻醉学杂志》30篇；《中华麻醉学杂志》10篇；《上海医学》6篇；《实用疼痛学杂志》2篇；《中华胸心血管外科杂志》1篇；《中国肿瘤临床》1篇；《现代医学仪器与应用》1篇；《中国循环杂志》1篇；《中华现代临床医药杂志》1篇；《上海医药杂志》1篇；《中华医药卫生杂志》1篇；《中国现代临床医学杂志》1篇；《中华器官移植杂志》1篇。

（七）历年来主编或参编的书籍

1. 高天华、张绍昌主编《心胸手术中的心律失常》，上海科技出版社，1984
2. 高天华、邱兆昆、张绍昌主编《心脏外科危重病人处理》，上海科技出版社，1987
3. 金定炼、杭燕南主编《重症监护治疗手册》，上海科技出版社，1988
4. 杭燕南、金定炼主编《重症监护治疗手册》(第二版)，上海科技出版社
5. 金定炼 参编顾恺时主编《胸心外科手术学》，人民卫生出版社，1985
6. 高天华、金定炼参编顾恺时主编《胸部外科手术学》，上海科技出版社，2003
7. 高天华 参编杭燕南主编《当代麻醉学》，上海科技出版社，2002
8. 徐美英、吴东进参编卿恩明主编《心血管手术麻醉学》，人民军医出版社，2006
9. 徐美英、曹晖参编杭燕南主编《当代麻醉药理学丛书》，世界图书出版公司，2008
10. 徐美英、曹晖参编陈煜主编《小儿麻醉学》，人民卫生出版社，2010

现任科主任简介

上海交通大学附属胸科医院麻醉科现任主任徐美英主任医师，硕士研究生导师。上海医学会麻醉专业委员会委员、创伤学会委员，中华医学会麻醉学分会心胸学组副组长，《中华麻醉学杂志》、《临床麻醉学杂志》编委，美国《麻醉与镇痛》中文版、《肿瘤》杂志的编委，发表论文60余篇，参与了10多部专著的编写。

徐美英教授1984年毕业于第四军医大学，曾留学日本，她长年工作在临床第一线，刻苦好学，精益求精，积累了丰富的临床经验。特别擅长于心脏、血管、胸外科危重、疑难患者的临床麻醉，倡导"安全、无痛、舒适"的临床麻醉管理新理念，努力做到"病人满意、术者满意及麻醉者自身满意"。善于从临床工作中发现问题进行科学研究，在心血管麻醉、胸科麻醉、心肺移植、危重病人的麻醉处理及手术中脏器保护上形成自己的特色，并积极实施推进麻醉信息系统应用于心胸麻醉和科室管理中，在教学中采用"基于问题式学习"的教学方法，培养了许多优秀医生。

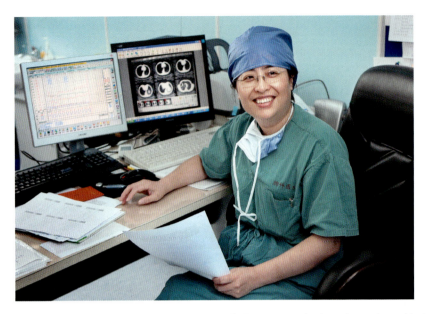

徐美英教授在第二军医大学附属长海医院工作期间,主要负责研究心脏、血管及危重患者的麻醉管理,开展了复杂先天性心脏病手术的麻醉、颈动脉手术的麻醉与脑保护、大动脉瘤腔内隔绝术的麻醉与围术期处理、CPB 下及 off-pump 冠状动脉搭桥术的麻醉管理、深低温停循环脑分离 CPB 下主动脉弓置换术的麻醉管理、低流量紧闭麻醉用于心脏手术、心脏手术中凝血及血小板功能变化的研究等工作,为长海医院心胸外科和血管外科及其他相关科室危重病人的手术提供了安全保障,并为长海医院心胸外科及血管外科的发展作出了重要贡献,且培养了一批麻醉专业人才。她曾作为第 1 申请人获得上海市自然科学基金项目及军队医药卫生基金资助,完成了静脉麻醉药对心肌缺血再灌注损伤的保护作用及其机制的研究。

2002 年至上海市胸科医院工作后主要负责提高心、胸手术患者麻醉安全的研究,开展了肺移植麻醉相关的研究,并获得了临床单肺及双肺移植麻醉的成功;胸外科老年患者围术期优化处理的研究,包括术中液体管理及术后镇痛;麻醉信息应用于临床麻醉及科室管理;药物临床试验专业申请,根据 GCP 精神,规范科室管理与各项操作;"基于问题式学习"应用于临床教学;麻醉相关应急预案的制定与实践;心理干预对胸科手术前患者生理应激和认知功能的影响等工作。

作为课题负责人之一,徐美英教授完成了市科委课题《优化老年患者胸部围术期呼吸循环管理的临床研究》,2010 年获得申康医院发展中心《市级医院适宜技术联合开发推广应用项目》一项;作为主要参与者之一,获得军队医疗成果一、三等奖,军队科技成果三等奖。

(曹　晖　徐美英)

第二十二章
上海交通大学附属儿童医院麻醉科发展史

上海交通大学附属儿童医院(又名上海市儿童医院)是由我国著名的儿科专家富文寿及现代儿童营养学创始人苏祖斐等前辈于1937年创办的上海难童医院,1953年更名为上海市儿童医院,2005年成为上海交通大学附属医院。

上海市儿童医院是一所集医疗、保健、教学、科研、康复于一体的三级甲等综合性儿童医院,设有儿科类全部专业,核定床位300张。目前年门诊量逾90万人次,年住院病人逾1.5万人次,年手术人次近8 000例。

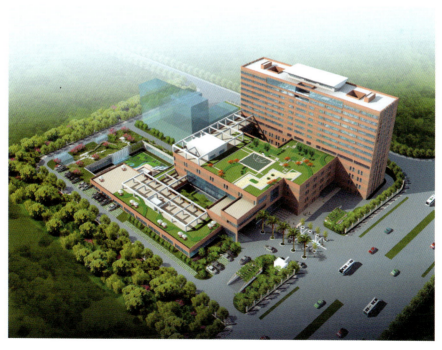

上海交通大学附属儿童医院全景图

近年来随着外科的快速发展,医院手术量大幅度上升,危重症患儿增多,如复杂先天性心脏病、各种肿瘤、气道梗阻、严重外伤等,麻醉科在大量临床实践中积累了丰富的经验,做到无麻醉死亡率,为外科的快速发展保驾护航,作出了自己的贡献。

发 展 简 史

1954年6月上海市儿童医院建立小儿外科（是当时国内唯一设小儿外科的儿童专科医院），并编写了国内第一本小儿外科专著《小儿急腹症》及小儿外科护理学专著。外科建科初期无专职麻醉人员，由护士兼任，另聘外院麻醉医师为顾问。护士陈宁娟、陈翠珍进修麻醉后，才有了较为专业的麻醉工作人员。1962年上海第二医学院毕业生汤惠君医生分配来院，经培养后成为医院第一位麻醉医师。

20世纪70年代末，医院心胸外科开展体外循环下心内直视手术，为了跟上麻醉学科和外科手术的发展步伐，医院又选派外科临床医师邵世昌同志赴胸科医院进修麻醉专业。邵世昌医师回院后，先组成麻醉小组，并于1982年成立麻醉科，由邵世昌医师负责。1987年，邵世昌正式被聘任为麻醉科主任。1990年10月，邵世昌医师赴美国学习，1991年11月回国。回国后邵世昌医师更加忘我地工作，但不幸于1992年7月患肝癌去世。邵世昌医师对我院麻醉科的创建和发展付出了辛勤的劳动，作出了很大的贡献。去世后，被追认为院优秀党员，院党委号召全院党员和职工学习邵世昌主任的优秀品质和奉献精神。

邵世昌主任在职期间，在内外科、检验科、护理部的配合下，麻醉科对"围术期和急性呼衰时呼吸机的应用"做了深入的探讨并进行总结，所写的论文在全国儿科急救会议上进行了交流，并发表在《中华儿科杂志》。邵世昌主任还参加了《婴儿先心手术前后的处理》、《小儿危重症急救》、《麻醉机与呼吸器》等著作的编写或翻译。

邵世昌主任不幸逝世后麻醉科在科主任郑琼枝领导下艰难地向前发展。

1998年7月郑琼枝主任退休后，金泉英医师担任麻醉科主任。2000年3月麻醉科在金泉英主任的领导下建立了麻醉恢复室，同年7月开始开展小儿术后镇痛业务。

麻醉科现况

上海市交通大学附属儿童医院、上海市儿童医院麻醉科目前拥有5间手术室，12位麻醉科医师和1位麻醉科护士。其中高级职称3名，中级职称4名。近年来每年承担各类择期、急诊及门诊手术麻醉7 000余人次。擅长小儿心胸外科、新生儿外科、神经外科、普外科、泌尿外科、耳鼻咽喉头颈外科、骨科手术的麻醉以及需要麻醉科参与的心导管检查及介入治疗、内镜检查及治疗时的麻醉。从急腹症、巨结肠、胆总管囊肿、膈疝到食道闭锁，从畸胎瘤、肾母细胞瘤到肝脏肿瘤、肾上腺肿瘤（嗜铬细胞瘤），从颅脑手术、脊柱手术到肝脾破裂、脑外伤、气道异物、气道梗阻等急危重患儿手术，以及从一般的先心病、肺囊肿、漏斗胸到纵隔肿瘤、复杂先心，积累了比较丰富的临床经验。目前麻醉科业务除临床麻醉外，还设有麻醉复苏室进行麻醉后苏醒的监测与治疗，参与院内急救，开展术后镇痛。麻醉科近年来在核心期刊发表论文十余篇，负责院级课题3项。主要开展麻醉深度监测、经骶管连续硬膜外阻滞、联合麻醉及新的麻醉药、麻醉方法的研究。

近年来麻醉科还参与上海交通大学医学院实习同学的讲课,每年带教上海医疗器械专科学校的学生实习,接待来自贵州、内蒙古等省医疗对口单位麻醉医生的进修。

现任科主任简介

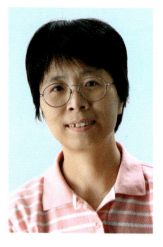

金泉英医师,女,汉族,1965年12月出生,医学硕士,主任医师,现任上海交通大学附属儿童医院麻醉科主任、中华医学会麻醉学分会小儿麻醉学组委员。1989年上海第二医科大学儿科系毕业,获医学学士学位;2004~2007年就读于上海交通大学医学院获医学硕士学位。主要研究方向为小儿临床麻醉。自1989年毕业至今从事小儿麻醉工作20余年,积累了大量的临床经验,尤其擅长小儿心血管麻醉、新生儿麻醉、危重小儿的麻醉。曾成功主持完成连体新生儿、婴儿分离术麻醉2例。近年来承担小儿先天性心脏病体外循环直视手术的麻醉数百例,其中小年龄、低体重的复杂心脏病患儿占较大比重。成功完成十几例小儿肾上腺肿瘤(包括嗜铬细胞瘤)、多例婴幼儿气道梗阻等许多危重疑难病例的麻醉。2008年带领麻醉科全体同志一起圆满完成汶川地震受伤儿童的医疗任务。在核心期刊上发表第一作者论文10余篇。

(金泉英)

第二十三章
上海交通大学附属国际和平妇幼保健院麻醉科发展史

上海交通大学附属国际和平妇幼保健院(图23-1)是1952年由前国家名誉主席宋庆龄女士以她荣获的"加强国际和平"奖金,为保护妇女和儿童的健康所创建的一所妇幼保健医院。

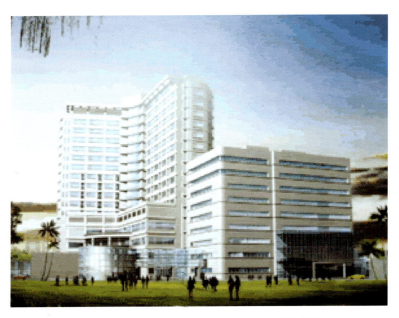

图23-1 上海交通大学附属国际和平妇幼保健院

50多年来,医院遵循"实验性、示范性、加强基础科学研究"的方针和"全心全意为妇女儿童服务"的宗旨,逐步发展成为一所集医疗、保健、科研、教学为一体的三级甲等妇产科专科医院。2006年成为上海交通大学附属医院。

目前,医院共有核定床位370张,年门急诊量约80余万次,年住院病人约2万人次,年分娩量超过1万人次。医院的孕产妇的高危妊娠率占75%,危重病例抢救成功率达97.97%,围产儿死亡率一直保持在3‰~4‰,接近发达国家医疗水平。

麻醉科在医学和科学技术发展及临床工作的需要下建立起来,经过50余年几代人不懈的努力,加强科室建设,拓宽工作领域和范畴,培养专业人才,队伍日益扩大,业务水平不断提高,取得了很大成绩,成为医院重要的临床科室。

麻醉科的建设与发展

一、麻醉科的组建

20世纪50年代,保健院只有一间手术室,只能开展简单的手术,如人工流产、阴道小手术、卵巢囊肿切除术等。和当时大多数医院一样,麻醉隶属于手术科室的管理,由产房护士长张瑞雯兼任麻醉,产房主任进行监管。

1965年起,我院与上海针灸研究所和上海龙华医院协作,开展针刺麻醉下腹部输卵管结扎获得成功,1972年为适合针刺麻醉发展的需要,解决麻醉镇痛不全的问题,医院决定把针刺麻醉组和麻醉组合并,成立麻醉组,由中医和麻醉人员开展日常麻醉工作。麻醉组仍属于手术科室管理。

1994年,保健院参加上等达标创三级甲等专科医院,原归属妇科管理的麻醉组成为独立的临床科室——麻醉科。

2001年始,为推进妇产科麻醉的亚学科发展,科室设立产科麻醉组和妇科麻醉组。2009年科室为加强麻醉质量控制,达到各类麻醉必须监测到位的质控要求,建立麻醉质控小组,强化医疗质量管理。

二、仪器设备完善

手术室是从一间简陋的房间发展至今天具有现代化设施配备的10间,从1958年购置了第一台麻醉机到每间手术室均有麻醉机,从监护靠血压计、听诊器的年代已发展到多功能生命体征监护仪;在1994年,随全身麻醉的增加,还开设了麻醉恢复室,床位3张。在2009年为加强麻醉质量控制,加强麻醉安全,科室引进网络麻醉中心监控。

目前,科室设备主要包括德国Heyer麻醉医生工作站1台,Drager麻醉机1台,Ohmeda、Avance麻醉机4台,Blease麻醉机4台,Philips多功能麻醉监护仪10台(含呼末二氧化碳监测),Spacelabs多功能麻醉监护仪6台,肌松监测仪1台,全自动血气生化分析仪1台,呼吸机1台,除颤器1台,微量注射泵10台,脑频谱麻醉深度(BIS)监测仪器1台等。由此,麻醉科在近60年间完成了从无到有,从小到大的飞跃式发展历程。

三、人员的组成

建院初,没有专职麻醉人员;医院派出最早的一批麻醉人员产科主任邵延龄和产房护士长张瑞雯赴中山医院麻醉科进修学习,此后又陆续安排麻醉护士等到中山、瑞金、长征、市六医院进修,到了1965年才由张瑞雯负责麻醉。

20世纪70年代开始,原有的由护士担任麻醉的时代逐渐退去。陆珏、徐正仪通过卫生局考试,晋升为医院第一批专职麻醉医生,曾分别担任麻醉组负责人。1986年,本科学历麻醉医生进入科室。在随后的20年间麻醉科结构进一步调整,原有的中专护士全部调离麻醉岗位,一批具有本科学历的年轻医生和综合性医院工作经历的医生陆续进入科室工作。至此,麻醉科人员的梯队结构逐渐形成,到1990年麻醉科共有主治医师5名、住院医师4名、麻醉护士2名,科室工作人员基本素质和基础知识不断得到提高。1994年，麻醉组改为麻醉科，当时科室负责人吕明在科室创建、诊疗常规、制度的制定落实、麻醉人员的培养等工作中发挥了较大的作用。

1999年，为提升科室医教研水平，加强医疗质量的安全管理，医院引进主任医师余大松，在他的带领下，科室各项医疗规章制度逐渐完善，各项常规及应急预案逐步落实，技术和理论水平得到提高，逐步将麻醉科医疗及科研水平带上了新的台阶。

2000年以后，科室在人才培养上定于培养临床型和科研型复合型人才，科室不断招聘本科和硕士生，大部分医师被选派到到综合性医院进修学习半年到一年、加强新进住院医师的培训学习、建立总住院医师制度、开展主治医生技能和理论考核、临床病例讨论及学术交流等一系列学习培养制度，强化了理论及操作能力，在临床麻醉处理及危重疑难病例的救治方面得到进一步提高。

目前，麻醉科共有医生18人，其中主任医生1人，副主任医生5人，主治医生7人，住院医生5人，学历结构均为本科及其以上学历，其中硕士研究生3人，在职研究生5人，银蛇奖提名1人。

近60年来，科室麻醉人员从"三无"："无高职称、无高学历、无系统化理论水平"到目前的人才梯队和学历结构日趋合理和完善。

临 床 麻 醉

一、椎管内阻滞

建院初，麻醉主要方法为乙醚开放吸入麻醉、局部麻醉和腰麻。1965年，徐正仪医生在综合性麻醉科进修学习后引进硬膜外麻醉，由于硬膜外麻醉效果显著的特点，逐步替代了腰麻，使其成为我院1999年以前主要的麻醉方法，广泛应用于剖宫产手术、妇科手术、乳腺手术。2000年我院开展了腰硬联合麻醉，由于其起效快、肌松佳、麻醉效果好、用药量小、微小穿刺孔不引发硬膜穿破后头痛症状等优点，已成为我院剖宫产手术的主要麻醉方法。

常使用的局部麻醉药依次有普鲁卡因、丁卡因、布比卡因、利多卡因、罗哌卡因。

二、针刺麻醉的应用

针刺麻醉，兴起于20世纪60年代，盛行于70年代，由我国中医工作者的首创，具有鲜明的时代特色。20世纪70年代是国内的针刺麻醉研究和应用热潮，我院的针刺麻醉在妇产科手术中的应用取得了显著成绩。

1965年起，我院与上海针灸研究所和上海龙华医院协作，开展针刺麻醉下腹部输卵管结扎获得成功，1972年为适合针刺麻醉发展的需要，解决麻醉镇痛不全的问题，医院决定把针刺麻醉组和麻醉组合并，成立麻醉组，由中医和麻醉人员开展日常麻醉工作。针刺麻醉手术具有安全简便、经济、有效等特点，但是由于镇痛不全，临床上多以硬膜外用药减轻疼痛，1984年以后逐步被药物麻醉所取代。

三、全身麻醉

我院以下腹部手术为主，因此20世纪90年代以前，连续硬膜外阻滞麻醉是最常用的麻醉方法,全身麻醉开展时间较晚,技术、设备等相对落后于其他综合性医院,以使用简单的乙醚开放滴入、静脉普鲁卡因复合麻醉、氯胺酮静脉为主。

在20世纪70年代末,美国腹腔镜协会主席Philips教授到我院传授妇科腹腔镜检查先进技术,这项技术逐渐应用于临床,用于急慢性腹痛、腹内性质不明的包块、宫外孕与子宫畸形的诊断,还可以进行绝育术、活组织检查等,为配合手术,开展了静脉麻醉,主要由徐正仪担任。1990年日本国仙台市今泉产妇人科医院医学博士今泉英明在我院施行输卵管配子移植术示范,这一手术对麻醉镇痛和腹部肌肉松弛提出较高要求,需气管插管全身麻醉,此次麻醉在孙大金教授指导下由陆珏、徐正仪担任,麻醉获得成功,这位不孕症患者于次年喜得一子。此后,随着妇科腹腔镜手术、乳腺疾病手术,包括乳腺癌根治术的拓展,静吸复合全身麻醉大量增加,气管内插管麻醉技术日益成熟,改变了以往硬膜外麻醉为主的单一格局。

2001年喉罩应用于困难气道,保证了气道安全;2009年引进Frova导管,使困难插管发生率大大减少。近几年来,还开展了喉罩全身麻醉、喉罩复合硬膜外、气管插管复合硬膜外、血浆靶控全凭静脉麻醉选择性应用于临床,使患者更为舒适,手术更满意;同时,PACU建立,使全身麻醉后患者的恢复更安全。到2009年,我院妇科手术全身麻醉比例达到了46%。

全身麻醉的发展依赖于麻醉药物、设备和技术的发展。常用的药物按时间顺序依次为硫喷妥钠、普鲁卡因、司可林、乙醚、安氟醚、芬太尼、异丙酚、异氟醚、维库溴铵、罗库溴铵、顺苯阿曲库铵等。麻醉设备方面,如现代化麻醉机、多功能监护仪(呼吸、循环、体温、肌松、中心静脉、有创动脉压、呼气末二氧化碳、麻醉气体浓度监测等),为临床麻醉提高了更为高效、安全、舒适、平稳的麻醉。在2010年,一例宫外孕患者行全身麻醉下腹腔镜手术,在呼吸末CO_2和体温监测下,及时发现并成功救治了恶性高热麻醉并发症。

四、剖宫产麻醉

建院初期,剖宫产多为急诊手术,局部麻醉、单次蛛网膜下腔麻醉为主要麻醉方式。20世纪60年代末,硬膜外广泛应用于剖宫产麻醉。70年代为针刺麻醉时期,但大部分效果不好的病人往往辅助硬膜外麻醉。80年代初,硬膜外麻醉逐渐替代针刺麻醉。90年代后期至今,腰硬联合麻醉穿刺针的引进使腰硬联合麻醉成为剖宫产的主要麻醉。

气管内插管全身麻醉用于剖宫产始于20世纪90年代末,过去椎管内阻滞不全的患者加用氯胺酮辅助,椎管内麻醉禁忌证者以局部麻醉辅助镇静镇痛药(胎儿娩出后)为主。随着全身麻醉技术的提高、麻醉药品的发展以及正确的药物选择对新生儿影响的减少,全身麻醉剖宫产技术日趋成熟。但是,椎管内麻醉对剖宫产手术具有明显的优点,使全身麻醉剖宫产仍不到剖宫产麻醉总量的1%,主要用于椎管内麻醉禁忌、紧急危重病人的麻醉选择。

由于产科麻醉的特点,给麻醉带来较大的风险,尤其当产妇存在有合并症、并发症,如子痫、重度子痫前期、合并心衰、肺水肿、多胎、死胎、胎盘早剥、前置胎盘、羊水栓塞等危重疑难病例时,处理往往要关注母婴双方的安全,在麻醉的选择、术中监测管理、急救处理方面要求较高。在2005年成功实施了一例58岁,辅助生育后多胎妊娠、合并肾病综合征的患者剖宫产麻醉;2007年顺利完成一例4胞胎妊娠剖宫产的麻醉;多次成功抢救重度子痫前期肺水肿;2009年成功抢救产后失血性休克一例,出血量多达16 000 ml。

疼 痛 治 疗

一、分娩镇痛

1995年,我院第一例分娩镇痛是麻醉医生赵普文为其妻子实施的。在1997年,科室抽调专人专职开展分娩镇痛的临床应用和科研工作,参与产房查房、硬膜外间断用药、持续监测至分娩结束。

2000年,在医院的大力支持下,科室着力于规模化开展分娩镇痛工作。孕妇学校开课宣传分娩镇痛,开设麻醉门诊进行分娩镇痛咨询。2001年,由于硬膜外间断给药工作量大,疼痛控制有波动,引进电子镇痛泵进行患者自控分娩镇痛,同时和产房导乐合作,取得了满意的镇痛效果,科室开始提供24小时分娩镇痛服务。此外,对部分特殊要求的患者提供了氧化亚氮(笑气)吸入镇痛,对产疼剧烈的患者给予快速减轻疼痛的腰-硬联合镇痛,使分娩镇痛工作得到不断深入和完善。

截止目前,累计分娩镇痛的数量约达11 000余例,分娩镇痛率接近40%。

二、门诊日间手术和麻醉门诊

医疗发展越来越趋向于人文关怀,在注重医疗过程的安全性同时,对医疗过程的舒适性提出了更高的要求。

(一) 日间手术的麻醉

1997年始,随着异丙酚在中国市场上市,麻醉科在门诊手术室开展异丙酚静脉麻醉下无痛人流术,因起效快、安全、舒适、不良反应小,随后广泛应用于门诊的各类手术中,如宫颈LEEP术、宫腔镜手术、取环、诊刮等。此项工作的开展得到了广大患者的认可,在2001年获得了我院第一届"建功立业"奖。2004年,科室又推出了医院生殖中心的无痛卵泡穿刺。到目前为止,无一例麻醉不良反应发生。

(二) 麻醉门诊

2000年,科室开设每周三次的麻醉门诊,主要为患者提供分娩镇痛咨询、住院病人筛选以及术后麻醉并发症的随访;2008年,麻醉门诊又将三次增至每天开设;2010年贵宾病区开设VIP麻醉门诊,主要提供疑难病人的麻醉前咨询及术前访视工作。这项工作为无痛工作的宣传和临床麻醉安全保障起到了重要作用。

三、术后镇痛

以麻醉管理的术后镇痛在我院开始于1995年,当时以吗啡小剂量硬膜外单次注射为主。2001年以后,随着术后镇痛微量泵技术的发展和对术后镇痛安全意识的提高,为满足患者需求,开展了病人自控术后镇痛(PCA),主要有PCEA和PCIA,药物的使用从经典的吗啡到新型阿片类药品和其他镇痛类药物如舒芬太尼、布托啡诺、曲马多等。目前,术后镇痛占临床麻醉总量的近60%。术后镇痛的使用有效地减轻了患者术后疼痛,减少了术后并发症(如肺不张、肺部感染、心脑血管意外、静脉栓塞等)的发生,缩短了住院日程,促进了患者早日康复,获得了广大患者的认可,在 2002 年再获医院"建功立业"奖。

麻醉科医疗业务

目前保健院拥有床位 370 张,手术室 10 间,以产科、妇科、乳腺科、计划生育科手术为主。从 2000 年以来,年手术量由 2 000 例发展到 10 000 多例,平均日麻醉手术病人达 40~50 例,全身麻醉占临床工作总量 21%,腰硬联合麻醉占 50%,硬膜外麻醉占 25%。到目前为止,腰硬联合麻醉 35 000 例;分娩镇痛 11 765 例;病人术后自控镇痛 47 000 余例。

日常麻醉工作涉及手术麻醉、门诊日间手术麻醉、分娩镇痛、术后镇痛、术后恢复管理、麻醉门诊、辅助生育麻醉、急诊危重病例抢救等。10 余年间,麻醉科重大医疗事故为零。并且一直保持着麻醉相关的围手术期病人死亡率为零。

目前,麻醉科已全面展开全凭静脉麻醉、吸入麻醉、静吸复合全身麻醉、硬膜外阻滞麻醉联合全身麻醉、脊麻、硬膜外麻醉、硬—腰联合麻醉、靶控静脉输入麻醉、喉罩全身麻醉等麻醉方式,主要监测有心电图、无创血氧饱和度(SpO_2)、有创动脉压、中心静脉压、呼吸末二氧化碳($Pet-CO_2$)、麻醉气体、体温、麻醉深度(脑频谱 BIS)等,大大改善了麻醉技术及监测的单一性,提高了麻醉的安全性。

教 学 和 科 研

一、教学

麻醉科的教学工作主要是科室的住院医师培养,采取老师指导/辅导与自学、理论与实践、模拟与现场相结合的方法,培养住院医师的动手和处理能力;通过参加临床研究设计和 SCI 期刊论文写作与发表培训班及各类参加学术会议、典型论文的阅读,提高论文撰写和科研设计能力;通过临床特殊病例讨论,举一反三,提高分析、判断、综合处理能力,同时进一步了解本学科的进展。9 名住院医师中已有 4 位晋升为主治医师。科室还接收宁夏北海市、山东邯郸县、贵州毕节地区妇幼保健院、贵州镇远县人民医院麻醉进修医生 4 人;接收中山医院麻醉科住院医生的妇产科麻醉的轮转与教学工作 6 次。

二、科研

1980 年起,医院与中国科学院上海生理研究所协作,从神经和经络两方面着手,探索出解决腹部手术中针刺麻醉难关的有效穴位。历年来针刺麻醉手术发表的论文有"针刺麻醉全子宫切除手术中中穴的研究"、"以血中雌二醇、孕酮预测针刺麻醉效果的临床研究"等论文 20 余篇,其中"针刺麻醉全子宫切除手术中中穴的研究"1986 年获得上海科学技术进步三等奖。"针刺麻醉下腹部输卵管结扎"获得中医中西医结合成果奖。20 世纪 90 年代末到目前为止,科室从事的研究有《硬膜外分娩镇痛临床观察》、《心理干预联合咪达唑仑对不孕症宫腹腔镜手术患者心理应激反应的影响》、《可行走硬膜外分娩镇痛的可行性研究》、《重度子痫前期产妇围手术期心排量、胸部液体含量变化的研究》、《腰硬联合麻醉对子痫前期剖宫产产妇呼吸循环的影响》、《新斯的明对残余肌松作用的安全性研究》、《长期连续硬膜外阻滞治疗重度子痫前期的研究》、《右旋美托咪啶与异丙酚、咪达唑仑在术中镇静应用的比较》、《小剂量腰硬联合麻醉用于重度子痫前期剖宫产麻醉的可行性研究》等。在CN级各类刊物发表论文30余篇,会议交流论文40余篇。

■ 三、国内学术活动与对外交流

在学术活动上,早在1965年至1984年,就针刺麻醉科室先后派出陈美朴、张代时和徐正仪参加第一、第二届全国针刺麻醉大会,并在会议上宣读论文。此后,科室不断选派医生参加各项学习班和麻醉学术会议,在2006年首次在全国麻醉学年会进行专题报告《产科椎管内麻醉并发症》;在2001年以后,先后有8人到韩国三星医院麻醉科参观学习与交流。科室还参加了重要的国际性麻醉学术会议(主要有ASA麻醉年会、欧洲麻醉年会、世界麻醉医师年会、亚澳麻醉年会);在2009年为了进一步加强与国际学术交流,本院召开了上海地区首届"2009上海国际产科麻醉论坛",2010年召开了"2010中美产科麻醉专题报告会",通过交流来提高产科麻醉的学术水平、拓展麻醉先进技术。现已确定在2011年科室与美国西北大学麻醉科合作开展"无痛分娩中国行"上海站活动,为分娩镇痛的宣传普及做好引导和培训工作(图23-2)。

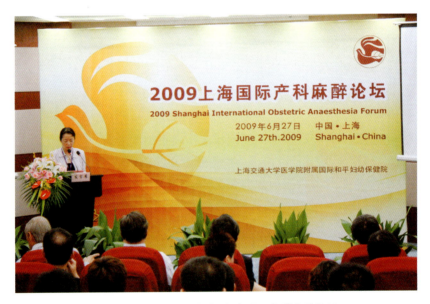

图23-2 开展国际交流-上海国际产科麻醉论坛

■ 四、结束语

回顾过去,在一代又一代国际和平妇幼保健院麻醉人的不懈努力下,伴随着麻醉技术、设备、药品的飞速发展,依托宋庆龄开办的妇产科专科医院的品牌,麻醉科逐步成长与发展起来,不仅摆脱了手术科室的附属地位,晋升为一级临床学科,同时在临床麻醉、基础理论、科研教学、疑难危重病人救治等方面取得了突出的成绩,真正成为医院的重要科室。

在下一个麻醉事业飞速发展的进程中,我们将始终铭记胡锦涛总书记在2008年中国福利会成立70周年上的寄语:"怀仁爱之心,倾全部之力,始终全心全力为妇女儿童服务!",不断发展宋庆龄的事业,加强科学研究,提高学术水平,严把医疗质量关,不断科技创新,推崇人性服务,发扬团结、严谨、创新的作风,共同创造安全、舒适、和谐的医疗环境。

现任科主任简介

余大松,男,本科学历,学士学位。现任上海交通大学附属国际和平妇幼保健院麻醉科主任、主任医师。从事麻醉事业近30年,具有丰富的疑难危重病人麻醉、加强监测治疗、分娩镇痛等临床经验。现任上海医学会麻醉专业委员会委员、上海妇产科麻醉学组组长、中华医学会麻醉学分会妇产科麻醉学组成员、世界疼痛医师协会中国分会分娩镇痛专业委员会委员,《中华现代妇产科学杂志》《中华中西医杂志》专家编辑委员会编委。

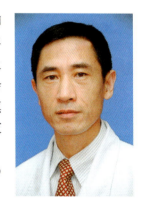

(余大松)

第三分篇　第二军医大学系统

第二十四章　第二军医大学附属长海医院麻醉科发展史

第二军医大学第一附属医院即长海医院(图24-1),是一所集医教研为一体的现代化大型综合性医院。医院设有建制科室50个,展开床位2 000张,其中手术科室共有住院病人床位超过1 200张。

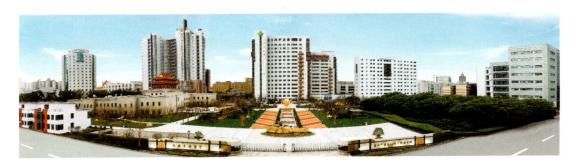

图24-1　第二军医大学附属长海医院全景图

麻醉科的发展和壮大

在建院初期,并无麻醉科的建制。手术病人的麻醉,局部麻醉与腰麻由术者自行实施,全身麻醉每3个月由一位高年资住院医师轮流实施,指派实习医师观察并记录术中病情,兼管术中输血输液,他们均听从手术医生的指挥,一切由手术医生负责。

1952年,随着各科手术数和手术种类的增加,日益显示出麻醉的重要性。所以委派当时的外科医生,助教王景阳去中山医院麻醉科师从吴珏教授学习麻醉,同年8月回院后即由他负责,带领一名医师、一名护士组成了三人麻醉组。从此,除局部麻醉外,所有麻醉包括术中输血输液均由麻醉组负责实施和管理,改变了过去任意指派和无专人负责的现象,1960年至1961年增加了2名医师及5名护士,麻醉科正式成立,直属医院领导,王景阳医师为主任。1979年麻醉科成为二级临床科室,建立和完善了一整套麻醉科的规章制度,王景阳医师可谓是长海医院麻醉科的奠基人。当时麻醉科的人员组成是以护士改做医生的人员为主,在建科后的二十年时间里,这些同志为完成全院的手术麻醉工作,保持麻醉科持续发展,作出了不可磨灭的贡献。至1980年后,科室人员变化较大,有2名调离医院,7名相继退休,与此同时补充了一批大专、本科毕业生和研究生等,全科人员增至15人,人员结构也转变为以医生为主。1981年,刘树孝任麻醉科副主任。20世纪90年代后,王景阳教授退休,1992年刘树孝任麻醉科主任,于布为任副主任,1996年于主任转业至瑞金医院,同年,邓小明任科副主任,并开始全面主持科室工作,1996年初熊源长教授任主任助理。1997年刘树孝教授进专家组,邓小明教授任科主任,徐美英教授任科副主任,2003年徐副主任转业至上海市胸科医院。2003年底熊源长教授、朱科明教授任科副主任,期间每年都有本科生及研究生毕业分配来麻醉科,为麻醉科注入了新鲜血液,麻醉科人员队伍不断壮大,人员素质不断提高。1980年麻醉科为硕士授予单位,2001年又被授予博士点。至目前科室医生中硕士和博士占30%以上,其中中级职称以上人员占30%以上,副高及正高级职称人员有10名。

经过50余年的发展,长海医院麻醉科形成自己的专业技术特色,不但保证了每年数以万计患者手术中的安全和手术的顺利完成,并建立了ICU,保障了患者手术后的早期恢复。多年来,从未发生麻醉事故。此外,由于长期参与患者的生命支持和抢救工作,麻醉科ICU在抢救危重病人和严重创伤病人方面取得了一定成果。下面从医教研三个方面回顾麻醉科50余年的科室发展史。

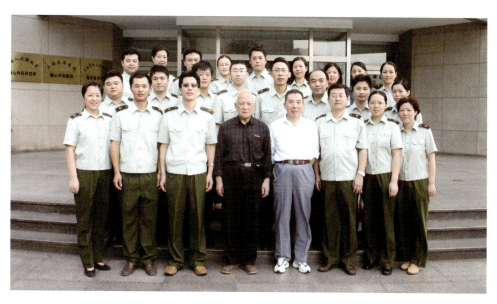

图24-2 长海医院麻醉科医师合影

医教研工作的成就

一、临床工作

(一)临床麻醉

新中国成立初期,整个社会百废待兴,麻醉专业尤其如此,麻醉药品匮乏,吸入麻醉药只有乙醚,静脉麻醉药只有硫喷妥钠,局部麻醉药只有普鲁卡因;麻醉机仅有 Heidbrink 麻醉机,监测设备基本没有,为了改善和创造条件,使手术患者更为安全,王景阳教授带领麻醉组成员大力开展腰麻(包括持续腰麻和轻比重单侧腰麻)、单次硬膜外麻醉及颈丛、臂丛等神经阻滞麻醉,1953年开展气管内、支气管内麻醉及经鼻气管内麻醉,方便和促进了胸外科及口腔外科手术的开展。在国内较早开展了连续硬膜外麻醉(人民军医,1958)。随着胸心外科的发展,1960年初,以体表降温全身麻醉完成各类先心手术,通过闭胸体外循环深低温实验研究(解放军医学杂志,1964),于1965年在深低温(15℃)麻醉下成功完成我国第一例球型二尖瓣置换术的麻醉,术后患者情况良好。或为我国临床应用深低温麻醉的第一例。

20世纪60年代根据国防战备需要,王景阳教授研制成功国内第一台空气麻醉机。1969年长海医院调防至西安,1975年医院迁回上海。1973年刘树孝教授采用肝门阻断前预扩容技术和先输库血后用新鲜血的输血输液新技术,为肝胆外科成功切除重达23千克的巨大肝脏海绵状血管瘤提供了麻醉保障。根据这一基本方法,总结了1000余例肝叶切除术麻醉,论文参加了中日国际麻醉会议,进行了大会交流。

20世纪70年代开展了控制性降压全身麻醉,使颅脑外科及易大量出血的手术得以顺利开展。同年代还在国内较早开展了一针法颈丛神经阻滞麻醉,临床应用700余例均获得满意效果(解放军医学杂志,1979)。臂丛神经阻滞多用肌间沟法,于1976年意外发现成为胸膜间内麻醉3例。同期麻醉科也曾于临床应用针刺麻醉和中药麻醉,但效果均未能尽如人意而中断。

随着国家改革开放的不断深入,麻醉专业也迎来了发展的春天。国外先进的麻醉仪器设备、药品等源源不断地被引进。20世纪80年代初,王景阳教授开始临床应用高频通气新技术(中华麻醉学杂志,1987),通过临床应用1048例的总结,明确了其适应证与禁忌证(临床麻醉学杂志,1987)。采用高频通气也曾成功地抢救了多例ARDS病人,用半生理盐水持续滴入的方法较好地解决了气道湿化问题。继而以经皮气管内高频通气进行声带息肉摘除术,临床应用200余例,大大减轻了病人的痛苦,也方便了手术的进行(中华麻醉学杂志,1987)。王景阳教授也重视与手术麻醉密切相关的输血工作,1980年即用成分输血(人民军医,1983年),后又研制了"简易自体血回输器",临床应用12例,未见不良后果(中华麻醉学杂志,1986年)。

20世纪80年代每年的麻醉数量在5000例左右,麻醉方法以区域麻醉为主,约占所有麻醉的63%。工作范围仅限于手术室内。

1991年新病房大楼正式启用,手术室扩大至22间,手术环境、麻醉装置及监测设备有了一个飞跃,特别是于布为副主任负责临床麻醉工作期间,陆续引进了各种先进的进口麻醉机、监测仪和新的吸入麻醉药、静脉麻醉药及镇痛镇静药被应用于临床,成为当时国内硬件设施较好的麻醉科。手术种类及数量也随之增加,麻醉种类改变了,以全身麻醉为主,麻醉安全与麻醉质量均大大提高。

1994年建立麻醉恢复室,设有4张病床,目前已有8张床位,均有专人负责。留观全身麻醉未清醒、未拔管或区域阻滞后病情尚未完全稳定的病人,待呼吸循环稳定,病人完全清醒后拔管送回病房。使全身麻醉清醒拔管过程中易出现的气道痉挛、舌后坠等情况得到及时有效的诊断与处理,保证了病人的安全,也提高了手术室利用率。

1995年,邓小明副主任负责麻醉科工作后,实行了全日开放手术,手术种类及手术数量更上一个台阶,各种内镜手术、脊柱手术、脑血管介入手术、各类心内直视手术、大血管手术大量开展,尤其是合并严重内科疾病等高风险手术增多,促进了麻醉科医生自身业务能力的提升,也为医院外科的发展创造了良好条件。

从1997年起,在国内率先将喉罩应用于气道狭窄和气管异物病人的手术麻醉,同时辅助呼吸内科完成气管内支架成形术、气管内支架取出术、气管内占位高频烧灼术、小儿气道异物取出术等高难度手术,充分发挥了喉罩不占用气道,且能充分给氧的特点。

1997年底,手术室进行重新装修改造,铺设了中心供 N_2O 管道,手术房间增加至26间。2000年底,烧伤手术室收归麻醉科统一管理,并进行了重新改建装修,改造成第二手术室,增加手术室5间,麻醉恢复室1间。至此,共有手术房间31间,每年的手术数已超过万例以上。

随着人类寿命的延长和生活水平的提高,接受血管手术的高龄危重病人越来越多,此类病人多合并全身多个脏器功能障碍包括冠心病甚至心肌梗死、高血压、慢性阻塞性肺疾病、糖尿病和肾功能障碍等,给麻醉学科带来极大挑战。麻醉科自1998年起至今,处理血管外科危重患者共500余例,辅助血管外科在国内率先开展大动脉炎血管旁路术、腹主动脉瘤腔内隔绝术、胸主动脉瘤腔内隔绝术、颅内动脉瘤支架成形术等高难度手术。根据此类血管手术病人的疾病特点和危重程度,麻醉前采取针对性的准备,实施严密的监测手段和有效安全的麻醉方法,手术后均送入麻醉科ICU加强医护,尽管血管手术风险极大,但无一例麻醉死亡,手术后在麻醉科ICU均恢复良好,处于国内和全军领先水平。

2004年10月心胸外科大楼正式启用,心胸外科手术室的8个手术间也同时开张,各类心脏手术如复杂先心矫治术、深低温停循环主动脉弓置换术、冠状动脉搭桥术等的数量大幅增加。当年首次配合胸心外科实施了2例原位心脏移植麻醉,完成了国内首例单肾自体移植术麻醉及胸腔镜下漏斗胸矫治术麻醉。从20世纪60年代初麻醉科成功地配合心脏外科实施了我国第一例人工心脏瓣膜置换手术至今,40年来,已完成各类心脏手术麻醉80 000余例,麻醉成功率99.99%。特别是近几年,不但麻醉数保持在年均1 000余例,而且完成了许多高难度的麻醉,保障了这些生命垂危的患者接受心脏手术,挽救了宝贵的生命。1992年起,在国内较早开展了有创血流动力学监测技术(Swan-Ganz导管)、膀胱温度监测普遍用于心脏手术的麻醉中,根据监测数据指导血管活性药物的应用,有效地保证了手术病人的安全,至今这项技术开展3 000例,居国内领先水平。

我科在近几年成功麻醉处理脊柱侧凸、脊柱结核等脊柱畸形患者矫形手术和脊柱肿瘤患者肿瘤切除手术共计1 035例。并于手术中安全有效实施控制性降压以减少出血和为外科医师创造相对无血的手术条件。

2008年10月开展了无痛消化内镜和无痛人流工作。无痛消化内镜室设2个操作室和1间苏醒室,配备Drager麻醉机1台,保障了病人的安全无痛。2010年8月18日内镜中心启用,各种胃肠检查床20张。

开展了新技术新业务包括喉罩用于小儿气管异物取出以及在短小手术中的应用;开展了纤维支气管镜在双腔气管导管定位中的常规应用、纤维支气管镜面罩在鼾症手术中的应用,瑞芬太尼、异丙酚联合用于短小手术的麻醉维持;PICC深静脉穿刺临床应用;经迷路径路听神经瘤切除麻醉、呼吸机及"open lung"策略在病态肥胖及气道烧伤患者麻醉中的应用,TEE的临床应用;神经刺激仪、超声引导下神经阻滞的临床应用;光学喉镜、光棒用于困难气道处理等等。我科是国际上最早将 TruviewTM EVO$_2$ 光学喉镜应用于临床麻醉气管插管和困难气道处理的临床中心之一,在 TruviewTM EVO$_2$ 光学喉镜的临床研究上处于领先地位。

进入 21 世纪后,手术麻醉数量逐年大幅提高,短短几年时间就超过了每年 2 万例,2009 年一举超过 30 000 例,达 32 310 例,其中特大和大手术占到了 38.3%。麻醉方法也从改革开放前的区域麻醉为主,到现在全身麻醉比例已上升到 70% 以上。

(二)疼痛诊疗

1988 年开始,每周四下午开设疼痛门诊,1997 年熊源长分管疼痛治疗工作,门诊时间改为周一至周五全天门诊,由王景阳、刘树孝及许华等专家教授出专家门诊,运用痛点注射、神经阻滞、TENS 治疗仪、超激光治疗仪等治疗各种原因引起的各种急、慢性疼痛已超过数万余人次,取得了良好的治疗效果,深受疼痛患者的欢迎。1997 年开展了 PCA,术后镇痛逐年普及,近几年术后镇痛的患者每年已超过万例,减轻了术后病人的痛苦,提高了术后病人的生活质量。

同时瞄准国内外疼痛治疗进展开展了一些新技术和新方法。如脊髓电刺激器治疗顽固性神经性疼痛;神经刺激仪在外周神经阻滞中的应用;硬膜外和蛛网膜下腔埋置泵行镇痛治疗;CT 引导下腹腔神经节阻断治疗肿瘤性疼痛;CT 机引导下行交感神经节阻断治疗下肢缺血性疼痛;胶原酶、射频、臭氧及等离子等方法治疗盘源性椎间盘突出引起的疼痛等均积累了一定的临床经验。应用的新药有加巴喷丁治疗神经源性疼痛,奥施康定、美施康定和多瑞吉等治疗癌痛和慢性顽固性疼痛,均取得了良好的效果。

(三)危重病救治

1989 年,开设 ICU 病床 2 张,一年中先后救治成功毒蛇咬伤、甲亢病人术后伤口出血以及颅脑外伤等危重病人。1993 年新大楼 ICU 病区正式启用,开展床位 12 张,收治除胸心外科、脑外科和烧伤科以外的其他外科手术后病人,经过近 20 年的建设发展,目前的 ICU 病区已发展到 22 张床位,拥有各种先进的监测、抢救仪器设备以及一支具有丰富临床经验、娴熟操作技能的医疗队伍,近来年收治的病人数攀升至每年达 2 500 人次,转出率逐年提高,死亡率不断下降。并陆续增配、更新了一些先进的设备,如呼吸机、监护仪、血气分析仪、生化分析仪、肾衰病人床旁血液净化机(CRRT)、降温水床、微量注射泵与输液泵、纤维支气管镜等。近年来,在朱科明副主任的带领下,抢救了大量的呼衰、外科感染脓毒症、多脏衰、多发伤、大出血、老年高龄等各类危重病人,危重病人的抢救成功率约 90%,ICU 床位使用率始终保持在:年平均 > 80%,ICU 年平均院内感染率在 8% 左右。使 ICU 成为医院名副其实的危重病人抢救基地,为医院的发展提供了有力保障。针对外科感染脓毒症导致的 MODS 最容易发生急性呼吸衰竭和急性肾衰竭且死亡率高的特点,ICU 在国内较早开展联合 CRRT 救治此类病人,使死亡率下降到 30%。根据颈椎外伤截瘫患者术后最容易发生呼吸衰竭且呼吸功能一时难以恢复的特点,在国内率先开展应用"微创法经皮穿刺扩张气管造口术"新技术抢救此类呼吸衰竭,微创气管造口术由于对颈部手术伤口影响小,避免了传统法的缺点而实现早期气管造口,创伤小,效果好。针对脓毒症肺损伤病人采取"液体保守策略"疗法,严格控制液体进出量,收到了较好的治疗效果。

二、教学

长海医院麻醉科作为第二军医大学的教学医院,一直承担着医疗系、药学系及护理系学员的实习带教任务。1981年王景阳教授开始招收硕士研究生，1988年被授予硕士点，2001年授予博士点。2003年成为上海市住院医师培训中心，2004年成为第二军医大学麻醉中心，2006年成为全军麻醉学与危重病医学中心。

多年来，麻醉科一直承担着为全国、全军培训进修医生的任务，共培养进修医生近千名；还为国家包括东南亚和非洲国家培养了20名军医。

从1981年招收第一个研究生开始至今，我科已培养了麻醉学博士和硕士研究生80多名。许多早期毕业的研究生成为了上海乃至全国麻醉界的领军人物。

1992年成立了全军第一个也是唯一的麻醉本科专业，第二军医大学责成以长海医院麻醉科刘树孝教授为主，进行教研室的筹建工作，成立了麻醉专业临床麻醉教研室，成为全军麻醉学人才培养基地。至今已为部队医院输送了300多名麻醉专业人才，这些毕业生现已成为各大部队医院的技术骨干，受到用人单位的一致好评，很大程度上改善了部队医院麻醉人才短缺的状况。

在麻醉专业的创办过程中，麻醉教研室的教员们倾注了巨大的心血。开办伊始，没有教学经验、没有教学实验室，缺少现成的教学大纲、实习指导，也没有符合部队特点的野战麻醉相关内容，一切从零开始。编写大纲、实习指导及补充讲义，为医疗系学员开设"麻醉学"选修课程。收集和整理教学案例，刘树孝及邓小明教授的"动态案例分析教学法"及"教学案例库建设"分别获大学教学成果三等奖，探索并形成了完整的"心肺脑复苏"系列教学法，首开了CPR动物实验教学，自行设计了动物心脏致颤仪，做成了反复致颤除颤的动物模型，较理想地训练了学员实际开胸心脏按压的技术，有效地节省了实验动物，又能使每位学员都有训练的机会。2000年对"我校麻醉专业毕业生质量的追踪调查"获大学教学成果三等奖；2002年教研室进行了"军队麻醉学科现状调查"，基于此调查的结果，邓小明主任发表了"军队麻醉学科现状调查及发展对策研究"的论文，申报了总后教育科学研究的重大课题，较早地开始了麻醉专业多层次人才培养的探索和实践。麻醉科制订了一套较为详细的住院医师培训细则及院内轮转计划，2007年"军队麻醉学专业多层次人才培养模式实践研究"获大学教学成果三等奖。同年"麻醉学"被评为"校优秀课程"。并顺利通过了总参组织的对军队院校教学工作的评审，麻醉教研室的建设、管理和教学工作得到了评审专家的首肯。

在教学实践中，结合专业特点和教学难点，潜心开展教学研究。鉴于纤维支气管镜在麻醉和ICU中有着重要用途，而这一技术不宜在病人身上教练。为此，朱科明副主任负责设计、研制出纤维支气管镜训练箱，解决了这一教学难点，且通过国家发明专利初步审查。

通过10多年的建设，教研室建立了与教材相配套的教学资料库，配备了较完整的教学幻灯资料，配置了全套的多媒体教学设备，购置了70余部多媒体教学资料，三门临床课程《临床麻醉学》、《危重病医学》及《疼痛诊疗学》均已采用多媒体教学并配置了相应的多媒体教学资料，建立了麻醉教学图书馆，中、英文图书200余种。在大学的校园网上，有临床麻醉、危重病医学及疼痛诊疗学的网络课程，有相关教学大纲和复习思考题，还可在线与教员进行互动、提问，为学员的自我学习提供了便捷高效的平台，受到了学员的好评。

2001年麻醉科开设了自己的官方网站——东方麻醉网站，拥有顶级域名http://www.anesthesia.org.cn和http://www.anesthesia.cn。到2006年为止该网站点击816 6540多人次，论坛拥有国内外会员13 684人，论坛主题近6 000个，包括东方麻醉论坛、麻醉资源下载、文章交流、会议交流、新书推荐、友情链接、麻醉资讯和科室简介等栏目。其中尤为特色的是东方麻醉论坛,内容涵盖了临床麻醉(包括各亚分支)、疼痛治疗、重症监测、病例讨论、麻醉科研等多个与麻醉相关的领域,通过网络开展远程教育,直播病例讨论和授课视频录像,目前为注册人数最多的中文麻醉专业论坛,东方麻醉网在谷歌中国(http：//www.google.com)、搜狐(http：//www.sohu.com)以及百度(http：//www.baidu.com)等搜索引擎中均排名第一。网站为各地的麻醉年轻医师交流经验、提出工作中碰到的疑惑和问题提供平台,也扩大了我院麻醉学科的声誉。

早在1986年王景阳应邀参加在香港召开的亚太地区麻醉会议,在会上报告"颈部硬膜外麻醉"、"不同肺顺应性对高频通气的影响"等论文4篇。1988年应Viers教授邀请前往法国参加第20届巴黎国际麻醉学术会议,在Viers教授所在医院麻醉科作了"麻醉药液在颈部硬膜外腔内分布"的报告。1993年应英国Healy教授邀请作为访问学者赴曼彻斯特、布里斯托尔、剑桥、牛津等地参观访问,并在曼彻斯特、布里斯托尔分别作有关低流量紧闭麻醉学术报告,并被推荐为世界麻醉医师学会联合会会员。1995年作为贵宾应邀参加在墨尔本召开的澳大利亚新西兰全国麻醉会议。1996年参加悉尼召开的第11届世界麻醉会议,"低流量紧闭麻醉系统的新设计"以壁报形式在会上交流,论文摘要被收入会议汇编。近些年,与国外的交流往来不断增加,每年都有外国专家来科里作交流讲座,科里每年也派出年轻医师到德国、加拿大、美国等发达国家学习,学成归来的他们在医疗、科研及临床管理理念等方面均起到了骨干带头作用。

三、科研

科研工作贯穿着麻醉科半个多世纪的发展历程。早在20世纪50年代麻醉小组刚建立时,王景阳教授即创新性地应用麝香溴酚蓝溶液,了解患者呼出气中CO_2浓度,以简单的监测提高麻醉的安全性(中华医学杂志,1988);1954年,应用动脉输血.救治成功多例中毒性休克病人;于1957年自制了硬膜外穿刺针及导管,在国内较早开展了持续硬膜外麻醉(人民军医,1958)。1961年,又研制成功国内第一台空气麻醉机,成为部队医疗卫生装备之一,王景阳教授荣立二等功;此后研制成功系列的多用途麻醉机,获上海重大科技三等奖,投产供应全国并获国家专利;1970年代,开展了一针法颈丛神经阻滞麻醉,并以自身试验,注入对照剂,观察一针注药药液在颈部的分布情况,临床应用700余例均获得满意效果(解放军医学杂志,1979)。不久,研制了"简易自体血回输器"(中华麻醉学杂志,1986),曾于临床成功应用12例。1980年代初,国际上推出高频通气新技术。经研究并通过临床应用,明确了其适应证与禁忌证(临床麻醉学杂志,1987)。在国内最早以经皮气管内高频通气进行声带息肉摘除术,临床应用200余例,大大减轻了病人的痛苦,也方便了手术的进行(中华麻醉学杂志,1987)。继而研制成功高频通气喉镜,安全气管内插管时间可由2分钟延长至6分钟(中华麻醉学杂志,1985),有助于成功插管和带教,获上海重大科技三等奖;至20世纪90年代,设计了原理新颖的麻醉呼吸机(中华麻醉学杂志,1990)及小流量紧闭麻醉装置(临床麻醉学杂志,1995)。

熊源长教授指导和协助护理部在国内率先开展疼痛护理工作,先后获得军队科技进步二等奖1项,上海市科学技术三等奖1项,2008年获国际疼痛学会颁发的杰出贡献奖1项。

2008年,主治医师马宇的"胃管导管"获得了国家发明专利1项,专利号为：ZL2006 10023661.1。该发明的特点是,胃管置入时,可以不需要患者配合,特别适合于昏迷镇静等无意识患者和已行气管插管机械通气患者。在插柔软胃管之前先使用质硬的胃管导管在鼻腔与食道之间的口腔建立一个人工管道,使得柔软的胃管经此管道自然进入食道并进入胃腔,可以大大提高胃管置入的成功率。

2009年"吸入麻醉控制性降压用于脊柱手术"获军队医疗成果二等奖。2010年"气道管理新技术在围手术期困难气道管理中的应用"获军队医疗成果二等奖。

建科50余年来,我科的专家教授编写、翻译了不少专业书籍。王景阳教授早期编译有《麻醉手册》;后又主编出版了《麻醉问题处理》、《麻醉须知及参考题解》、《基础物理及临床麻醉》、中英双语《简明眼科麻醉学》和《麻醉新概念》等专业教科书及参考书。1970年代,刘树孝、王景阳教授主编了《麻醉进修医师专题讲义》,在麻醉专业书籍严重匮乏的当时,对基层临床麻醉医生提供了较好的参考书,以后科室不定期进行修改补充。

进入21世纪,长海医院麻醉教研室作为全国统编教材的主编单位,邓小明主任作为主编主持了"面向21世纪课程教材,全国高等学校麻醉专业教材"及"卫生部麻醉科住院医师培训教材"《危重病医学》第一、二版的编写(2001、2006年),该教材于2005年获"全国高等学校医药优秀教材"二等奖,2007年获校第一届优秀教材一等奖,2009年获总后院校精品教材奖。与朱科明教授共同主编了《常用实验动物麻醉》(2001年);与李文献副教授共同主编了《围手术期心血管药物的应用》(2002年),和曾因明教授共同主编了《2005麻醉学新进展》(2005年)、《2007麻醉学新进展》(2007年)及《2009麻醉学新进展》(2009年),2006年与曾因明教授共同主译了国际名著《Miller's 麻醉学》,与李金宝副教授共同主编了《麻醉科药物速查手册》(2004年),熊源长教授主译了《术后疼痛管理》(2009年),科室从2003年起连续翻译了ASA的知识更新,受到了各个医院麻醉同仁的好评。

建科至今,在各种专业杂志上共发表论文400余篇,其中SCI收录18篇,影响因子5分以上的2篇。自1990年以来,科室先后有多人申请到国家自然科学基金、军队医疗卫生科研基金、上海市自然科学基金、上海市曙光计划等各项基金共10余项。近10年来,获得国家自然基金5项,共计140万元,7项上海市各类基金共计70万元,2项部队基金共计10万元,6项院校资助的基金共70万,横向联合资金50万元。

因工作成绩突出,科室多次获学校、医院"先进科室"、"先进党支部"、"集体嘉奖""先进团支部"等称号,科室多次获"集体三等功",获"上海市军民共建社会主义精神文明先进集体"。先后多人荣获校"个人三等功"、"特级教员"、"A级教员"等奖励。

50余年的艰苦创业,几代人的不懈努力成就了长海麻醉科从无到有、从小到大的发展历程,如今的长海麻醉科在医教研各方面均处于全国领先行列。回顾历史,我们体会到了创业的艰辛、敬业的重要;展望未来,我们会加倍努力,为麻醉专业、为医学科学的发展、为人类的健康作出自己的贡献,创造更加辉煌的明天。

(执笔人　邹文漪　王景阳　邓小明)

历届科主任、副主任名单与现任科主任简介

一、历届麻醉科主任名单

王景阳(1962~1992)

刘树孝(1992～1997)
邓小明(1997～至今)

■ 二、历届麻醉科副主任名单

刘树孝(1981～1992)
于布为(1992～1995)
邓小明(1995～1997)
徐美英(1997～2003)
熊源长(2003～至今)
朱科明(2003～至今)

■ 三、现任科主任简介

邓小明，男，1963年1月出生，现任第二军医大学附属长海医院临床麻醉学教研室主任、麻醉科主任，教授、主任医师、博士生导师。在麻醉与危重病医学的医、教、研一线工作26年，在临床麻醉学与危重病医学方面积累了丰富经验，完成大量科研工作，并取得一定成果。

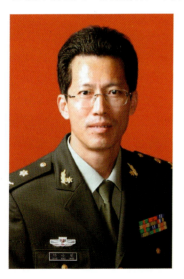

具有较强的组织管理协调能力，在心脏手术麻醉、大血管手术麻醉、大面积烧伤手术麻醉、气管狭窄和气管异物的纤维支气管镜治疗麻醉、危重病和老年病人麻醉及ARDS的综合防治等方面形成自己的特色。在任期内带领全科同志完成第三手术室(胸心外科手术室)、新中心ICU、泌尿外科手术室、消化内镜麻醉、妇科门诊麻醉、周末手术及日间手术等工作的展开，使住院病人年手术麻醉量增加4倍多(7 000余例到32 000余例)；麻醉直接造成的严重伤残或死亡率低于1/20万，达到国际先进水平。所在科室2005年申报成为全军麻醉学与危重病医学中心，科室先后多次获大学基层建设标兵单位、优秀党支部和先进科室，荣立集体三等功4次，个人三等功1次。

目前担任中国高等医学教育学会麻醉学教育研究会副理事长，全国高等医药院校麻醉学专业第三届教材编审委员会常务副主任委员，全军麻醉与复苏专业委员会副主任委员，《国际麻醉学与复苏杂志》副主编，中华医学会麻醉学分会委员。参与具体组织我国麻醉学专业教育工作：主编两部全国统编教材：《危重病医学》(卫生部麻醉科住院医师培训规范教材)和《危重病医学》(卫生部规范-面向21世纪课程教材-全国高等学校教材-供麻醉学专业用)，后者分别获第二军医大学优秀课程、全国高等学校医药优秀教材二等奖、总后百部精品教材；(第二)主译麻醉学权威专著《米勒麻醉学》(国家"十一五"重点图书)。主编或主译《麻醉学新进展》、《2007麻醉学新进展》、《2009麻醉学新进展》(麻醉学专业研究生参考读物)、《实用老年麻醉学》、《术后疼痛管理》、《围术期心血管治疗药》、《围手术期心血管药物的应用》、《麻醉科药物速查手册》、《常用实验动物的麻醉》等专著11部。2006年获总后勤部"育才奖"银奖。

科研方面，在国内外首次应用代谢组学技术构建脓毒症的预警模型，并展开了一系列较深入的研究，分别获国家自然科学基金和总后科技攻关项目的资助，发表 SCI 论文 4 篇，其中单篇影响因子最高为 5.684，为战创伤条件下早期预警脓毒症提供了扎实的理论基础，并且在该领域的研究处于国际先进水平。率先将控制性降压应用于复杂脊柱手术中，有效降低了手术出血量和输血量，缩短手术时间，促进患者术后恢复，相关研究结果于 2009 年获军队医疗成果二等奖。深入研究了困难气道的管理办法，在国内率先引入了各种先进气道管理器械，例如 GlideScope 视频喉镜和 TruView™ EVO$_2$ 光学喉镜等，有效提高了困难气道处理的成功率，针对该问题发表论著 10 余篇，并获得 2010 年军队医疗成果二等奖；在手术麻醉中知晓方面展开了深入研究，针对 Avidan 等所发表的论文提出了详细的反驳意见，并发表于国际顶级医学杂志《新英格兰医学杂志》(影响因子 50.017)，得到了国际专家和作者的肯定。同时深入研究了降压药物莫索尼定的降压机制，发表论著 1 篇(影响因子 5.947)；深入研究了右美托咪啶与加巴喷丁的镇痛作用与机制，为临床治疗慢性疼痛建立了扎实的理论基础，发表 SCI 收录论著 2 篇；在全身麻醉药物神经毒性方面研究了临床常用全身麻醉药物咪达唑仑对幼年小鼠的远期影响，并明确该药物应用于幼龄动物的安全性，为临床合理用药提供了理论依据，形成 SCI 收录论文 1 篇。深入研究了连续性血液净化技术、白细胞滤除技术、肺表面活性物质以及氧自由基清除剂等先进方法与技术对急性呼吸窘迫综合征、多脏器功能障碍综合征等危急重症的治疗作用，发表 SCI 收录论著 1 篇，核心期刊论著 20 余篇，并获得军队医疗成果三等奖 1 项。

起止年月	单位及部门	职务(岗位)职称	备注
1984.7～1990.6	长海医院麻醉科、麻醉学教研室	助教、住院医师	
1990.7～1995.6	长海医院麻醉科、麻醉学教研室	讲师、主治医师副主任(1995)	
1995.7～2001.6	长海医院麻醉科、麻醉学教研室	副教授、副主任医师主任(1997)	1995 年主持工作
1998.6～1998.11	德国海涅大学	访问学者	
2001.7～至今	长海医院麻醉科、麻醉学教研室	教授、主任医师主任	

（邓小明）

第二十五章
第二军医大学附属长征医院麻醉科发展史

1955年10月1日,中华人民共和国国防部颁发命令,建立第二军医大学急症外科医院。1956年4月28日开院,院址在上海市黄浦区汉口路515号,对外称上海急症外科医院。1958年9月1日,解放军总参谋部、总后勤部联合通知,第二军医大学急症外科医院命名为第二军医大学第二附属医院,自此医院由专科医院扩建为综合性教学医院。1959年9月,医院迁至黄浦区凤阳路415号,与德国宝隆博士1900年创办的上海同济医院(原名宝隆医院)合并,对外院名改为上海同济医院。1966年9月,对外院名改为上海长征医院。1969年10月,医院随第二军医大学迁到西安市。1975年7月,医院迁回上海原址,对外仍沿用上海长征医院院名至今。

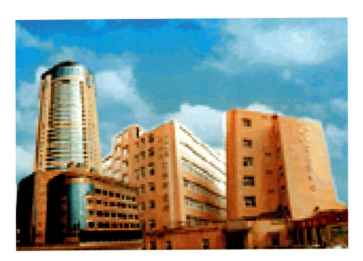

第二军医大学附属长征医院

麻醉(室)科历任主任或负责人:汤家隽(1959~1960年),伍组馨(1961~1969年),由品英(1970~1986年),张在华(1987~1996年),王新华(1993~2002年),石学银(2003~至今);副主任:李家乐,袁红斌。历任高级专业技术职务的还有密桢教授,刘刚副教授,朱秋峰副教授,王成才副教授,宋大军副教授,徐海涛副教授,陈岩副主任医师,吉玉龙副主任医师等。

1955年刚刚建立急诊外科医院时设麻醉室、手术室,当时无专职的麻醉医师,隶属于外科。麻醉操作亦无固定的操作人员,初期的操作人员主要由护士长选定护士轮流执行;后期由

第二十五章 第二军医大学附属长征医院麻醉科发展史

于手术量较大,由护士长挑选护龄较高及责任心强的护士(约4~5名)专职麻醉操作。

1957年秋,汤家隽从北京解放军总医院调入长征医院,担任医院手术麻醉工作负责人,当时没有专门的麻醉科,隶属大外科,只有3位同志从事麻醉。1959年10月成为麻醉科,隶属外科教研室,聘请长海医院麻醉科主任王景阳为顾问。

1961年伍祖馨从南京军区总医院应聘调入长征医院麻醉科,担任麻醉科负责人。1965年成功抢救一名心脏骤停青年工人。在各方面条件相对艰苦的情况下,医生轮流心脏按压74小时,创造了当时的医学奇迹。抢救组荣立集体二等功。在伍祖馨的带领下,先后开展了麻醉新理论、新技术、新方法的科学研究和临床应用,成为长征医院麻醉学科发展的奠基人,并为长征医院麻醉学科的发展作出了重要贡献。特别是在人造血和血液稀释、自体血回输的研究和临床应用方面,在军队和上海市麻醉界有很高的影响力。氟碳乳剂(FCE)系含全氟萘烷7份及全氟三丙胺3份混合而成20%的乳剂,另加添加剂调整pH和渗透压制成静脉注射液。本品的氧溶解度是血浆的10~20倍,因此能部分替代血红蛋白的携氧功能,故又称人工血。1979年首次在人体应用,1981年国内首次有临床应用的报道。1986年在伍祖馨指导下我院临床应用FCE。《急性血液稀释中血液气体分析变化》、《手术中血液稀释及自身输血的临床观察》、《血液体外稀释输血法在手术中的应用》、《海星胶临床应用研究》、《中药麻醉和其他麻醉方法渗血量比较》、《氟碳乳剂临床应用54例报告》等多篇论文在麻醉学核心期刊上发表。1987年参与编写了作为国内最经典、最权威麻醉学书籍《现代麻醉学》的输血章节。1978年第一台肾移植手术麻醉获得成功,同年第一台体外循环下心脏手术麻醉获得成功,漂浮导管首次应用于麻醉监护。

1989年卫生部发出通知将麻醉科改为临床科室,确定麻醉科为临床二级学科,1997年经总后勤部批准建立独立的麻醉科和麻醉与复苏学教研室,从大外科分离出来,麻醉学科发展由此踏上新台阶。王新华担任了第一任麻醉与复苏学教研室兼麻醉科主任。长征医院麻醉与复苏学教研室先后于1996年获得硕士学位授权学科,2000年批准为博士学位授权学科。1996年第一台肝移植手术麻醉获得成功。1997年现代化医疗大楼正式启用,麻醉机及监护仪全部更新换代,达当时国内一流。1999年第一台非体外循环下冠脉搭桥术麻醉成功。2000年TCI技术应用于临床麻醉。2001年自体血回输技术应用于临床麻醉。2002年第一台心脏移植手术麻醉获得成功。2003年肝、肾、胰联合移植手术麻醉获得成功。

现任学科带头人石学银,1984年第二军医大学临床本科毕业,1990年第二军医大学麻醉学硕士毕业,1999年赴美国波特兰圣文森心血管中心进修半年,1999年任硕士生导师,2003年任麻醉科主任,2005年任博士生导师。现任长征医院麻醉科主任、麻醉学教研室主任,为中华口腔医学会麻醉学分会常务委员、中华医学会麻醉学分会器官移植学组委员、中国医师协会麻醉医师分会委员、上海医学会麻醉专业委员会常务委员兼秘书、上海市中西医结合学会围手术期专业委员会副主任委员、全军麻醉专业委员会委员、上海市麻醉质控中心委员,担任国家自然科学基金评审专家,卫生部成果评审专家,全军医药卫生成果评审专家,担任《医学参考报麻醉学频道》、《国际麻醉学与复苏杂志》、《第二军医大学学

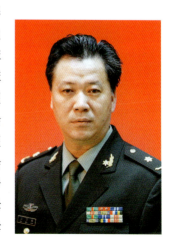

报》《临床麻醉学杂志》《武汉大学学报(医学版)》等多本杂志编委及审稿专家。从事临床麻醉工作二十余年,完成上万例各级各类手术的麻醉,逐步在心胸外科、神经外科、脊柱外科及器官移植麻醉等方面形成特色,成功实施不停跳心脏冠脉搭桥麻醉、高位脊髓损伤麻醉及大器官(心、肝、肾)移植麻醉。所带领的科室年手术麻醉量 15 000 余例。实现超 15 万例手术麻醉安全,迈入国内外临床麻醉先进行列。1996 年至今累计实施肝移植手术麻醉 700 余例,目前实现了连续 800 余例肝移植手术围术期零死亡,累计实施颈椎手术麻醉数万例。2006 年成功抢救成功一名恶性高热患者。在国内首次完成内镜下甲状腺切除术麻醉,于国内率先施行左侧颈内静脉穿刺技术。开展全身麻醉深度(AEP 和 BIS)及肝移植术中内脏代谢(Phi、ΔCO_2)监测,围术期监测达国内先进水平。国产可视喉镜获得国家发明专利。作为麻醉学教研室主任,圆满完成教研室的日常工作及本科生、研究生临床教学任务。承担两项国家级继续再教育的授课任务,培养硕士、博士研究生二十余名。主要从事心血管麻醉药理学、麻醉药对脑循环的生理影响、高位脊髓损伤患者循环功能紊乱机制的研究。以第一申请人申请国家自然科学基金、军队科技攻关、上海市科委临床重点等 7 项课题,共计 139 万元。参与获得军队和上海市科研、医疗成果一等奖多项,以第一完成人获得军队科技进步二等奖一项,参与 6 本专著《矫形外科麻醉学》(副主编)、《脊柱创伤外科学》、《现代颅脑损伤学》、《外科学新技术新理论》、《颈椎外科手术学》、《2005 麻醉学新进展》及教材《外科学及野战外科学》的编写,约十万余字。发表论文 60 余篇。其中 SCI 论文 5 篇。先后被评为长征医院名医奖,军队院校育才银奖。

长征医院麻醉科由最先只有 3 名医生和 4 名护士,经过几代人的不懈努力,发展到拥有一支由高、中、初专业人员组成的麻醉专业队伍,由刚成立时年手术麻醉量不足千例发展到目前手术麻醉量 15 000 余例。现有各类人员 80 名,其中高级专业技术职务人员 8 名。科室获军队科技进步二等奖 1 项、上海市科技进步三等奖 1 项。军队医疗成果三等奖 4 项。国家自然科学基金 3 项,上海市科委重大及面上基金 4 项,上海市卫生局基金 7 项,军队"十五""十一五"科技攻关及面上基金 3 项。出版专著 3 部,累计发表论文 110 余篇。

(石学银)

第二十六章
第二军医大学附属东方肝胆外科医院麻醉科发展史

中国人民解放军第二军医大学第三附属医院(东方肝胆外科医院,东方肝胆外科研究所),是在我国肝胆外科开拓者、著名肝胆外科专家、国家最高科技奖获得者吴孟超院士领导下,从1958年成立肝胆外科3人小组开始,经过40多年的自力更生、艰苦奋斗、奋发图强、勇攀高峰,于1993年脱离长海医院发展到集医、教、研为一体的院、所合一国内唯一的肝胆专科医院,已成为国家重点学科,军队"重中之重"建设学科,上海市医学领先专业重点学科。现医院正在上海嘉定征地400亩筹建以肝胆外科为特色、有1 800张床位的三级甲等综合性医院,以实现医院的第四次跨越。

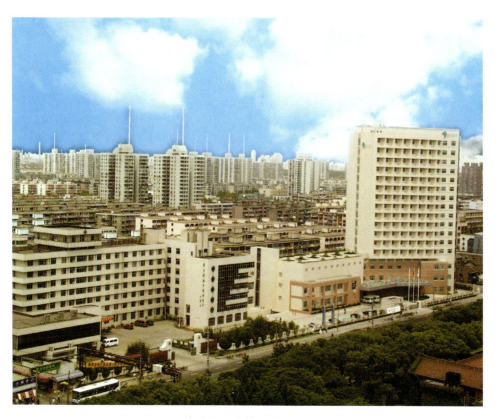

东方肝胆外科医院实景图

从零开始，飞速发展

麻醉科在医院建立之初的1993年9月正式成立，回想起麻醉科建科之初，三十岁出头的俞卫锋主治医师带领四位已退休的麻醉护士从长海医院来到新建的医院。带着老师们的信任与重托，像一颗种子一样植入东方肝胆这片沃土之中开始了艰苦创业。十多年来，经过全科同志的艰苦创业，在老师、领导及兄弟医院麻醉科的关心支持下，使一穷二白的科室有了很快的发展，达到了建科之初提出的"五年打基础，五年大发展"的目标，创建了我国第一个既有临床麻醉，又有ICU及疼痛治疗的肝胆专科麻醉科。现麻醉科下属有临床麻醉、手术室和ICU三个亚单位，共有医护人员近百名，医师系列现有正教授1名、副教授4名、博士生导师1名，硕士生导师3名，主治医师5名，住院医师7名共17名，在读硕博士17名。平均年龄33.5岁，博士占41.17%、硕士占29.41%、学士占29.41%。科室始终认为，出色的医疗工作是麻醉科的立科之本，也是科主任的立足之本。医疗工作是科室生存之基础，而医疗安全又是科室在院内取信于领导、兄弟科室与患者的命根子。所以，科室坚守向制度规范要安全、以医疗质量求尊重的理念。坚持临床麻醉、ICU、疼痛治疗三者并重。在临床实践中不断创新与学习并在临床实践中确定科研课题与方向。每年完成约7 000例左右有相当难度的肝胆手术麻醉，3 000余例肝胆手术的围术期监护及200多例ICU重症治疗，3 000多例无痛胃肠镜和2 800多例肝胆微创治疗的麻醉，共完成原位肝移植麻醉400多例。临床工作中科室敢做肝胆麻醉的特种兵，在巩固优势的前提下选准目标和方向，保持临床业务特色。科室的优势就是肝胆病人的麻醉与围术期管理，本院肝胆病人手术量国际第一、内镜介入治疗项目国内最多、最全，肝移植手术技术处于国内先进水平。所以科室在临床麻醉方面的目标就是要确立肝胆麻醉在国内的龙头地位。在肝脏手术的麻醉方面，全科刻苦钻研肝脏麻醉的新技术新方法和新问题，如在低中心静脉压技术在肝脏手术中应用、肝脏手术中气栓的诊断与处理、肝脏手术围术期大出血的处理、肝胆手术的凝血监测与治疗、冷冻与热凝及激光肝脏局部治疗管理等方面，经过反复实践，提出了独到见解并及时总结发表。另外一个临床特色就是黄疸病人手术与内镜的围术期处理。科室在黄疸病人麻醉药的敏感性、黄疸病人的心血管效应、黄疸病人围术期器官衰竭等方面的研究为国际领先，研究成果发表在世界麻醉学最高杂志《Anesthesiology》上。在肝胆手术的ICU管理方面，年收治肝胆术后病人约3 400多例，救治成功率处于国内领先。尤其在肝胆手术引起的多器官衰竭、肝胆病人的术后营养支持、肝胆病人围术期的器官保护和肝胆病人围术期的抗感染治疗等方面也积累了丰富的经验。在肝胆病人的麻醉与围术期处理及疼痛管理等方面形成的系统理论与经验已成为我国肝胆麻醉的指导常规。

追求卓越，勇攀高峰

科室在高质量完成繁重医疗工作的同时非常重视人才培养工作。首先要培养立足本职、勇攀高峰、追求卓越、献身麻醉的强烈事业心。其次强调走医、教、研全面发展的临床医学科学家之路。还要强调团结协作追求共同美好理想的团队精神。十多年来科室在吴孟超精神的感召下扎扎实实抓人才培养抓梯队建设，使一批具有真才实学的年轻人迅速成长脱颖而出，培养了一批有朝气、有事业心、有学术水平的专科队伍。特别是4位年轻副教授成为全校临床科室最年轻副高群体中的一支小分队，在临床能力、科研项目、SCI论文等方面均成为科室的中坚力量。至今科室共培养硕士生18名，博士生16名，这些学生或留校任职或输送到军内外其他医院的麻醉科，现在已成为本科室及兄弟科室医教研的骨干，有多人已走上科室的领导岗位。所带学生12次获国家自然科学基金资助，二人成为上海市"科技启明星"，一人进入上海卫生系统"优秀青年医学人才计划"，二人进入学校"5511人才库计划"，五人次获全国中青年麻醉论文一等奖。俞卫锋教授因在人才培养方面成绩突出又被评为军队院校"育才奖"银奖。科室担任本校麻醉本科及研究生的教学任务，多人被校及总后勤部评为优秀教员。科室专家多次作为全国著名麻醉学者在全国及各省市麻醉学年会上作专题讲座，获得同行的好评。为了加速人才成长并被国际国内学术界认同，科室还与国内外许多著名的科研机构建立了长期密切的合作关系，如与哈佛大学麻省总院、英国帝国理工大学、美国维克森林大学、香港大学、中国科学院、四川大学、复旦大学等单位在人才培养、科研合作、论文发表及联合报奖等方面有了很成功的合作。科室人员想尽一切办法走上国内外学术讲台，如多次应邀赴中国香港、中国台湾及海外报告肝胆麻醉研究的最新研究成果，扩大了科室的国际知名度和学术影响力，也加速了科室人才培养的国际化进程。

科室科研工作勇于在肝胆麻醉的方向上尖兵突击，加强临床科研意识，结合方向及特色做研究，坚持走临床科研之路和临床与基础相结合的方针。研究围绕特色，突出重点，缩小规模，充分利用世界上最大宗的肝脏手术、最大宗的胆管病人的资源做科研。只做我们熟悉、精通的肝胆领域，做到强项愈强，优势更优，形成了肝胆麻醉的系列研究，逐渐确立了在国内外的学术地位和学术影响力。有了这样的学科背景、信誉度、公认度、发表论文和申请基金与科室可持续发展就有了保障。主要研究方向有吸入麻醉药肝毒性机理研究、围术期肝保护与黄疸麻醉的基础临床研究、慢性疼痛的信号转导与基因治疗等。科室共承担12项国家自然科学基金和上海及军队的多项科研任务，就国家自然科学基金而言，我科早在1991、1993年即两获基金资助，当时全国麻醉学科一年还只有1~2项资助，成为获得国家自然基金早而多的麻醉科之一。主编了《麻醉与复苏新论》、《多器官功能衰竭》、《全身麻醉原理及研究》、《吸入麻醉药》等专著4部，参编著作10余部。完成并发表论文159篇，SCI收录21篇，特别是有三篇在世界最著名的麻醉学杂志 *Anesthesiology* 上全文发表。与四川大学合作完成的吸入麻醉的研究项目获国家科技进步二等奖，吸入麻醉药肝毒性研究获军队科技进步二等奖，另获两项军队科技进步三等奖，总后勤部"科技新星"，上海市卫生系统"银蛇奖"，并多次获吴珏基金奖一等奖、全国中青年麻醉论文一等奖和"上海市科技启明星""上海市卫生系统优青计划"等各种奖励。还取得多项国家发明及实用新型专利，其中"一种用于戒毒的生物新方法"在香港国际发明博览会上获金奖。

由于科室医教研工作全面发展取得了引人注目的成绩，也与国内外学术界的广泛交流，使科室的学术地位和学术影响力有了大幅提升。在各种学术组织中我们已担任的主要学术职务有：中国医师协会麻醉医师分会候任会长，中华医学会麻醉学分会常委兼副秘书长，中国药理学会麻醉药理分会常委兼副秘书长，全军麻醉与复苏专业委员会常务委员，上海市医学会麻醉专科委员会副主任委员，上海市麻醉质量控制中心专家委员，上海市麻醉疼痛学会委员，《中华麻醉学杂志》编委，《临床麻醉学杂志》编委，《国际麻醉与复苏学杂志》编委、《麻醉与镇痛》中文版编委。作为一个专科医院的麻醉科要在国内强手如林的学术界占有这样的一席之地实属不易。

    这些成绩的取得首先主要得益于肝胆医院良好的学术氛围，肝胆医院最大的精神财富就是最高科技奖获得者吴孟超院士精神，麻醉科就是在这样的精神感召下得以健康成长的。其次，科室每一点进步均离不开领导老师和兄弟医院的关心爱护与帮助。要说科室十年来成长的最大体会是什么，一是充分发挥年轻人所特有的强烈的求知欲和对新事物敏锐的洞察力，这是科室发展的不竭动力；二是作为一个规模不大的专科医院麻醉科，科室心中始终装着远大的理想并牢记：科室不大但心胸依然要大，平台不高但眼界依然要高。有了这样的决心和远大理想，有理由相信肝胆医院麻醉科的医教研工作一定会更上一个新的台阶，会成为领导满意兄弟科室放心的科室，因为这样一个年轻的科室具有一颗永远追求卓越的年轻的心。科室信奉的格言是：生于忧患，死于安乐！

现任科主任简介

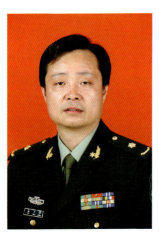

    科主任俞卫锋博士，第二军医大学附属东方肝胆外科医院麻醉科主任、教授、博士生导师，1985年毕业于第二军医大学军医本科，1989年起分别师从于著名麻醉学家王景阳教授和著名的肝胆外科学家、国家最高科技奖获得者吴孟超院士，分别攻读硕士和博士学位。现任中国医师协会麻醉学医师分会候任会长，中华医学会麻醉学分会常委兼副秘书长，中国药理学会麻醉药理分会常委兼副秘书长，上海市医学会麻醉专科委员会副主任委员等。并担任国内4本主要的麻醉学杂志的编委。任硕士生导师13年，博士生导师8年来，共培养硕士生18名，博士生16名，承担12项国家自然科学基金的科研任务，主编专著4部。共发表论文159篇，SCI收录21篇，有3篇在世界最著名的麻醉学杂志《Anesthesiology》上发表。研究方向有吸入麻醉药肝毒性机理研究、围术期肝保护与黄疸麻醉的基础临床研究、慢性疼痛的信号转导与基因治疗等。获国家军队科技进步二等奖各1项，另获总后勤部"科技新星"、上海市卫生系统"银蛇奖"、军队院校"育才奖"银奖等各种奖励。人生格言是：做人、做事、做学问。

（俞卫锋）

第四分篇 同济大学系统（主要为原上海铁道医学院系统）

第二十七章
同济大学附属同济医院麻醉科发展史

医院名称的更替

上海市同济医院前身为同济大学附属同济医院，位于上海市普陀区，是该区唯一的一所集医疗、教学、科研、预防为一体的综合性三级甲等医院，是国家临床药理试验机构、上海市医疗保险定点医疗单位、上海市卫生系统文明单位和上海市文明单位。上海市同济医院建院于1991年，当时医院名为甘泉医院，是原上海铁道医学院附属医院，后于1995年合并入上海铁道大学，再于2000年并入同济大学并更名为同济大学附属同济医院，今年初，医院完成属地化，正式更名为上海市同济医院。

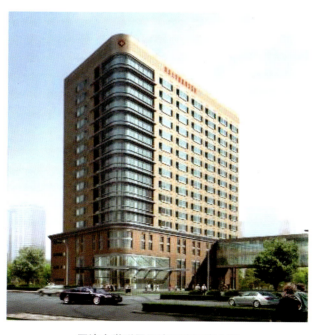

同济大学附属同济医院同济大楼

艰苦创业

麻醉科自1991年开院前已成立,根据卫生部1989年12号文件定为独立的临床一级学科并成立麻醉教研室。当时的麻醉科主任及教研室主任是宋建云教授。科室成员有李素贞、王绵玲、李中、张晓庆、张磊、安小虎、潘菊萍医生,开院时又增加了余斌、金蕾、孙佩莉医生及麻醉护士徐卫华、张静。当时手术室共11间,有Sular808及北美DRAGER麻醉机各1台,国产麻醉机2台,Detax麻醉监护仪2台,将军牌麻醉监护仪2台,血氧饱和度监测仪数台,除颤仪1台,血气分析仪1台。在院领导的关心支持下,宋建云主任带领全科,克服工作人员和仪器设备严重不足的困难,积极开展各科各类手术的麻醉,包括颅脑外科、胸外科、骨科(包括骨肿瘤灭活再植)、普外科、妇产科、泌尿外科(包括嗜铬细胞瘤及全膀胱切除术)等手术的麻醉工作,还承担医学院5年制本科临床医疗专业及麻醉大专班的教学任务。同时也承担医学院同学的实习、见习及动物实验带教任务。在艰苦的条件下,大家同心同德,安全优质地完成了各项工作任务。

快速发展

自1993年钱萍、韩松、朱颖霞、薛兴发、王宏英、林川等医生又陆续调入我科,医院于1993年又建立了以麻醉科为主管、外科医生参与的术后重症监护病房(SICU),数名医生轮流负责SICU管理工作,直到2006年SICU从麻醉科分出独立。期间同济医院血库也曾并入我科,由麻醉科管理4年。在距开院短短4年的时间里,我院在医、教、研等各方面取得了较大进步,并成功地接受了卫生部及上海市卫生局的一系列严格检查,被评为上海市最年轻的三级甲等医院。作为单独立项必查的麻醉科,无论是三基考试、麻醉访视检查还是急救插管检查,均取得了有目共睹的好成绩,为确保创三级甲等医院作出了贡献。当然,医院等级的提升,为医院以及科室的进一步发展也奠定了坚实的基础。

随着上海市中心城区改造,医院附近人口不断增加,医院手术麻醉量亦逐年上升。自2001年开始马海月、刘建慧、谢书奇、庞启颖、张静、杨君君、郁庆、刘苏等医生又陆续分入我科,科室队伍不断壮大。目前麻醉科共有人员21人,其中硕士生导师1名,副主任医师2名,主治医生8名,住院医生8名,麻醉护士2名,返聘医生1名。医师队伍中硕士学位者占45%,目前仍有2名学生在读(7年制与3年制各1名)。麻醉科分别在宋建云主任和李中主任领导下,在医疗、教学和科研等方面均取得了可喜的进步。

目前麻醉科医疗工作主要包括各科在手术室的临床麻醉、门诊无痛肠镜、无痛胃镜、无痛人流、心脑血管介入治疗的麻醉工作、术后疼痛治疗、全院各科急救插管及深静脉穿刺置管。共12间手术室,每间均配备设施先进的麻醉机、监护仪、麻醉准备车及输液泵,科内备有自体血回输机、除颤仪、肌松药作用监护仪、困难气道处理的一系列设备包括可视喉镜及纤维支气管喉镜等。麻醉术后恢复室备有4张床位,由一名医生和护士专门负责。可开展婴幼儿、低体重儿(最小体重4kg)及成人先心、成人风心、大血管疾病及冠脉搭桥等心血管麻醉,普胸单腔支气管麻醉,脊柱外科麻醉,脑血管、脑肿瘤手术麻醉,肝部分切除手术麻醉,嗜铬细胞瘤及结肠代膀胱手术麻醉,百岁老人麻醉,困难气道及疑难重症等病人的麻醉工作。我院是上海市开展心脏手术麻醉较早的医院之一,自1994年开展第一例体外循环下冠脉搭桥手术麻醉以来已有16年,目前我院已成为爱幼华夏基金及江西革命老区基金的定点医院,心脏手术麻醉逐年增多,目前已经超过200例/年,极大地促进了麻醉技术的提高。2009年全年手术量逾17 000例,其中无痛人流约4 216台,无痛胃肠镜逾6 000例,手术室麻醉7 229台(其中中心胸外科手术量281台,术后疼痛随访病人3 850例)。65岁以上老年麻醉手术量约占35%以上。

重视对外交流,在医院支持和科主任努力下,分别与美国、法国和以色列相应医院建立了良好的合作关系。同时,自2000年起分别选派张晓庆、李中、张磊三位同志前往法国马赛市圣约瑟夫基金会医院专修心血管麻醉3个月,另派韩松同志前往法国图卢兹第三大学附属Rangill医院进修8个月。宋建云主任作为美国麻醉学会(ASA)会员和国际创伤麻醉与急救学会会员(The International Trauma Anesthesia and Critical Care Society,ITACCS),以及李中主任作为美国麻醉学会(ASA)会员和欧洲麻醉学会会员(ESA),多次参加国际麻醉学术交流。对外交流开阔了视野,促进了科室麻醉水平的提高。

教学及科研情况:2005年张晓庆教授获批教育部麻醉学硕士授予点和导师资格,逐年招收麻醉学硕士,目前已培养麻醉学硕士6名。同时麻醉教研室还担负同济大学医学院7年制硕士班、8年硕博连读班外科总论中麻醉学课程、动物外科带教及临床实习工作。科研及创新工作活跃,尤其注重临床研究,着重解决临床实际问题,每年在相关杂志发表论文4~5篇。目前共获国家发明专利3项、实用新型专利5项,另有5项发明专利正在申报之中。其中张晓庆主任领导的课题小组关于"低位腹主动脉球囊阻断技术及其临床应用研究"和"自制口面部支撑装置的研制与临床应用研究",获上海市卫生局课题资助。其研究小组开展了与气道管理相关的一系列临床研究课题:气腹手术对老年患者呼吸循环功能影响的研究;新斯的明拮抗维库溴铵肌松作用的年龄差异;自制口面部支撑装置在老年无齿患者全身麻醉面罩通气中的应用研究;不同麻醉方式悬吊式腹腔镜手术对患者生理功能的影响;国人困难气道的动态螺旋CT重建等均在国内外相关杂志发表,其中"控制气管导管套囊压力与术后插管并发症相关性的多中心研究"已被美国ANESTHESIA AND ANALGESIA杂志收录待发表。值得一提的是我科的麻醉创新研究也走在了前列:共承担国内最大的麻醉耗材公司——驼人集团产、学、研一体化发展基金3项,获奖4次,目前与驼人集团正在合作的项目有:套囊测压气管导管的研制;外周神经阻滞套管针的研制及防漏气面罩的研制三项。

科室重视精神文明建设和科室文化的培育,经历任科主任的精心引导,麻醉科已经形成积极向上的氛围和团结凝聚的战斗集体。尤其在2008年5月12日汶川特大地震发生后,张晓庆主任积极响应党中央号召,主动报名参加医院抗震救灾队,并于第一时间随上海市医疗队奔赴灾区投入救灾工作。同时担任上海市驻四川省人民医院医疗队队长,不畏困难,艰苦努力,成功救治大量伤员,其中危重伤员23名。分别荣获上海市卫生系统抗震救灾先进个人和全国医疗卫生抗震救灾先进个人,为医院争得了荣誉。

新 的 起 点

　　上海市同济医院是一所年轻的三级甲等医院,麻醉科无论在临床、科研还是教学等方面,与上海市其他医院相比,都显得十分稚嫩,与本市其他三甲医院相比,临床、教学和科研工作均存在一定差距。经过近年来的努力工作和积累,在围术期气道管理、困难气道处理和无血骨盆盆腔手术等方面取得一定经验,近期又成功实施了锁骨下动脉球囊阻断技术,在无血状态下完成肱骨近端巨大骨肉瘤切除术。相信随着工作的不断开展和深入,希望会有所突破。

　　2010年初,同济医院已正式属地化,更名为同济大学附属上海市同济医院。新的外科大楼即将拔地而起,面对新的机遇和挑战,展望未来,在医院"十二·五"规划框架指导下,认真拟定科室发展计划,相信在同济大学与上海申康医院管理公司的共同领导下,同济医院将再一次腾飞,麻醉科在医教研各方面亦将会站上新的台阶!

麻醉科现有工作人员与科主任和老专家简介

一、麻醉科现有工作人员

麻醉科及教研室主任:张晓庆

副主任:李 中

主治医生:钱 萍　王绵玲　林 川　余 斌　韩 松　朱颖霞　刘健慧　庞启颖

住院医生:薛兴发　马海月　谢书奇　张 静　杨君君　郁 庆　刘 苏　张毓文

麻醉护师:徐卫华 邵丽丽

返聘人员:李素贞

历任麻醉科	主任	副主任
1991	宋建云	
1991~1997	宋建云	王宏英
1998~2009	李 中	张晓庆
2010~	张晓庆	李 中

二、现科主任简介

　　张晓庆:男,46岁,教授,副主任医师,硕士生导师,科室主任。1987年7月毕业于上海铁道医学院临床医学系,获学士学位,1999年7月毕业于上海第二医科大学麻醉学专业,获硕士学位,2000年法国马赛市圣约瑟夫基金会医院进修。热爱麻醉工作,具有极强的责任心、事业心和钻研精神,全心全意为患者服务。工作一丝不苟,业务精益求精。在围术期气道管理、困难气道处理和无血骨盆盆腔手术等方面逐渐形成自己的专长。多次参加医院或上海市医疗队,尤其在2008年5月12日汶川特大地震发生后,第一时间随上海市医疗队奔赴灾区投入救灾工作。同时担任上海市驻四川省人民医院医疗队队长,不畏困难,艰苦努力,成功救治大量伤员。分别荣获上海市卫生系统抗震救灾先进个人和全国医疗卫生抗震救灾先进个人，同时荣获2006~2008年度同济大学师德师风优秀教师称号。

主要研究成果及项目：

完成上海市卫生局课题"低位腹主动脉球囊阻断技术及其临床应用研究(044103)"，项目负责人

在研上海市卫生局课题"自制口面部支撑装置的研制与临床应用研究(2008110)"，项目负责人

承担驼人集团产、学、研一体化发展基金2项。

获得专利

申请并获批实用新型发明专利4项：

1. 张晓庆，潘菊萍. 逆行气管插管引导管. ZL2008 2 0057604.X

2. 张晓庆，刘苏. 示压气囊气管导管. ZL 2008 2 0152321.3

3. 张晓庆，刘苏，潘菊萍. 口面部支撑装置. ZL 2008 2 0057603.5

4. 张晓庆，刘苏. 一种防漏气面罩. ZL 2009 2 020620.2

申请发明专利2项：

1. 一种改进的防漏气面罩 200910197009.5

2. 一种经鼻喉罩 201010230571.6

参编专著4部：

发表论文32篇

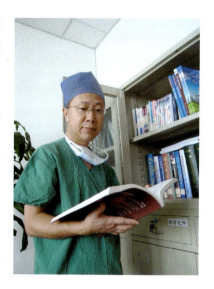

三、老专家介绍：宋建云教授

宋建云，女，1935年10月生，祖籍山东。

学历：1958年华西大学医学系本科毕业（现名四川大学华西医学院）。1958年医学本科毕业后统一分配到重庆医学院附一院。1980~1981年为南京大学英国语言文学系旁听生。1981~1982江苏省卫生厅高级英语培训班半年及实习3个月（江苏省旅游局地陪英语翻译）毕业。

履历：1958年到重庆医学院第一附属医院（上海第一医学院援建）普外科工作3个月后转入麻醉科任住院医师、助教，1961年任麻醉科总住院医师，1962年任重庆医学院儿科医院麻醉负责人1年，1963~1964年在本院轮转进修心内科及呼吸科（心内科半年，心电图室3个月，肺功能室3个月）。1965年调任重庆医学院第二附属医院麻醉组组长直至1976年调至南京市江苏省肿瘤防治研究所（肿瘤医院）麻醉科工作。1984年调到上海铁道医学院医学系工作，任外科总论教研室副主任。先后在闸北区中心医院麻醉科（上铁医教学医院）、山东省德州市肿瘤医院麻醉科及昆山市第一人民医院麻醉科任顾问并协助工作直至1991年上海铁道医学院附属甘泉医院开诊，任甘泉医院麻醉科主任、麻醉教研室主任、主任医师、教授至2000年秋退休。退休后任麻醉科顾问至2004年。2006年1月28日同济大学附属同济医院授予1991~2006建院学科创始人称号。享受政府终生特殊津贴。1992年上海市三八红旗手。

学术任职：

1961~1965 年　重庆市医学会外科学会麻醉组秘书（董绍贤教授主持工作）。

1970~1974 年　四川省科协重庆针刺麻醉学组副组长。

1986~2000 年　铁道部医学会麻醉学会副主任委员、主任委员。

1989~2000 年　上海市医学会麻醉学专业委员会委员。

1991~2001 年　美国麻醉学会（ASA）会员。

1993~2001 年　国际创伤麻醉与急救学会会员（The International Trauma Anesthesia and Critical Care Society，ITACCS）

2002 年~迄今　上海市医学会医疗事故技术鉴定专家。

（张晓庆）

第二十八章
同济大学附属第十人民医院麻醉科发展史

上海市第十人民医院前身是上海沪宁铁路医院,创建于1910年。1949年8月起更名为上海铁路局中心医院,1959年成为上海铁道医学院附属医院,1995因上海铁道医学院并入上海铁道大学,而成为上海铁道大学医学院附属铁路中心医院。2000年因上海铁道大学与同济大学合并,而成为同济大学附属铁路中心医院。在2003年底之前,上级主管部门是上海铁路局。2004年医院由铁路局转属上海市卫生局,同时更名为上海市第十人民医院、同济大学附属第十人民医院。1995年医院被评为三级甲等医院,是集医疗、教学、科研、预防为一体的综合性医院。

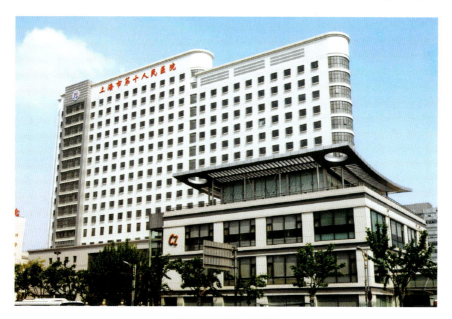

第十人民医院实景图

麻醉科发展史

医院麻醉专业的发展历经几代人的努力。1957年由外科叶介清主任兼任麻醉专业负责人,李遗等4位中级人员开展麻醉工作,曾在南洋医院王介子医师的帮助下,施行了全身麻醉下食管癌切除、肺切除、二尖瓣狭窄闭式扩张术。

1962年,王旭初医师在中山医院进修,向吴珏教授学习麻醉后,在我院成立麻醉组并主持麻醉工作,开展了乙醚和氟烷吸入麻醉、气管插管全身麻醉、椎管内麻醉(腰麻、鞍麻、硬膜外阻滞)、静脉强化麻醉、低温麻醉、Carlen双腔管单肺通气麻醉等。此时,已经能够独立施行二尖瓣闭式扩张术、食管癌切除、肺切除术等手术的麻醉。胸腔手术麻醉仅限于少数医生能操作。

1968年起邹根生医师负责麻醉工作。1970~1976年重点开展了各科全身各个部位手术的针刺麻醉,与针灸科陈作霖、臧淑珍、林礼明医师成立针刺麻醉协作组,筛选穴位,制定了各种手术规范化的针刺麻醉操作方法。开展了神经外科、胸心外科、腹部外科、骨科、五官科、眼科手术的针刺麻醉,经常接受外宾观摩。1981年参加上海中医药麻醉协作组,与金熊元(新华医院)、王鞠武(瑞金医院)、陈剑飞(曙光医院)一起对中药麻醉,洋金花及毒扁豆碱的中麻催醒作了深入研究,进行了大量的动物实验。邹医生还亲身试验中药麻醉的效果和反应。试验后,广泛运用于我院临床各科手术,其中以普外科手术应用最多,取得了良好的效果。邹医生还参与了《中草药麻醉》一书的编写工作。

1984年麻醉组改为麻醉室,邹根生任第一副主任,董蔚芳任第二副主任,同年引进Bird-6400呼吸机,用于病人心肺复苏抢救的呼吸支持。

1985年邹根生医生病逝。

1986年9月成立麻醉科(隶属于大外科),董蔚芳任科主任。

20世纪80年代引进许多麻醉新药、新仪器。开展硬膜外腔注射各种镇痛剂(芬太尼、杜冷丁、镇痛新、吗啡及强痛定等)用于术后镇痛,并进行效果分析、比较,总结出小剂量吗啡效果最佳,即开始运用于临床术后镇痛。

1980年对有心血管疾患及重特大手术开展心电图监测技术,撰写的论文《心脏病人硬膜外麻醉137例》《二尖瓣分离手术麻醉的严重并发症》在第一届全国铁路麻醉学术会议上大会交流。1986年撰写的《硬膜外腔吗啡止痛在剖宫产术后应用的临床观察》刊登于《铁道医学》。

1985年6月,开展硝普钠用于全身麻醉下动脉导管未闭手术控制性降压,以及腹部外科高血压手术患者的术中术后控制性降压。

同年,新型长效去极化肌松剂潘库溴铵用于临床心血管手术及危重病人手术的麻醉。

1986年举办了全国铁路麻醉新技术学习班,吴珏教授、孙大金教授、金熊元教授、王景阳教授等上海市知名教授均参加授课,为全国铁路系统麻醉医生的培养起到了积极的作用。

1986年孙大金教授担任我科顾问,多年来指导我科麻醉工作,开展新技术,尤其是全国铁路干部病房重危病人的抢救等,对我院麻醉科的发展起到了极其重要的作用。杭燕南教授也时常到我院指导工作。老前辈的医德、医术一直对科室的发展起到重要影响。

1987年2月引进第一台全自动多功能麻醉机德国进口Sulla-808,有创生命监护仪VSM4A,较早的开展动静脉穿刺测压、CVP测定及SpO_2监测。

1987年9月开展了肾移植手术的麻醉。

1989~1992年在市内、全国铁路系统内较早开展创伤性血流动力学监测和呼气末二氧化碳监测。在医院尚无ICU的情况下,麻醉科主持重大抢救,掌握各种休克、DIC、心肺脑复苏等重要脏器功能不全的处理。

1991年7月麻醉科正式独立，与大外科并列，业务量有所增加。

1991～1992年对临床遇到因解剖、肿瘤、炎症、创伤等各种原因引起张口困难、颈部不能弯曲、声门不能显露的病人的困难插管进行研究，用引导管引导、环甲膜穿刺逆行引导、纤维支气管镜引导插管，临床取得显著效果，使病人免受气管切开。完成论文《气管插管困难的处理三种引导法》，在全国铁路麻醉学术会议大会交流，并发表于《实用麻醉杂志》。

1992～1996年，进行了"射频温控热凝三叉神经痛的麻醉研究"，1997年获局科技成果三等奖，这一成果在国内率先应用丙泊酚在射频治疗三叉神经中应用，主要解决了术中的疼痛问题，扩大了治疗的适应证范围，使高龄、有心脑血管系统等夹杂症患者得到安全有效的治疗。发表论文有《英诺伐在射频温控热凝术中的应用》《丙泊酚在射频温控热凝术中的应用》《丙泊酚芬太尼用于三叉神经痛伴高血压患者射频治疗》《咪唑安定在射频温控热凝中的应用》《佩尔地平在高血压病人三叉神经痛射频治疗中的应用》等。

麻醉科医生大部分都接受过进修学习（上海市胸科医院、仁济医院、新华医院、长征医院等），全科的整体业务水平稳步提高；同时科室也接受全国各地铁路系统医院的麻醉医生进修培训。

2000年董蔚芳主任退休，傅舒昆任麻醉科主任。

目前医疗业务简介

目前医院住院部共有手术室19间。麻醉恢复室床位8张，门诊手术室三间，恢复室床位1张。手术室配备了Drager麻醉机（Primus、Julian、Tiro）、Phlips MP50-70多功能监护仪、麻醉信息管理系统、纤维支气管镜、除颤仪、起搏器、心排血量监测仪、脑电双频指数监测仪、肌松监测仪、胶体渗透压监测仪、麻醉气体监测仪、神经刺激仪、血糖监测仪、TCI注射泵、血气电解质血红蛋白监测仪、转运呼吸机、自体血回输机、视频喉镜等设备。

全科麻醉医生27名，高级职称医生3名；各级医生中博士、硕士学位计15名；主治医师13名；麻醉护士6名。手术室护士40名。

开展心胸外科手术麻醉：体外循环下心脏停搏及不停跳冠状动脉搭桥术、各种先天性心脏病矫治手术、心脏多瓣膜置换手术、肺叶和单侧全肺切除手术、食管癌根治手术等。神经外科手术麻醉：听神经瘤手术、巨大脑膜瘤手术、小脑肿瘤坐位手术、垂体瘤切除手术、三叉神经手术等。普通外科手术麻醉：胰腺癌根治手术、腹腔镜下胃肠胆囊等各种手术。骨科手术麻醉：各种复杂骶骨肿瘤切除手术、半骨盆切除手术、骨肿瘤手术、各种关节置换手术、脊柱手术等。泌尿外科手术麻醉：嗜铬细胞瘤切除手术、肾切除手术、肾癌根治手术、经皮肾镜手术等。五官科手术麻醉：鼓室成形手术、声带手术、各种鼻窦手术、鼾症手术等。眼科手术麻醉：眼眶肿瘤手术、各种眼科整形手术等。子宫、胃肠、胸腔、后腹膜、关节等各种腔镜手术麻醉。

开展了手术室外麻醉：无痛人工流产术、无痛胃镜、无痛气管镜、各种无痛射频治疗，DSA下大血管、肿瘤病人介入治疗、胸腹主动脉瘤等其他血管支架置入手术的麻醉。

开展镇痛泵（PCEA、PCSA和PCIA）用于术后镇痛及癌痛治疗。开设了疼痛门诊，业务量逐年上升。

2009年麻醉量达1.8万例,麻醉病人年龄从<1岁至106岁,80岁以上老年病人麻醉占9%左右。

科室有不断完善的各种规章制度、岗位责任制度和操作常规,重视医疗质量的持续改进,以病人安全为第一要务。2000年至今无麻醉死亡病例发生,确保了手术病人的安全。在历年上海市麻醉质控中心和卫生局的各种检查中名列前茅。

教学科研工作

从1982年开始,担任历年来铁道医学院、铁道大学、同济大学临床医学系本科、口腔医学系、成人高校、大专班、护校等不同学历层次的麻醉教学任务和同济大学、东南大学、安徽医科大学、蚌埠医学院、徐州医学院、皖南医学院等院校的实习带教任务。教学上强调理论联系实践,在心肺复苏教学中较早应用心肺复苏模型使同学们在操作中获得感性认识。

多年来接收全国各地铁路系统及其他医院医师的进修学习,承担上海市救护大队的急救人员的进修培训工作。曾于1986年就开始举办全国铁路系统麻醉理论培训班,担任全国铁路系统肝胆手术学习班、泌尿科手术学习班、射频治疗三叉神经痛学习班等相关麻醉讲座,承担大学麻醉进修提高班的理论教学。

科室根据中级以上医生、住院医师、轮转住院医师和进修医师等不同层次医生培养需求:制定了不同的培训考核制度("麻醉科人员培训考核制度"、"麻醉科住院医师规范化培训细则""麻醉科中级及以上职称医师培训计划"),专人负责,使教学培养工作更加正规化、常态化、制度化。严格进行临床、科研技能培训和考核。针对不同学校不同专业的实习同学制定不同的实习计划,有一套较完整的教学体系。组织高年资麻醉医师常态化开展"理论联系实践临床麻醉系列小讲座"活动,每两周一次。每3个学生组成一个小组,由科室高学历年轻医师担任组长,指导每个实习生阅读翻译专业英文文章,培养撰写麻醉学综述的能力。在如今全身麻醉比例日益提高的形势下,仍然保留着颈丛阻滞、臂丛阻滞和鞍麻等基本的麻醉方法,以保证实习学生和年轻医生对麻醉方法的全面掌握。

老年病人麻醉是我院临床麻醉的特色,围绕老年麻醉进行了研究工作。如:老年病人术后应激性溃疡高发,TEA防治围术期应激性溃疡作用的研究;射频温控热凝术治疗三叉神经痛的麻醉研究;老年人不同麻醉方法手术中应激激素的变化,以及兴奋尼古丁 $α_7$ 受体抑制肝脏缺血再灌注损伤机制等。2010年"神经外科急症围术期应激性溃疡防治新策略"[10411951400]项目获得了上海市科学技术委员会生药处重点项目支持,金额20万元。

射频温控热凝术治疗三叉神经痛的麻醉研究或局级科技进步三等奖,完成同济大学"七年制医学生麻醉教学模式探讨"课题。2006年"临床麻醉操作技术"获教育部第六届多媒体大赛优秀奖。

2008年我科通过了国家药品食品监督局的检查验收,已获批准成为药物临床试验基地,11名医生经培训具有GCP试验资质。

目前参加一项由瑞金医院牵头的多中心研究"右美托咪啶用于全身麻醉管理和其对患者术后转归影响的临床研究"。目前进展顺利。我科医生积极动脑、热情主动地开展了一系列围绕 DEX 临床应用的多项研究。2010 年科室获国家专利授权 4 项。

团结奋进的集体

科内有团结协作、积极向上的良好氛围。每周一次的业务学习，大家都按时参加，踊跃参讲。创新思维活跃，在临床工作中发现问题，寻找解决的办法，邀请专利申报专家来科室做讲座，鼓励全科人员开发新技术、新发明的热情，积极申报专利，目前共申报七项国家专利。

我院是闸北区医学会麻醉学组组长单位，每年定期组织区内各医院进行学术讲座，知识更新和病例讨论，为区内各医院同仁的学术交流搭建了一个很好的平台。2009 年被闸北医学会评为优秀学组。

多年来科内共有 18 人向云南失学儿童献爱心，资助他们完成学业。是全院向云南希望工程捐助最多的科室之一。医院每次以科室为单位的活动，麻醉科都是一个亮点。自编自导自演的文艺节目总是得到全院上下的赞誉。

团结的集体是完成医疗任务的保障。一切以病人为中心，全心全意为病人服务是全科工作人员医疗行为的准则。麻醉科连续多年获得院、局先进集体、三八红旗集体，2000 年获上海市三八红旗集体、2001 年获上海市先进红旗班组、获 2005～2006 年度上海市卫生系统文明班组、2008 年获上海市卫生局共青团号、2009 年获上海市工人先锋号和巾帼文明岗，2010 年获上海市总工会五一巾帼文明示范岗、上海市妇联巾帼文明岗荣誉称号。

历任麻醉科主任、副主任简介

邹根生，男，1936 年出生，上海人。1963 年毕业于上海铁道医学院医学系，分配至上海铁路局中心医院工作。1968 年负责麻醉组工作。曾任上海铁道医学院讲师；上海铁路局中心医院主治医师。1970 年至 1976 年间与本院针灸科医师成立针刺麻醉协作组，筛选穴位，制定了各种手术规范化的针刺麻醉操作方法。1981 年参加上海中医药麻醉协作组，与金熊元（新华医院）、王鞠武（瑞金医院）、陈剑飞（曙光医院）一起对中药麻醉，洋金花及毒扁豆碱用于中麻催醒作了深入研究，进行了大量的动物实验。邹医生还亲身试验中药麻醉的效果和反应，并参与了《中草药麻醉》一书的编写工作。邹根生医生负责麻醉组工作期间，得到外科医师的普遍赞誉，称其为"麻王"。

董蔚芳，女，1940 年生，浙江人。1963 年毕业于上海铁道医学院医疗系（后改为上海铁道大学医学院，现为同济大学医学院）。曾任上海铁道医学院讲师、副教授、教授。附属上海铁路局中心医院（现为上海市第十人民医院）住院医师、主治医师（1981 年）、副主任医师（1987 年）、主任医师（1994 年）。1995 年受聘为中国铁道学会医学分会麻醉专业委员会委员，1999 年受聘为上海市卫生局麻醉质控专家委员会委员。1986 年任麻醉科主任。长期从事于麻醉专业的临床、教学、科研工作，致力于危重病人的麻醉，复合伤及心血管手术病人的麻醉监测，防止意外和并发症发生，保障病人安全。主持完成局级课题"射频温控热凝术治疗三叉神经痛的麻醉研究"并获局级科技进步三等奖。发表论文二十余篇。

1999年12月退休后又返聘主任医师工作10年,从事麻醉工作46年。

董蔚芳主任在46年的麻醉工作中,勤勤恳恳,对技术精益求精,不计个人得失,随叫随到,抢救了无以计数的病人,只要病人需要,她都会第一时间出现在抢救现场。她医德高尚,以身作则,言传身教,为医院麻醉科的发展起了重要作用,为全国铁路和上海的麻醉事业作出了贡献。

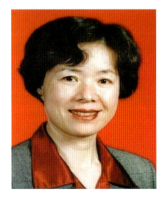

傅舒昆,女,1957年11月生。参加1977年"文革"后首批高考,就读于南京铁道医学院。1982年毕业分配至成都铁道部第二工程局中心医院工作。1985年调入上海铁路局中心医院麻醉科工作(现同济大学附属第十人民医院),1996年晋升副主任医师,同年任麻醉科副主任。2001年晋升主任医师、同济大学教授。2000年任麻醉科主任至今。

学术兼职:曾任中国铁道学会医学分会麻醉专业委员会主任委员,铁道部高级职称评审委员会委员。现任上海医学会麻醉专业委员会委员;闸北医学会麻醉学组组长;上海市卫生局麻醉质控专家;闸北区麻醉质控小组成员;上海市医学会医疗事故技术鉴定专家库成员。社会兼职:上海市政府采购咨询专家;闸北区公安分局警风警纪监督员。第十二届闸北区人大代表;第十二届、十三届上海市人大代表。

主要临床特色:长期从事临床麻醉,熟练掌握各种临床麻醉技能。在老年、疑难复杂病人的麻醉处理,危重病人抢救和镇痛治疗方面积累了丰富的临床经验。主要研究方向为老年、危重病人手术中麻醉方法对应激反应的影响;关注老年人心脏疾病非心脏手术的麻醉处理,挑战禁区,对急性心肌梗死和近期心肌梗死(10天~3个月)老年病人(年龄52~84岁)的急诊、亚急诊手术进行了麻醉,预后良好。应用套管针进行逆行插管,解决了在无特殊设备时困难插管病人的通气问题。

自1986年起承担铁道医学院、铁道大学、同济大学医学系口腔系的麻醉学授课任务。2009年被评为优秀教师。

发表论文30余篇;参编著作3部。获局级科技进步三等奖1项,获教育部教学成果优秀奖1项。主持上海市科学技术委员会重点项目1项[10411951400]。申报并获国家专利授权2项[201020198227.9]、[201020198149.2]。

季煊,女,1953年3月出生于安徽省芜湖市。1978年毕业于皖南医学院医疗系,曾在安徽省巢湖地区医院妇产科、安徽省立医院麻醉科、卫生部北京医院麻醉科工作。曾任卫生部北京医院副主任医师、北京医科大学兼职副教授,1999年12月晋升为主任医师,曾任安徽省立医院麻醉科主任医师、科副主任、安徽医科大学兼职教授、安徽省麻醉学会委员兼秘书、安徽省疼痛学会副主委。2003年6月调入本院麻醉科工作至今,任主任医师、科副主任、闸北区医学会麻醉学组副组长兼秘书、上海市中西医结合围术期委员会委员。

主要科研成果:以第一完成人"硬膜外阻滞复合气管内浅全身麻醉临床应用研究"获2003年安徽省科学技术三等奖;以主要参与者"不同的麻醉方法对食管下端括约肌压力的影响临床研究"获1994年安徽省科学技术进步四等奖;"胆系手术中胆心反射相关因素及防治的

临床研究"获 2001 年安徽省科学技术成果证;"搏动性体外循环心内直视手术研究"获 1993 年安徽省科学技术成果证。多媒体教改课件"临床麻醉操作技术"获 2006 年第六届全国多媒体课件大赛优秀奖。

主要论文发表:以第一作者在核心期刊发表学术论文近二十篇、参编书一部。

李泉,男,1973 年 4 月出生,博士,硕士导师,麻醉科副主任,副教授,中共党员,上海市科技"启明星"(2006 年)。1991 年考入第二军医大学,1996 年获得临床医学学士学位,1999 年获得第二军医大学硕士学位,2001 年 7 月在东方肝胆外科医院麻醉科晋升为主治医师、讲师。2006 年获得第二军医大学博士学位。2006 年 9 月晋升为副主任医师、副教授。2007 年入选二军大"5511"人才库,2008 年当选二军大"优秀共产党员"并获二等功。2009 年 10 月调入同济大学附属第十人民医院麻醉科工作,12 月同济大学硕士导师。2010 年 1 月入选第十人民医院青年专家联谊会理事,3 月受聘为同济大学附属第十人民医院麻醉科副主任。

自 1999 年至今承担了多项国家自然科学基金,收到美国哈佛大学等多次出国邀请。取得了上海市卫生局、科委"启明星"基金资助,获得军队医疗成果奖、国家发明专利等多项。以白蛋白加速尿为基础设计了新的扩容利尿剂,并申报国家发明专利[200510030674.7]一项,2007 年 10 月专利授权。发表核心刊物和 SCI 论文 10 余篇,2006 年通过军队医疗成果三等奖一项。2008 年所负责的上海市卫生局基金项目"肝移植再灌注综合征对心功能的影响机制"[054106]顺利结题。科研工作中,自 1996 年以来一直围绕全身炎症反应机制开展研究,1998 年研究成果首先在全军麻醉学会议上获得二等奖,1999 年又在第三届全国中青年麻醉学会议上勇夺一等奖第一名。2000～2002 年度潜心研究所承担国家自然科学基金项目"炎症过激反应的基因治疗"[39900140],2003 年在该课题顺利结题基础上,又发掘了一些新问题,并通过博士课题完成解决问题。2006 年又在博士工作基础上进一步开拓创新,提出"雾化吸入途径 IκBαM 超抑制蛋白基因治疗急性肺损伤"的新理念,得到了上海市科技"启明星"基金项目[06QA14067]资助,使得研究工作得以深化拓展,2009 年"启明星"基金顺利结题。2007 年、2008 年又作为第二申请人协助同事进行了两项国家自然科学基金的研究。

(傅舒昆)

第二十九章
同济大学附属肺科医院麻醉科发展史

肺科医院麻醉科概况

上海肺科医院麻醉建组于1956年、建科于1978年。麻醉科与我院胸外科同步成长,现为具有专科特色的临床二级学科。目前年完成胸科手术麻醉工作量2500余例,包括气道手术、肺手术、食管手术、纵隔手术等,其中重度肺功能不全身麻醉、肺减容手术麻醉、肺移植手术麻醉等边缘性疾病麻醉具有一定水准与专业特点,麻醉科擅长处理一些疑难气道问题,对边缘性肺部疾病的麻醉处理具有丰富经验。科内现有医师14人,护理人员19人,其中主任医师(硕士研究生导师)1人,副主任医师1人,主治医师5人,住院医师8人,医师中具研究生以上学历者占50%,包括博士后1人,博士1人,硕士6人,本科学历50%。科室还设有麻醉苏醒室、疼痛门诊。除日常临床麻醉工作外,麻醉科在全国率先开展无痛纤维支气管镜检查,还开展疼痛治疗门诊工作、全身麻醉下气道支架置入、全身麻醉下硬质气管镜检查和全身麻醉下心

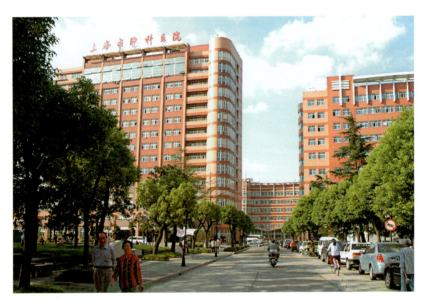

上海肺科医院实景图

导管检查的麻醉等。科内拥有多台高档麻醉机、多功能监护仪、呼吸机、除颤器、纤维支气管镜、全面的体肺循环监护系统和呼吸动力学监测系统、麻醉信息系统等，能提供优质医疗服务，满足医教研的需要。

麻醉科参加完成外科临床肺移植课题研究，主研完成市科委课题血球压积目的调控对再灌注移植肺的影响研究，在肺移植麻醉基础和临床研究中获得宝贵经验。近年发表论文数十篇，获国家实用新型专利授权4项，参编学术专著2部。目前参加国家重点基础研究发展计划（973计划）《肺切除术针刺（复合）麻醉规范化方案及机制研究》（2007CB512507），另有1项市级医院适宜推广技术项目课题在研。

作为同济大学附属医院、苏州大学硕士研究生培养基地和泸州医学院麻醉系临床实习基地，麻醉科教学设施齐全，教学体系日渐完善。目前已培养研究生2人，3人在读，完成数十名泸州医学院麻醉系本科学生临床实习培养工作，获用人单位一致好评。承担国家级继续医学教育项目"无痛气管镜检查、治疗技术新进展学习班"，积极推广无痛纤维支气管镜检查技术，已于2008、2009、2010年度成功举办三届，来自全国数省市的多位学员参加了学习班，并给予了高度评价。

历届科主任

1954年上海肺科医院派邹学超医生到中山医院（上海医科大学外科学院）师从吴珏教授学习麻醉。

1956年在吴珏教授担任顾问并大力支持下，邹学超医生负责创建麻醉科工作，方连萍护士长则兼管手术室事务。

1978年肺科医院正式成立麻醉科，按照上海市麻醉科三级医院建设标准，我院麻醉科在体制、制度上进一步完善，邹学超任科主任至1995年。

1995~1998年赵如明医师从吉林调入我院，任科副主任，主持工作；并于1998~2002年担任科主任工作。

1996年底，李明星医师调入，2000~2002年任科行政副主任，2002年至今，任科主任，并开始打造麻醉科年轻的高学历人才梯队。

科室发展历程

1954年上海肺科医院派邹学超医生到中山医院（上海医科大学外科学院）师从吴珏教授学习麻醉。

1956年在吴珏教授担任顾问并大力支持下，邹学超医生负责创建麻醉科工作，方连萍护士长则兼管手术室事务。彼时正是新中国成立，百废待兴之际，邹学超医生和方连萍护士长面临一系列难题：① 麻醉队伍的培养：对手术室护士进行麻醉知识普及，在上课基础上吸收胆大心细机动灵活并对麻醉有兴趣者为培养对象，既扩大麻醉队伍又便于护士巡回时能协助麻醉工作。因而先后增加了张宗淦、李霞雯、张光波、陈达夫等同志。20世纪60年代期间又有唐晋华,孙玉琴医生和杨圣英等人加入麻醉队伍。部分外科医生也参加短期(三个月)学习。此外,我院也开始接受本、外地开展有肺外科手术的医院麻醉人员进修。后来我院成为卫生部指定的全国胸外科培训基地之一(每组含外科、麻醉医生和手术室、病房护士四人)直到"文化大革命"开始为止。"文革"后恢复接收进修人员。估计培养麻醉人员近一百多人。我院也先后派人到市一、中山、长海等医院进修普外科麻醉半年至1年时间。② 肺科医院是以肺结核病为主的胸外科,麻醉工作具有自己独特的地方,既要普及也要与时俱进,即以全身麻醉、气管内插管、呼吸管理、循环管理等为重点,硬膜外神经阻滞等局部麻醉为次。③ 麻醉科管理制度上,根据肺科医院特点再参照中山医院麻醉科的工作常规制度进行。如:麻醉病例讨论,科室会议,早、晚间交接班,麻醉后登记,麻醉记录单书写,除包括术前探视、术后随访等外,还要求参加外科病例读片,了解术前病人拟手术方案。④ 麻醉科体制:早期麻醉仅是外科的一个组,要参加外科总查房,病例讨论,重症监护病房的特别护理工作。有时麻醉医生还需要参加(铜质)气管镜检查,体会喉头-气管3轴线的含义,麻醉不全声门活跃时对位呼吸插管技术、左右支气管的走势及各叶口位置、内向占位性病变对气管内插管的影响等。这些对指导麻醉工作均具有重要意义。

1978年肺科医院正式成立麻醉科,按照上海市麻醉科三级医院建设标准,我院麻醉科在体制、制度上进一步完善,体现在:① 人员素质和水平已有提高,大部分麻醉医士已晋升为麻醉医师,少数晋升为主治医生、副主任。② 工作职责方面,各种麻醉常规制度、医疗器械使用常规更完善。如值班制度,书面交接班,并在早、晚会宣讲有关当日术前探视及术后随访病情。日常麻醉由上级预先分组安排下级医生或进修人员施行带教麻醉,还要求将麻醉记录单、术前探视及术后随访等资料分别记录在当天病史上。加强科室学习,定期召开病例讨论会议,对危重、困难插管、术后并发症、死亡病例进行讨论等记录等。③ 做好资料的登记保管工作,以便查阅分析。据统计资料显示,自1956年创建肺科医院麻醉科以来至1990年11月三十余年期间,我院共施行麻醉16 369例次,麻醉工作量逐年明显增加。近12年又完成16 952例,目前达到每年2 600例左右。

1995~1998年我院麻醉科通过人才引进,调入吉林大学附属医院赵如明任科副主任,主持工作,并于1998年~2002年担任科主任工作。

1996年底,李明星医生调入,2000年李明星任科副主任,2002年任科主任至今,开始打造麻醉科年轻的高学历人才梯队,目前有麻醉学博士后1名,在读博士1名,硕士7名,本科5名。

附:肺科医院麻醉工作发展状况

1954年我院胸外科手术主要为气管镜检查,胸廓手术。采用局部麻醉药作喉部喷雾或采用维辛涅夫斯基葡行浸润法。少数为肺切除则采用全身麻醉,主要用药有:氯乙烷,硫贲妥钠或(和)乙醚诱导插管,用乙醚吸入作维持。偶有加做双侧颈丛封闭或(和)纵隔封闭。遇分泌物多的病例则用单腔管支气管导管插管。

1955年10月,施行俯卧和仰卧位全肺切除术麻醉。

1956年对胸廓成形手术和胸膜塑料球填充术,采用上胸部硬膜外神经阻滞术。期间探索对胸椎有畸形病例的穿刺法技术,对呼吸和循环功能影响的研究和处理经验,并进行椎旁神经阻滞下行胸部手术及胸廓成形术。

1957年6月在国内首先用Carlens双腔导管插管麻醉进行胸腔内手术,因该管具有减少或避免术中痰或血液播散并可随意张缩术侧肺,方便手术操作等优点,应用日益增多。

1958年以来,麻醉用药方法转变为以静脉应用全身麻醉药复合肌肉松弛剂为主(静脉用药有:普鲁卡因、哌替啶、氯丙嗪、异丙嗪、γ-羟基丁酸钠等),吸入麻醉剂如甲氧氟烷、氟烷、乙醚等为辅的方式进行。

1958年肺科医院首次施行小儿肺叶切除术。鉴于生理解剖上小儿支气管短小,术中导管易被牵拉脱位致分泌物播散,我院麻醉科在健侧用单腔支气管导管插管基础上,创新使用在术侧支气管内或隆突附近置小塑料导管以便持续吸痰,结合体位引流使术后并发症大为减少。以后实践证明该方法也适用于成人。

1960年在学习柳州结核病院开展13例针刺麻醉下行肺叶切除术资料的基础上,我院开展针刺麻醉肺切除手术。在医院领导重视下,由胸外科、麻醉、针灸医师组成协作组,主要由本院与上海针灸研究所两单位合作,麻醉科主要任务是在麻醉期间对病人进行全面监测、监护和术中处理等,探讨针药复合麻醉的施行。在中央及市领导等大力支持下,我院是国内开展针刺麻醉下行肺切除术历史最长、病例最多的单位。目前,针刺麻醉研究所仍在开展针刺麻醉下肺切除术的临床应用工作,并被定为国家重点科研项目。

1961年2月,我院开始实施心包内全肺切除术和胸膜内胸廓成形术治疗脓胸、支气管胸膜瘘手术。

1963年我院开展控制性降压技术,使用Arfonard或Pendiomide,或应用冰袋置于手术患者两侧颈、腋下、腹股沟等部位大动脉上方进行降温,以减少重症毁损肺或体质虚弱者术中的失血量,有利于保持麻醉深度和减少术中渗血量。

1971年通过自身试验开展中药(麻沸散)麻醉,制备多种制剂有口服、肌注和静注制剂。后研究发现其主要成分为东莨菪碱,且因我院当时工作重点在针刺麻醉而停止该项工作。

1977年我院麻醉科与上海医用橡胶制品厂协作研制右侧双腔管。1978年在国内首先应用于临床,1980年通过卫生局鉴定(并获二等奖),可正式提供临床应用。

1977年我院麻醉科开展血液稀释法。由肱动脉采血时静脉快速输注补液,既可以保持血容量平稳、采出动脉血又可供术中或术后输血用,此法可减少术前采血及贮存期间引起的不便。但亦因术后早期呈贫血症状而取消该项工作。

1980年开展硝普钠静滴作控制性降压麻醉。

1981年开展神经安定镇痛剂麻醉和氯氨酮麻醉。

1982年使用小儿纤维支气管镜应用于胸内手术麻醉时进行双腔支气管导管定位及判断气管内情况,以便于麻醉中灵活处理。

1983年将右侧单、双腔导管远端开口改为长斜面对向右肺上叶口以利于通气。

1984年改装国产SC型(Ⅰ,Ⅱ,Ⅲ)系列呼吸机与紧闭式麻醉机组合应用。我院麻醉科曾在1963年使用Drager正负压麻醉机用于手术麻醉。1984年4月短期使用限压式鸟牌呼吸机用于胸内手术麻醉。但因该呼吸机动力需用氧气启动,耗氧量过大而停用。

1986年使用高频通气应用于部分胸内手术麻醉病例。

1987年2月应用高频通气用于清醒针刺麻醉开胸的病人术中供氧。

1987年6月应用自行设计专供气管隆突切除手术、左侧或右侧袖式全肺切除手术、气管-支气管开放式吻合时高频通气用的细小导管，解决了高频通气时无法进行人工通气的难题。

1989年应用高频通气于双侧肺大疱切除术，解决了由于肺顺应性差异、单纯手法操作难以进行的困难病例的麻醉问题。

1987年根据我院将SC型呼吸机与麻醉机结合原理，与上海医疗设备制造厂协作，制成国产Sulla-808型麻醉呼吸机。7月起正式应用于临床。

1989~1990年应用无创心功能监测及脉搏血氧饱和度测定仪等用于临床麻醉。

1997年开展呼吸音监测频谱分析仪在临床麻醉的应用。

1996年开始在胸科手术中使用全身麻醉复合硬膜外麻醉。

1996年开始，我院麻醉科陆续引进研究生学历麻醉专业医生，为科室的建设打造高层次学术团队。

1998年开始在胸科手术使用胸段硬膜外术后镇痛。

1999年起采用胸部CT片进行双腔支气管导管选择并指导插管，逐渐积累了丰富的选管和插管经验。

2000年开始在全国率先开展胸腔镜手术麻醉，进行胸腔镜活检术和肺叶切除术，胸腔镜肺叶切除术麻醉量全国领先。

2002年《气管狭窄病人麻醉的几个问题》入选全国麻醉学术年会知识更新，介绍了我院气管狭窄病人处理的认识与经验。

2003年《双腔支气管导管插管法与力学分析及管端位置判定》、《双腔支气管导管选择》两文知识更新入选上海、全国麻醉学术年会。更新了我院双腔支气管导管选管和插管理论与实践。

2004年《吸痰管通畅法判定双腔支气管导管前端位置》一文发表，介绍利用吸痰管判断双腔支气管导管位置的简易方法，使导管错位率明显降低，简单实用。

2003年1月9日，在充分复习文献和一定的动物实验的基础上，成功实施第一例临床肺移植麻醉，麻醉中进行了全面的体、肺循环动力学监测和呼吸动力学监测，全面的监测为病人病情的把握和处理决策提供了很大帮助。以后相继开展了30余例临床肺移植麻醉，积累了较丰富的麻醉经验。表明科室监测能力、临床水平整体到达一个新台阶。

2004年我科《血球压积目的调控对再灌注移植肺的影响与价值研究》获上海市科委立项资助，并于2007年圆满完成该课题的研究工作。

2004年我院麻醉科开始担任四川省泸州医学院麻醉系本科生的实习带教工作，陆续培养多位优秀麻醉系本科生。

2006年我科在全国领先开展无痛纤维支气管镜检查和治疗工作，年完成无痛气管镜检查和治疗工作2000多例，积累了丰富的经验。

2006年我科率先在全国同类三甲医院中开展镇痛门诊，开拓麻醉科的诊疗范围，使我科的工作不仅仅局限于临床麻醉，而是具有长远的战略发展眼光，将胸科术后镇痛和肺癌疼痛作为工作的新方向，并进行镇痛的临床和基础研究工作。在镇痛临床方面，自主研发一种用于肋间神经阻滞的穿刺装置，（专利号：ZL201020130245.3）。在疼痛的基础研究方面，在实验动物身上进行开胸术后疼痛中枢敏感化机制的基础研究，该课题的立项，获得2009年肺科医院院课题资助。

2007年我院麻醉科荣获苏州大学硕士点之一，由李明星主任担任硕士研究生导师，开始招收和培养苏州大学研究生,已毕业 2 名,在读 3 名。

2008 年,我科自主研发两项实用新型专利项目《一种全身麻醉辅助纤维支气管镜检查专用通气喉罩》和《气管狭窄手术专用插管器械》,获得授权,并成功进行临床专利成果转化。

2008 年举办第一届上海市继续医学教育项目:《无痛气管镜检查治疗术新进展学习班》,反响强烈。

2009 年举办中华医学会继续医学教育项目暨第二届《无痛气管镜检查治疗术新进展学习班》,获得全国学员的好评。

2010 年举办第二届国家级继续医学教育项目《无痛气管镜检查治疗术新进展学习班》。

2010 年建立麻醉信息系统,全面实现麻醉科现代化麻醉管理。

2010 年《气管镜检查治疗专用通气喉罩》(专利号:ZL201020160649.7)和《一种用于肋间神经阻滞的穿刺装置》(专利号:ZL201020130245.3) 获国家实用新型专利授权。

主要专业技术成果

(一) 上胸部硬膜外阻滞

肺结核病例常有胸椎畸形,行硬膜外穿刺时进针点和推针方向均应考虑改变,以免失败。该类病例手术要求麻醉的范围广,常涉及颈丛和胸脊神经大部,术中通气功能测定显示潮气量减少,而交感神经受阻则使血压下降。因此药液配制时需认真考虑手术范围、药物剂量和浓度。术中管理要密切监察血压、呼吸情况,必要时用升压药。备供氧或气管插管作辅助呼吸直至呼吸有力或有较强呛咳显示声带舒缩活跃时才可术中拔管。要避免术中镇痛不全或严重干扰呼吸、循环现象,使手术顺利完成。

(二) 单侧肺通气

1. 应用单腔导管。以往对"湿肺"病例术前曾采用体位引流,鼓励咳嗽排痰。麻醉时先做气管内插管在浅麻醉下用吸痰管尽量作刺激咳嗽吸痰,再行单腔支气管插管后施行麻醉并加体位和充气法引流。但术中仍难避免发生痰血液播散,尤其是小儿患者。1958 年我科采用先插细塑料管于术侧总支气管内或隆突附近,术中作持续吸引,使痰血液播散率大为减少。

2. 应用双腔管导管。1957 年起,我科采用双腔管支气管导管插管基本上解决了痰液播散问题。如遇病人因麻醉不善,声门暴露差,常用的旋转法不能使导管前隆突钩通过声门时,此时采用隆突钩缚线法兼做对位呼吸或旋转法可成功并减少插管损伤。1977 年设计制造右侧双腔管,解决了无法或难插入左侧双腔管时导管问题。对导管定位或发生意外时,可用小儿纤维支气管镜鉴别,以纠正。早年总结了 3 579 例应用双腔管期间发生意外和并发症的经验教训,提出一些对策,对因单侧肺通气所致低氧血症问题,分析有多种因素,如病人心肺功能差,或术侧肺功能比"健侧"好,术中术侧肺血管或支气管未处理前 Va/Qc 比失常等,导致无效通气或血液分流增加。应对策略:剖胸前及剖胸早期进行双侧肺通气或剖胸后尽快让术侧肺萎陷几乎无通气与血流,可改善缺氧。并用几种供氧方法对照,结果显示以术侧管腔内用高频通气,提高血氧饱和度最明显。近年,进一步发展了肺隔离技术,提出基于 CT 的双腔支气管导管选择技术,在术前 CT 等检查充分了解病人气道情况的基础上,针对病人个体,选择恰当的双腔支气管导管进行插管，选管原则如下：① 根据拟插侧支气管径值，兼顾主气管径值选择双腔管大小；② 宁左勿右原则选择左或右侧双腔管；③ 根据上叶支气管口离隆突的距离结合不同品牌双腔管的设计特点选择双腔管的品牌。在插管后双腔支气管管端位置判定方法上，采用"吸痰管通畅法"判定管端位置，明显降低插管后导管错位率，方法简单实用。对单肺通气时低氧血症发生的原因概括为如下方面：① 导管位置异常；② 吸入氧浓度过低；③ 分流；④ 控制呼吸通气方式不当；⑤ 肺播散。并提出了单肺通气低氧血症的处理步骤。

（三）针刺麻醉肺切除术

在学习柳州结核病院开展针刺麻醉13例肺叶切除资料的基础上，由手术、麻醉、针灸医师组成协作组（主要由本院与上海针灸研究所两单位组成）进行探讨。麻醉科主要负担术中监测病人的生理、病理变化，如血压、脉搏、呼吸、纵隔摆动、出汗、疼痛等指标及评级，并根据手术步骤及所选相应穴位及病人表现症状等，由麻醉者用信号灯显示（所谓指挥系统）以便同步协调手术与针灸医师操作，观察效果并作记录。术前预测，术中作阶段性进行皮电、脑电、心电图及呼吸波形等监测。术中处理有：辅助使用镇痛药、供氧（用导管、面罩、氧帐或高频通气等）、纠正心动过速与血压升高、控制纵隔扑动、甚至在清醒侧卧位下插气管导管作辅助呼吸或临时改全身麻醉等。术后随访并共同进行效果评定。"文革"期间，两单位终止协作，但针刺麻醉仍继续进行。1979年我院正式成立针刺麻醉研究室，下设针刺麻醉临床、生理、生化组，对针刺麻醉机理进行探讨。1980年起针刺麻醉方法重点转为针药复合麻醉。1990年后则转为以探索针灸与增效药复合的临床研究。期间，曾发表多篇文章进行交流。认为针刺穴位手法具有一定镇痛和发挥机体调整功能作用，但针刺麻醉效果受多种因素的影响。通过术前预测（如心理、痛阈、耐痛阈）严格掌握适应证和适当应用辅助药，对少数病例特别是危重病例不失为一种麻醉方法。该课题于1965年获国家科委科技成果奖，1981、1984年获上海市卫生局中医、中西医结合成果二等奖。针药复合麻醉工作一直持续至今，目前参加国家重点基础研究发展计划（973计划）《肺切除术针刺（复合）麻醉规范化方案及机制研究》（2007CB512507）。

（四）胸科手术大出血的麻醉应对

早年对手术期间大量输血一万毫升以上的14例病例资料等进行分析。提出掌握输血补液量及速度，如何补钙和用西地兰、抗酸药等处理意见。

（五）分侧肺功能测定

1956年汪士院长指导在肺功能室行左侧支气管导管插管，其近端置于口腔外，另用面罩紧压嘴部然后接双筒肺量计，分别描记左右肺通气量。1957年采用Carlen双腔支气管导管插管进行分侧肺功能测定既准确又方便。但病人清醒，在局部麻醉下时常难以忍受，恶心、咳嗽会影响测定准确性，测定结果与病人实际情况有差别，应用有限。

（六）肺阻抗图的应用

1982年在国内首先将肺阻抗通气图技术应用于我院职工及外科麻醉领域，通过对正常人及肺部疾病者手术前后的测定，认为此无创性技术结合一般肺通气功能测定，可了解左右侧肺内气流的分布及病变局部通气情况，是一般肺功能检查无法做到的，且有简便、安全、无创、可多次测定等优点，特别适用于危重或特殊病例的呼吸监测，有助于对肺功能严重损害者决定肺切除手术指征、方案、麻醉导管的选择、呼吸管理、预测及了解术后呼吸功能恢复情况。在实践中提出了较理想的放置电极位置，如前-后胸成对放置法。并对常用的R-Weng通气计算公式作修正。1998~1999年间参加应用于区域肺通气图的微机制造和测定。将原两肺上中下共6区逐区测定改为同步进行,波高(通气量)测定及各区通气量所占百分率均由微机计算并用图表显示,提高了测定的准确性。15例区域肺通气图与核素显像通气测定的自身对比,显示了两种方法间的相关性。

(七)肺音图

1997年起参加谈彬庸院长领导下的"肺音频谱分析及其临床应用"研究。原理:呼吸音→声电换能传感器发射→收音机→A/D转换→计算机→打印机。对健康人及吸烟者肺音频谱测定分析,再用于临床麻醉,指导盲视插管及术中呼吸音的监听,以便于操作。

(八)临床肺移植麻醉实践

2003年1月9日,在充分复习文献和一定的动物实验的基础上,成功实施第一例临床肺移植麻醉,麻醉中进行了全面的体、肺循环动力学监测和呼吸动力学监测,全面的监测为病人病情的把握和处理决策提供了很大帮助。以后相继开展了30余例临床肺移植麻醉,积累了较丰富的麻醉经验。并进行了动物实验研究,就预防和治疗肺缺血再灌注损伤方面,有如下两点收益:① 移植肺血流开放前恰当的受体(病人)血HCT对新肺有益,过高过低的HCT均使肺缺血再灌注损伤加重;② 移植肺血流开放前恰当的受体(病人)血pH值(略偏酸)对新肺有益,过高过低的血pH值均使肺缺血再灌注损伤更重。

(九)全身麻醉下纤维支气管镜检查的临床应用

我院麻醉科近年采用改良喉罩通气全身麻醉下气管镜检查和治疗技术,已完成5 000多例病人无痛气管镜检查、治疗术,取得满意疗效。我科利用改良喉罩成功解决检查过程中麻醉医师和检查医师共用气道的问题,应用小剂量的中短效肌松剂短时间控制患者的自主呼吸,既可以避免气管镜检查过程中患者体动频繁和剧烈呛咳的问题,又可以减少循环的剧烈波动,极大地提高了气管镜检查的安全性和舒适性。受到患者和检查医师的一致好评。

(十)气管狭窄麻醉管理及气管狭窄插管专用器械的研制

我院经常进行一些高难度的气管手术,其中气管狭窄的病人占了绝大多数,对一些气管极度狭窄的病人,对麻醉的要求也比较高,如何建立通气及术中如何维持通气是关键。在狭窄小于0.3 cm的气管狭窄病例,就要运用我们的器械,包括导丝、内芯、导管,以通过有时比较坚韧的狭窄,或比较容易出血的狭窄。通过狭窄后,打好气囊,清理呼吸道后,建立通气,后面的气道管理同气管下段的狭窄手术。我们运用这些器械,成功地进行了数十例气管狭窄手术,都获得了满意的手术麻醉效果。

(十一)胸科术后镇痛和肺癌癌性疼痛的干预

我院麻醉科于2004年率先在上海市同类三甲医院中成立镇痛门诊,为癌痛患者和胸科术后疼痛患者解决疼痛问题。目前上海市肺癌发病率居全国首位,每年新增的肺癌病人在6 000例左右,我院每年收治的肺癌放化疗患者多达数千例,每年胸外科手术量高达两千多例,使我科开设的镇痛门诊需要服务的目标人群不断增长,胸科术后患者的开胸术后疼痛综合征(PTPS)的发生率为67%左右,多为标准后外侧切口行开胸术后沿切口周围的胸背部慢性疼痛,肋间神经阻滞效果确切,但操作风险大,我科针对这方面的临床问题,发明了一种用于肋间神经阻滞的穿刺装置,并获得国家专利授权,使这一临床操作简单易行,安全性大大提高。《一种用于肋间神经阻滞的穿刺装置》(专利号:ZL201020130245.3)。

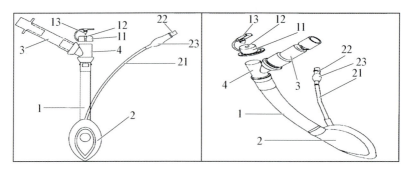

图29-1 新型改良喉罩结构示意图(专利号 ZL200720073540.8)

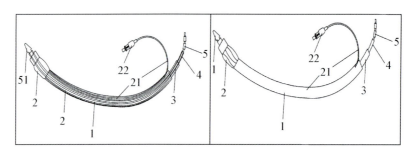

图29-2 气管狭窄插管专用器械结构示意图(专利号 ZL200720073539.5)

麻醉科老专家和现任麻醉科主任简介

一、邹学超主任

见老专家介绍。

二、李明星主任

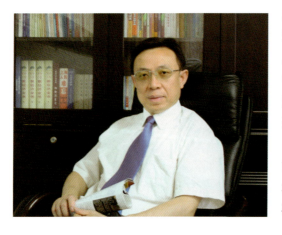

李明星,男,主任医师,硕士生导师,华西医科大学研究生毕业,硕士学位。上海医学会麻醉专业委员会第六、七届委员,八届青年委员。1965年出生于四川峨眉,1987年本科毕业于四川泸州医学院,1993年就读于华西医科大学研究生院,1996年毕业,获硕士学位。1997年调入上海市肺科医院,2000年任科副主任,2002年至今任科主任。主要从事胸科手术麻醉的临床与基础研究,擅长边缘性肺疾病麻醉、疑难气道处理、胸内手术麻醉、重症监护治疗和胸部切口痛治疗。目前主研上海市申康医院发展中心市级医院适宜推广技术项目课题《无痛气管镜检查治疗术麻醉方案优化》,参加国家重点基础研究发展计划(973计划)《肺切除术针刺(复合)麻醉规范化方案及机制研究》(2007CB512507),近年主研完成上海市科委自然科学基金课题《血球压积目的调控对再灌注移植肺的影响》,参加市科委课题《临床肺移植研究》课题组。

发明专利:

1. 一种全身麻醉辅助纤维支气管镜检查专用通气喉罩
   (专利号:ZL200720073540.8)
2. 一种气管狭窄专用插管器械(专利号 ZL200720073539.5)
3. 气管镜检查治疗专用通气喉罩(专利号 ZL201020160649.7)
4. 一种用于肋间神经阻滞的穿刺装置,(专利号:ZL201020130245.3)

(李明星)

第三十章
同济大学附属第一妇婴保健院麻醉科发展史

1947年成立的上海第一妇婴保健院（一妇婴）的前身——市立妇婴保健院，只能在产床上开展简单的产科手术，麻醉学科的起步几乎是空白。

麻醉小组的建立

1950年，上海市立妇婴保健院迁至长乐路536号，现上海第一妇婴保健院的地址。在新中国的蓬勃发展和投身于妇产科事业专家的热情推动下，一些妇产科手术开始在医院内逐步开展，广大上海市民对医院的技术与服务水平反响俱佳。与此同时，一些现代麻醉学的技术和药品也传入上海，医院急缺的就是训练有素的专业麻醉从业人员。20世纪60年代初，3名年轻的护士组成了上海一妇婴历史上的第一个麻醉小组，由于她们的护士编制身份，麻醉小组隶属护理部。几十年后，几乎已经没人记得她们的名字，但她们确是一妇婴麻醉史的奠基人，也是上海妇婴保健工作的无名英雄。护理专业出身的她们，刚开始几乎对麻醉一无所知，但对麻醉事业的热情让她们充满了对麻醉学学习的动力。这三名踌躇满志的麻醉医生先后到中山、仁济、市一医院等大医院进修学习麻醉，在这些医院的麻醉科尤其是上海老一代麻醉学家的指引下，一妇婴在20世纪60年代末引进了硬膜外麻醉、腰麻及乙醚吸入麻醉。虽然她们的知识背景略显单薄，但她们查阅一切可能找到的麻醉文献，求教于外院麻醉专家，迎难而上地消化各种麻醉理论和技术。今天看来，她们不只是将现代麻醉学的操作和实践带入了一妇婴，更由于她们

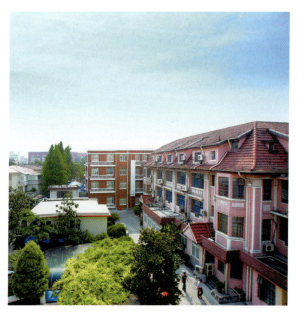

同济大学附属第一妇婴保健院实景图

不断尝试和详尽认真的总结，为一妇婴麻醉事业的今天打下了坚实的实践基础。

20世纪60、70年代"文化大革命"对一妇婴麻醉事业的影响也是巨大的。医院有很多老专家和医生被停职改造，麻醉小组的存在也是名存实亡，原有的几位麻醉医生也被勒令靠边站，与国外同步的麻醉技术被搁置一边难以实施，临床麻醉又回到了以中药麻醉以及针刺麻醉为主的时代。

值得提出的是，在1976年唐山大地震的全国救援中，当时一妇婴麻醉小组的5名医生全部参加了上海卫生局组织的医疗救护队，先后几次赶赴灾区投身抗震救灾的工作，为当时震后灾区的伤员救助和医疗重建作出了重要的贡献。

麻醉科的发展

进入20世纪80年代，随着改革开放及不断地对外交流，一妇婴麻醉事业的发展渐渐地重新步入正轨，临床麻醉技术主要以硬膜外阻滞和腰麻为主，对于较复杂手术也尝试气管插管的全身麻醉，心电示波监护仪器开始进入手术室。临床手术科室的发展也迫切要求麻醉技术的提高和更新，麻醉小组开始在这一时期购入业务所需的麻醉器械。由于医院财政资金的限制，采购仪器主要为国产麻醉设备，如购买的第一台国产麻醉机一直沿用至20世纪90年代才予以淘汰。1983年，门诊手术室的麻醉人员实施了本院第一例氧化亚氮（笑气）吸入麻醉下的人工流产手术，不久后在产房实施了此麻醉技术下的分娩镇痛，麻醉的业务范畴开始由单纯的手术室内麻醉扩展进入手术室外麻醉领域。1987年，麻醉小组由隶属护理部转归妇科部管理，开始有独立的麻醉组负责人负责麻醉业务的管理工作。

20世纪90年代后，一妇婴的发展进入飞速发展的时期，医院规模不断扩大，开放床位从100多张猛增至300张，临床妇产科手术例数渐多并日趋复杂，手术室几经扩建，麻醉人才的匮乏引起了当时医院领导的重视，多名医科院校毕业生和来自外院的资深麻醉医师加入到一妇婴麻醉队伍中。1995年，上海第一妇婴保健院被上海市卫生局评定为三级甲等专科医院。鉴于麻醉工作的独立性，并且遵照前期卫生部设立麻醉科为临床医学二级学科的指示，一妇婴麻醉科于当年正式成立，当时人员编制有副高职称医生一名，主治医生三名，住院医生五名，董国良医生成为首位麻醉科行政主任，一妇婴麻醉事业自此翻开了新的一页。在董主任担任科主任的时期，麻醉科陆续购进了进口麻醉机、自动血压计、心电监护仪及当时并不普及的麻醉气体监护仪、肌松监护、BIS监护仪等高端麻醉仪器，一次性椎管内麻醉包也取代了原先需反复消毒重复使用的麻醉敷料包，气管插管下的静吸复合全身麻醉技术的比例也逐渐提高，为期间医院手术科室的业务发展提供了极大的麻醉保障，患者的围术期安全也得到了极大地提高。医院妇科在20世纪80年代末开展的腹腔镜手术先前由于只能采用硬膜外麻醉，麻醉效果的不理想及安全隐患极大地限制了此类手术的发展。而进入20世纪90年代后，通过采用气管插管全身麻醉，麻醉创造的良好手术条件使此类妇科手术在一妇婴得以规模化开展，广大患者得到了安全适宜的医疗服务。为更好地保障手术患者特别是全身麻醉患者的围术期安全，麻醉科于1997年在上海市麻醉质控中心的指导下设立了麻醉后恢复室，配备了专职麻醉医生和护士负责恢复室内患者的监护与治疗。

医教研齐头并进，不断提高

进入21世纪后，一妇婴麻醉科继续得以蓬勃发展。2001年，以美式医疗服务理念为主导，提供高端医疗服务为标准，具备一流硬件设施的一妇婴浦东分院正式成立。分院手术部包括医疗设备配备精良的现代化手术间3间，开展数量可观的各类妇产科手术。一妇婴麻醉科于当年根据实际工作的需要进行了合理的规划，科室划分为总院和分院麻醉部两部分，由麻醉科主任统一行政领导，在总院取得主治医师以上任职资格的麻醉医生定期轮转至分部，在此管理模式下，分院麻醉部的工作和管理与总院紧密相关，地域的不便非但没有造成麻醉科行政和业务管理上的失位，并且使麻醉科青年医生在轮转期间适应了不同的工作环境及方式，熟悉和了解分院提倡的高标准医疗流程和服务理念。

近年来一妇婴麻醉科的蓬勃发展也使科室规模逐渐扩大，软硬件的建设均有了明显的改观。现手术部共有11间万级和千级无菌洁净手术间及术后恢复室，有统一的中央供氧吸引、层流净化空气消毒系统，并配备先进的麻醉仪器设备，包括Drager、Datex-Ohmeda麻醉工作站、呼吸机、飞利浦多功监护仪、除颤仪器两台，并配有静脉靶控输注泵、血气分析仪、肌松监测仪、可视喉镜、纤维气管镜、麻醉深度监测仪等先进监测与治疗仪器设备。麻醉科开展的主要业务有产科、普通妇科及妇科微创、计划生育科及乳腺外科手术麻醉及镇痛，其中产科分娩镇痛率达50%，开设麻醉术前及镇痛门诊。每年完成住院麻醉约10 000例，门诊手术量约12 000例，分娩镇痛量约2 000例，门诊人次约10 000例。本科在妇产科专科麻醉方面积累了丰富的经验，特别在产科危急重症的抢救积累了丰富临床经验。规模化开展分娩镇痛是本科的特色服务之一，科室开设分娩镇痛专题门诊，为孕产妇提供早期宣教和咨询服务，同时配备了专职的麻醉值班医生，可为产妇提供全程的分娩镇痛。静脉靶控输注技术及应用喉罩进行气道管理在日间手术中大量采用，为非住院手术患者提供了安全舒适的麻醉服务。

2006年一妇婴正式成为同济大学附属医院后，麻醉科主要承担同济大学医学院临床专业医学生的麻醉学科轮转实习及教学任务，并接受多名来自全国各地妇产科医院及妇幼保健院的麻醉医师来我科进修学习。一妇婴作为上海市卫生局的直属医疗单位，在5.12汶川大地震后与四川省都江堰市妇幼保健院结成对口援建单位，麻醉科每年接待来自都江堰市妇幼保健院麻醉科的医护人员学习交流，并选派科内优秀的骨干医师赴川为其提供相应的临床麻醉技术指导和合作。

一妇婴麻醉科近年来的蓬勃发展使许多中青年麻醉医生得以迅速的成长，2006年刘志强医生担任麻醉科主任，现麻醉科东西两部共有麻醉科医师20名，其中副主任医师3名、主治医师6名、住院医师11名，麻醉护士2名，多以青年医生为主，其中过半的中青年医生具备硕士或博士学位，良好的学历结构和人员组成使一妇婴麻醉科富有十足的朝气和活力，平日的工作气氛严谨但又不失活泼，工作节奏紧张却又有条不紊。作为上海专科医院麻醉科的一支青年军，一妇婴麻醉科近年来在上海市麻醉学会的领导下，在医疗、教学、科研等学科建设方面齐头并进，奋发图强，取得了长足的进步，其良好的发展前景如从事的妇婴保健事业，令人欣喜和期盼。

第三十章 同济大学附属第一妇婴保健院麻醉科发展史

回首一妇婴麻醉科的发展史,虽然没有像上海诸多知名医院拥有蜚声国内外的泰斗前辈,和他们书写的麻醉学科建设的浓重笔墨,也少了些发展中的曲折经历和故事,但无论如何回顾历史总是令人深思,一妇婴麻醉科的发展史同样予人启迪。

现任科主任简介

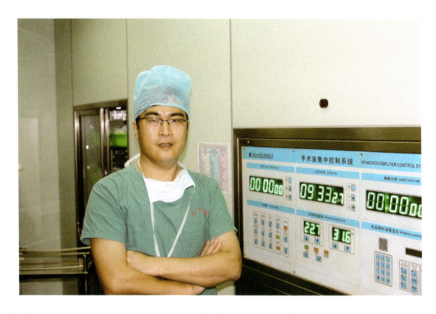

刘志强,男,1972年生,副主任医师,医学博士,上海市第一妇婴保健院麻醉科主任。现任上海医学会麻醉专业委员会青年委员,上海中西医结合学会围手术期专业委员会常务委员,目前从事妇产科麻醉的基础和临床研究工作。

(刘志强)

第三十一章
同济大学附属东方医院麻醉科发展史

上海市东方医院为同济大学附属医院,是集临床、教学、科研为一体的综合性医院。其前身为黄埔区卫生局下设的浦东中心医院,创立于1920年,迄今已有91年历史。从创立开始到20世纪70年代,医院无专职麻醉人员,麻醉人员大部分为手术室护士、中医科、外科等实习医师,使用的麻醉药物也仅有乙醚与氯仿,麻醉设备简陋,方法简单,包括中医的针灸和推拿(图31-1)。

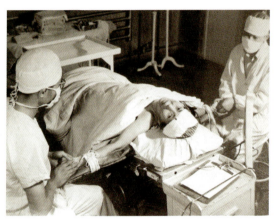
A. 术中

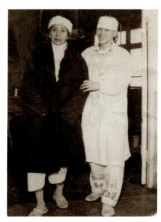
B. 术后

图 31-1　1972年麻醉医师李锦强(右一)在"东方医院"前身"浦东中心医院"手术室内,在中医科医师(左一)指导下为病人实施甲状腺手术的推拿麻醉

麻醉科的早期发展

医院早期的外科只能完成阑尾切除术、脓肿切开引流术等。20世纪40年代,外科的第一例剖腹手术是为国民党浦东宪兵队长的太太行阑尾切除术,当时还没有麻醉专职人员,外科医生兼做麻醉医生。

20世纪50、60年代以腰麻和乙醚麻醉为主,并逐渐开展了连续硬膜外麻醉、腋路臂丛神经阻滞麻醉;60年代后期开始了静脉点滴普鲁卡因和琥珀酰胆碱的全身麻醉;70年代在发展祖国医学的号召下,开展了针灸、中药及推拿麻醉;并成立了麻醉组,至1971年麻醉组人员已有 4~5 人，相继由手术室护士长王雅娟、徐云娟兼麻醉组组长。

20 世纪 70 年代末 80 年代初，开展了氯胺酮基础麻醉，局部麻醉药布比卡因在椎管内麻醉中应用；80 年代后期非去极化肌松药潘可罗宁、卡肌宁及吸入麻醉药 N2O、氨氟烷、异氟烷也相继应用。麻醉设备从"103"麻醉机到 Sulla 808 麻醉机及 KR-II 高频通气机用于全身麻醉，术中监测也有了心电监测、血气分析、血糖监测、气道压力及通气量监测等。至 1988 年已有麻醉专职人员 14 人，工农兵大学毕业生杨绍城为麻醉组组长，他积极引进人员并不断安排人员到国内、市内各大医院进修学习各类麻醉新技术、新业务，以满足日益发展的外科需要。

可以说东方医院的早期发展历史与我们国家的命运和上海市的命运息息相关，从 1920 年建院为浦东医院，到 1937 年上海沦陷，医院停业，再到 1945 年抗战胜利后再建的市立第三医院，至 1949 年上海市解放，改名为上海市第三人民医院，1960 年改称浦东县中心医院，1963 年改名黄浦区浦东中心医院，1993 年改名上海市东方医院至今。

自建院到 20 世纪 80 年代，几十年的风风雨雨中，东方医院在历次大灾大难的考验与磨砺中日益强大，秉承着救死扶伤的信念，活跃在浦东医疗的第一线，为浦东人民及上海市人民的健康事业作出了极大贡献。1946 年浦东地区霍乱大流行，医院收治 312 人次；1950、1951 年先后两批派出抗美援朝医疗队；1956 年天主教仁爱医院并入；1958 年麻疹大流行，医院收治患儿 1 000 余名；1965 年乙脑流行，医院收治 525 例，抢救成功率位居全市第二；1966 年，流脑流行，医院收治 2 000 余例患者；1970 年上海船厂大火，医院建立临时病床 300 张；1986 年，奉贤、南汇、川沙等地区受到罕见龙卷风袭击，全院紧急动员完成救治任务；1986 年和丰织造厂突发氯气泄漏事故，医院抢救 160 余例受伤病人；1988 年甲肝暴发流行，医院开设 4 个肝炎病区，收治病人 32 266 人次。医院的这段发展史为医院后续的发展奠定了重要的基础，这一时期麻醉医生在急救、监护中作出了巨大贡献，并积累了宝贵经验，该阶段可谓东方医院麻醉科的奠基阶段，麻醉组的各位前辈为她的发展付出了巨大的努力。

改革开放后的飞速发展

自 1990 年起，浦东的发展日新月异。从昔日牵牛扶犁的阡陌农舍到如今万商云集的"海市蜃楼"，浦东正成为国际金融、贸易、航运中心和高科技研发中心。20 年中，伴随浦东开发的时代热潮，上海市东方医院取得了突飞猛进的发展。作为浦东地区医疗中心，东方医院本着"立足浦东、服务全国、放眼世界"的发展理念，迅速成长为同济大学附属医院，医、教、研各项水平取得了协调发展。东方医院承担了浦东新区数百万人的医疗保健任务，医疗服务半径已延伸到全国各地及国外。2009 年，在卫生部管理质量万里行综合评比中，东方医院位列上海各大医院第三名。借助独特的区位优势、高水平的软硬件实力和优良的服务，医院平均年门急诊量超过 150 万人次，其中外籍患者超过 4 万人次，居上海市各大医院之首。2003 年以来，东方医院承担了 APEC 首脑会议、上海合作组织峰会、《财富》国际论坛、《福布斯》全球总裁会议、上海世博会等重大医疗保障任务，还承担了小布什、奥巴马、萨马兰奇、李光耀等外国领导人在沪期间的医疗保健（图 31-2、31-3、31-4、31-5、31-6、31-7）。这一阶段的麻醉科开始进入蓬勃发展的新时期。

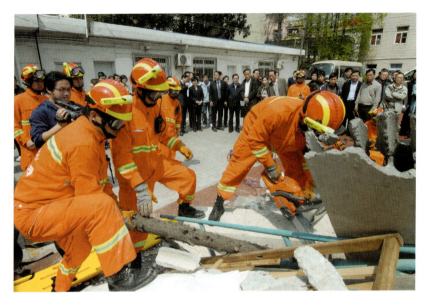

图31-2 上海市第一支卫生应急救援队急训(东方医院麻醉科医师2名)

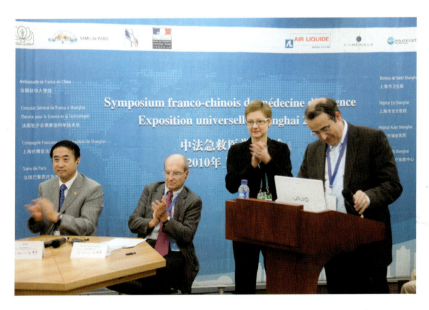

图31-3 2010年5月12日,东方医院在世博园法国馆召开的"中法急救医学论坛"(左一:刘中民院长)

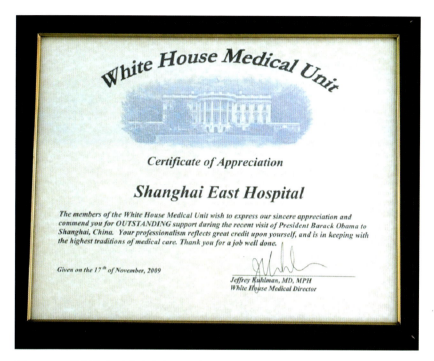

图 31-4 美国白宫对我院在奥巴马访华期间对东方医院的医疗保障给予高度评价

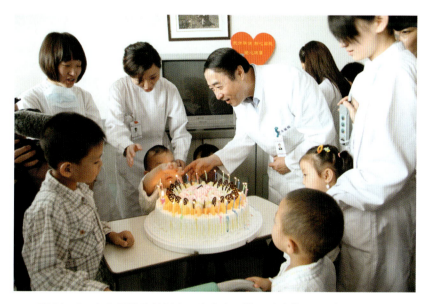

图 31-5 东方医院院长刘中民在为先天性心脏病的患儿(术后)过生日

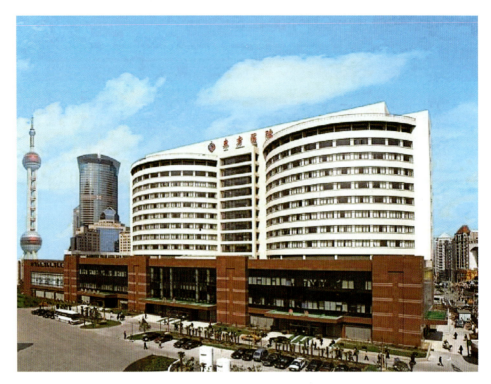

图 31-6　现东方医院大楼

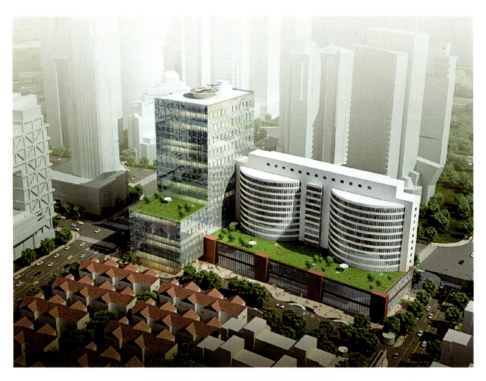

图 31-7　即将落成的东方医院新大楼

在院党政领导班子的大力支持下，自1996年正式成立麻醉科。为加快麻醉科年轻人才的培养步伐，提高麻醉人员的素质，自1989年起，医院决定限制专科生以下学历人员的引进，麻醉科开始引进本科生。一批名校本科毕业生刘正美、侯鸣宇、唐淑惠、刘锦等陆续来到东方医院。

1996年自第四军医大学引进麻醉学副主任医师刁枢，担任麻醉科主持工作副主任。2001年东方医院成为同济大学附属医院，2003年麻醉科引进长征医院麻醉科博士生导师、中华医学会麻醉学分会委员、上海市麻醉学会委员王新华教授为麻醉科主任，并开始招收硕士及博士研究生。2007年8月引进湖北省麻醉学会委员、武汉大学硕士生导师、麻醉学博士、主任医师王清秀教授，为麻醉科主持工作副主任至今；2008年底，自中山医院引进主任医师、博士生导师姜桢教授，为麻醉科主任至今。

历经几任主任的不断努力，麻醉科在以下几方面得到了长足发展。

第一，麻醉科梯队建设。自1989年起科室不再接受专科生以下应届毕业生到科工作，1999年起科室不再接受本科生以下应届毕业生，2003年起开始招收研究生及博士研究生，逐渐形成了以"疼痛治疗、围术期脏器保护、心血管手术麻醉、肺动脉高压麻醉"等为研究方向的特色。此外，科室还从其他院校引进博士和硕士，以期补充以往梯队建设的不足。

通过几年的努力，科室人员的结构比逐渐趋于合理，麻醉科现有人员29名，其中主任医师2名，副主任医师5名，主治医师11名，住院医师7名。配合完成市级和区级重点学科手术：心血管外科、创伤骨科、微创外科、口腔科、等手术达10 000余台。仅2010年1～10月已完成心内直视手术的麻醉500余例。

高学历人才逐渐增加，目前全科有博士2名，硕士7名，在读硕士5名，出国深造1名。对于已超过攻读学位最佳年龄的同志，医院有计划的选送出国培训。

第二，加大硬件配置。在院领导的大力支持下，医院为麻醉科的硬件建设投入了巨额资金。麻醉科不仅达到了每一手术间均有一台进口麻醉机和监护仪的上海市质控标准，而且在胃肠镜室、人工流产手术室、当日手术室、介入治疗室均配置了进口麻醉机和监护仪，在中心手术室、当日手术室、中法手术室均配置除颤仪各一台，跨入上海市先进行列。在此基础上，还配置了脑电双频指数监测仪、自体血液回输机、血气分析仪、靶控输注泵、纤维支气管镜、可视喉镜、持续心排量测定仪等设备。

第三，拓展工作领域。自2003年以来，先后开展术后镇痛、日间手术、麻醉下内镜检查、CT检查、无痛人流、疼痛门诊、麻醉后恢复室以及分娩镇痛、国际医院手术室等工作，将麻醉科的工作范围从手术室拓展至门诊、介入治疗室、放射检查室等场所。

第四，积极开展临床新技术、新药物、新方法的应用工作。先后开展了喉罩下麻醉、纤维支气管镜下气管插管、双腔管定位、靶控输注麻醉技术、脑电双频指数监测、急性等容量血液稀释、自体血回输技术、快速周转麻醉技术、内镜麻醉。正在为持续心排量和SVO_2监测技术作准备。

此外，接受来自德国和澳大利亚的医生来院进修临床麻醉，先后承担了援助四川万州、江苏宿迁、连云港等地的医疗任务。

作为坐落在伟大祖国2次开发开放的浦东的中心医院，作为引领中国麻醉事业发展的上海市麻醉界的光荣的一员，东方医院麻醉科必将在兄弟医院的支持下得以快速发展。

现任科主任简介

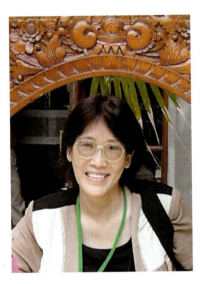

姜桢,女,67岁,中共党员,医学硕士,教授,主任医师,博士生导师。1965年毕业于南京铁道医学院医疗系,1980年就读北京医科大学麻醉专业师从谢荣教授。1983年获医学理学硕士学位。1998年在美国Nebraska University Medical Center学习心血管麻醉。

擅长心血管手术的麻醉,尤其是肺动脉高压的处理、心脏移植和心肺移植的麻醉处理。研究方向为心脏手术围术期心肺保护。参加的科研成果曾获上海市科技三等奖二次,二等奖二次。参与心研所心脏和心肺移植重点课题的研究,并独立承担一项卫生部课题、一项老年基金课题和横向课题五项。主编及参编专著6部。发表论文近100篇。

主要研究有:出血性休克与肺水,输液与肺水,PEEP对灌注肺的应用价值,体外循环中肺功能的保护,控制性降压时对肺的影响,体外循环后脑栓塞和继发中枢神经功能不全,浅低温关胸心肺复苏后的脑保护,低温停循环期间脑缺血再灌注机制研究,血管活性药物在心脏手术中的合理应用,伴肺高压低心排的防治,NO在心脏外科领域的应用研究,心肌缺血再灌注机理的研究,左旋精氨酸防治心肌缺血再灌注机理的研究,体外循环后凝血-纤溶调节系统紊乱的防治,血液保护和血液麻醉,心肌微循环灌注障碍再通时应激反应的调控,3种冠脉搭桥术对心肌损害的研究,食道超声在心脏手术中应用,经肺动脉给药治疗肺高压作用机理的研究等领域的科研和临床治疗。

目前主要研究:肺高压可逆性判断和处理,心肺联合移植的麻醉。

(姜 桢)

第五分篇　上海中医药大学系统（原上海中医学院系统）

第三十二章
上海中医药大学附属龙华医院麻醉科发展史

科室发展简史

一、麻醉科简介

上海中医药大学附属龙华医院是一所以中医为主的中西医结合的三级甲等综合性医院。从1960年建院初期只有麻醉护士到1983年建立起麻醉小组，到1989年正式建立起麻醉科；从当初只能做几种类型的中小型手术发展到现在的多种多类型大型手术，医院麻醉科在这短暂的几十年间取得了巨大的发展与进步，也同步见证了龙华医院从一所普通的中医医院转化为一所以中医为主的极具特色的三级甲等综合性医院。龙华医院麻醉科目前浦西总院共有手术室5间，浦东分院共有手术室4间，科室成员13人，其中副主任医师2人，主治医师6人，住院医师4人，麻醉护士1人，其中硕士学位3人。科室除了承担普外科、胸外科、脑外科、泌尿外科、中医外科、伤骨科、妇科、中医疮疡、乳腺外科、肛肠科等科室的临床麻醉工作外，还开通了无痛诊疗、疼痛门诊，承担了全院深静脉穿刺工作和急诊急救抢救工作。本着以病人为中心、全心全意为

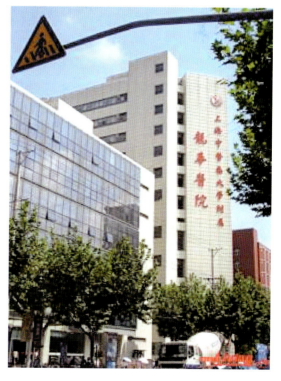

图32-1　龙华医院实景图

患者服务的宗旨,麻醉科坚持麻醉临床与教研的协调发展,并且在搞好临床麻醉工作的同时,麻醉科在教学、科研上也作出了努力。多年来不仅认真完成上海中医药大学下达的中医药大学本科生及夜大生等的教学任务和承担西医外科的教学工作,而且不断地探索针刺麻醉的原理和方法,尽力使传统中医针刺与西医麻醉能够完美地结合。

■ 二、历史沿革

1960年建院初期,由于龙华医院是一所以中医为主的综合性医院,虽然医院设立有西医外科,但最初的麻醉工作主要由姚秀芳、陈淑珠、杨艳敏等几名巡回护士在上海市第一人民医院进修后回来担当,而且仅能实施简单的神经阻滞麻醉、椎管内麻醉等以配合中小型手术。1968年西医外科改为中西医结合外科,此时正值全国兴起针刺麻醉的热潮,麻醉工作方面为了结合本院传统中医药特色,努力挖掘祖国医学宝库,与上海针灸研究所张时宜、储维中联合,开始实践针刺麻醉,并成功实施甲状腺切除、阑尾切除、斜疝结扎修补、胃大部切除、股骨颈骨折三棱钉固定等手术,积累了丰富的经验。1982年应绍根应聘进入龙华医院后,于1983年开始设立手术室麻醉组,有了正规的麻醉医师,并开始引进麻醉机和监测仪,逐步开展全身麻醉、围术期血压、心电图、脉搏-血氧饱和度连续监测等。1989年麻醉科正式建科,建科初期手术室5间,成员仅5人,由应绍根担任麻醉科第一任主任(负责人)。到1992年,年麻醉工作量约500例。其中硬膜外麻醉占86%,全身麻醉占2%。1993年开始,又开展小儿整形手术的麻醉工作,当年即超过100例。1995年后由朱洪生接任主任至今。朱洪生主任接任以来,我院外科开始了大发展,除普外科外,还陆续成立了胆管外科、胸外科、脑外科、泌尿外科、中医外科、伤骨科、妇科等,随着麻醉难度和要求的不断增高,麻醉科科室成员在朱洪生主任的带领下不断提高学历,加强外出学习进修和业务交流工作,不断更新设备技术,整个麻醉科的应战能力不断提高,麻醉科无论从麻醉设备还是麻醉技术、用药和围术期监测手段等都逐步接近其他西医医院先进水平。为了能够为患者提供优质满意的医疗服务,麻醉科还为全院提供深静脉穿刺的工作并且参与医院的急救抢救工作。1998年,年麻醉量为800多例,其中全身麻醉比例约占15%,大中型手术及复杂疑难并发症患者手术占全部麻醉的20%以上,年中心静脉穿刺量约600例。急救插管约50例。

作为中医医院的特色,麻醉科是最早实施针刺麻醉的医院之一,在针刺麻醉中有着丰富的经验,并且将电针等现代中医治疗方法应用在手术辅助麻醉、术后镇痛、慢性疼痛治疗方面。教学和科研工作也逐渐体现出自己的特色,在数量和质量上逐渐提高。2002年,医院合并了浦东上钢三厂医院,使手术室麻醉科的规模进一步扩大。

目前,麻醉科浦西总院共有手术室5间,浦东分院共有手术室4间。科室成员13人,其中副主任医师2人,主治医师6人,住院医师4人,麻醉护士1人,其中硕士学位3人。科室能够结合较为完善的术中监测,实施较为复杂和大型手术的麻醉工作,并开展术后镇痛及各种疼痛的治疗,取得显著效果。麻醉科年麻醉量约为4 000多例,其中全身麻醉比例约占45%,大中型手术及复杂疑难并发症患者手术占全部麻醉的35%以上,年中心静脉穿刺量约5 000多例。无痛诊疗约5 000多例,急救气管内插管约200例。

目前医疗业务情况

一、手术麻醉

(一)目前医疗业务情况

建院初期由于麻醉工作是由进修后的巡回护士担任,因此仅能实施简单的神经阻滞麻醉、椎管内麻醉等以配合中小型手术。至建科初期到1992年,年麻醉工作量约500例。其中硬膜外麻醉占86%,全身麻醉占2%。1993年开始,又开展小儿整形手术的麻醉工作,当年即超过100例。20世纪90年代起,麻醉学科得到了巨大的发展,各种技术、新药层出不穷,设备不断更新,我院麻醉科成员在不断的学习中努力提高自己的麻醉水平和能力。目前,科室实施的麻醉方法多种多样,全身麻醉、椎管内麻醉等等各种麻醉均能掌握,还能熟练应用纤维支气管镜、光纤可视喉镜等仪器,熟练进行双腔气管导管插管、动脉穿刺置管、深静脉穿刺置管等技术操作。每年能够完成普外科、胸腔外科、神经外科、泌尿外科、骨伤科、中医疮疡及乳腺外科、肛肠科、妇科等各类手术麻醉4 000余例,无痛胃肠镜、无痛人工流产、无痛纤维支气管镜、无痛膀胱镜检查5 000例左右。全身麻醉比例约占45%,大中型手术及复杂疑难并发症患者手术占全部麻醉的35%以上。由于社会的老龄化,我院的老年病人越来越多,老年病人病情较为复杂,并发症多,麻醉难度相对较高,针对这种状况,科室不断地总结完善麻醉手术的作业流程,在认真的术前准备、熟练的麻醉操作、完善的术中监测支持下均能成功地完成手术。我们所实施的老年人麻醉中,最高年龄达到101岁。

另外,麻醉科还拓展了麻醉业务,术后镇痛、无痛诊疗、疼痛门诊,为医院病房开展深静脉穿刺等等。目前,每年术后镇痛约1 600例,无痛诊疗约5 000多例,年深静脉穿刺量约5 000多例。

(二)医疗仪器和设备

建院初期,医院医疗设备仪器较为简单,仅具备了一般常规的检查设备及急救设施。手术室仅拥有几张手术床和无影灯,麻醉监测也仅靠人工血压计和手搭脉搏。20世纪80年代建立麻醉组后,在应绍根主任的带领下,购置了第一台手动麻醉机;90年代起,随着临床医疗的发展,设备、仪器等随之也进行了增加与更新,添置了多台较先进的全自动麻醉机和三参数的麻醉监护仪;2005年,手术室进行了重建。手术室拥有自己的层流系统、气体及电源供应一体系统。手术室内配有激光碎石机、腹腔镜、膀胱镜及膀胱电切镜、输尿管镜、胸腔镜、支气管镜、十二指肠镜、胆管镜、宫腔镜、阴道镜、术中C-臂摄片机、脑外科电钻以及手术显微镜、眼科手术显微镜及超声乳化仪、玻璃体切割机、骨科驱血气泵、氩气刀、超声刀等先进设备,麻醉科在每一间手术室都拥有Drager、Ohmeda等进口麻醉机及配套多功能监护仪、微量静脉输注泵、加压输血(液)袋,科室内还配有光纤可视喉镜、纤维支气管镜等设备以保证手术麻醉和重症监测安全。手术室内还配有一间复苏室,专门用于全身麻醉后复苏,复苏室内配有呼吸机、多功能监护仪、除颤器、抢救车等全套设备。麻醉科在历年市麻醉医疗质控检查中均为优秀。

二、疼痛治疗

麻醉科建科初期,在应绍根的带领下,麻醉科利用麻醉科的专业技术特长,用神经阻滞等治疗方法以及对麻醉药物的合理应用,开始有限的为病房里的癌症患者、带状疱疹后遗留神经痛进行疼痛治疗。为了使疼痛治疗更加有效,更具特色,麻醉科派郭圆医师去南京鼓楼医院专门学习疼痛治疗,并且利用医院的中医药优势,不断摸索和尝试将传统医学诊疗手段以及传统中药结合西医麻醉手段,治疗关节炎、颈椎病、腰椎病、神经痛、偏头痛等各种慢性疼痛,如以神经阻滞结合祛风除湿、舒筋活血、通络止痛药外敷治疗多种神经痛;活血通络化瘀方足浴、熏洗结合红花、黄芪注射液穴位注射等治疗"老寒腿"等慢性关节炎及骨刺;小针刀治疗骨刺、颈腰椎病、慢性肌纤维痛综合征;电针疗法治疗术后恶心呕吐(PONV)、人工流产综合征、肠易激综合征等非疼痛性疾病。随着慢性疼痛疾病谱的不断变化,以及各种检查、治疗手段的完善和改进,疼痛治疗工作在继承传统、坚持特色的同时,不断提高服务质量,将临床新药物、新技术不断应用于疼痛治疗领域。从既往的病房会诊诊治为主,到逐渐开展门诊与病房结合,目前每周设立两次疼痛门诊,开展以中西医结合为特色的综合疗法,治疗各种顽固性头痛、颈肩痛、腰腿痛、带状疱疹后遗留神经痛、癌性疼痛、血管性疼痛、神经痛以及其他慢性疼痛。

随着人们生活水平的提高,人们对疼痛和无痛的认识和理解发生了巨大的转变,无痛诊疗、术后镇痛应运而生。自1988年开展术后镇痛工作以来,麻醉科从单纯硬膜外注射吗啡类药物发展到应用(静脉、硬膜外腔、皮下、神经丛)持续微泵结合患者自控镇痛(PCA)技术,从单纯的吗啡类药物发展到不同种抑制疼痛机制的麻醉药物联合应用,目前每年术后镇痛约1 600例。麻醉科除了给患者提供各项疼痛性疾病的诊疗以及择期手术术前准备、手术麻醉、术后镇痛以及其他相关咨询业务,还开展了无痛胃肠镜、无痛人流、无痛纤维支气管镜、无痛膀胱镜检查等无痛诊疗技术,自2002年至今,目前每年5 000例左右。

■ 三、深静脉穿刺

我院以肿瘤病人和老年病人为主,静脉通路常常难以解决,一直成为困扰医院的医疗难题。为了解决这个难题,1987年,朱洪生主任从仁济医院学习引进了深静脉穿刺技术,并开始为全院所有科室的病人提供服务。虽然最初的方法比较单一,成功率不高,但麻醉科科室成员共同努力,分别去各大西医医院麻醉科(中山医院、瑞金医院、第六人民医院等)进修学习技术,吸取经验,穿刺方法不断增多,穿刺技术不断成熟和发展,目前科室每年要为医院病房提供5 000例左右深静脉穿刺医疗服务,成功率达到将近100%。

■ 四、传统特色

麻醉科虽然是西医科室,但是作为一所以中医为主的医院,继承发扬祖国医学的瑰宝始终贯穿着麻醉科的发展。麻醉科本着坚持自己中医药的特色,继承传统医学,发扬祖国医学优势的信念,不断努力地将中西医更好、更有效地融合起来。

20世纪60年代初期,我国医务工作者在针灸治病与止痛的基础上创造了针刺麻醉。在国家大力发展针刺麻醉之际,我院麻醉科结合本院传统中医药特色,与上海针灸研究所联合,积极加入到这历史洪潮中,开始实践针刺麻醉,成为最早实施针刺麻醉的医院之一,并成功实施了各种手术的针刺麻醉,如甲状腺切除、阑尾切除、疝结扎修补、胃大部切除、股骨颈骨折三棱钉固定等手术。一时引起了全国的轰动以及世界各国的注意,各国医务人员纷纷前来参观学习。20世纪80年代,为了加大针刺麻醉的力量,还在中医药大学针推系,招收朱洪生进一步开展针刺麻醉的研究。20世纪90年代,随着麻醉技术、药物、设备的发展,针刺麻醉退出了麻醉主流,但作为一所中西医结合医院,我科仍然努力的致力于中医技术和西医的有效地融合。我们将电针等现代中医治疗方法应用在手术辅助麻醉以及围术期研究中,既可以减少手术中麻醉药物的用量,又可以减少手术麻醉的应激反应,减少术后恶心、呕吐等不良反应。我们还将中医特色应用在慢性疼痛治疗方面,如以神经阻滞结合祛风除湿、舒筋活血、通络止痛药外敷治疗多种神经痛;活血通络化瘀方足浴、熏洗结合红花、黄芪注射液穴位注射等治疗"老寒腿"等慢性关节炎及骨刺;小针刀治疗骨刺、颈腰椎病、慢性肌纤维痛综合征;电针疗法治疗人工流产后综合征、肠易激综合征等非疼痛性疾病等等。挖掘祖国医学宝库,将传统中医药有效、合理地应用于日常诊疗以及科研中,以成为麻醉科不变的传统特色。

教 学 和 科 研

■ 一、教学工作

科室历年承担上海中医药大学本科及夜大学、继续教育中麻醉、急救复苏、疼痛治疗等内容的教学任务,主要由朱洪生、陆黎同志担任,科室其他人员间接参与辅助工作,利用多媒体授课、课堂讲解结合临床见习、模型以及计算机辅助模拟临床操作等丰富教学方法,使学生熟悉常见的麻醉药物和方法,掌握急救复苏的常见技能和原则,了解麻醉和疼痛治疗的基本常识,达到"掌握原则、牢记基础、学可致用"的良好效果。

■ 二、科研工作

随着医院业务的发展,手术数量和种类不断增加,难度和复杂性日益提高。为了顺应形势的发展,科室在加强医疗和教学工作的同时,也注重科研工作的不断深入,不断加大科研力量的投入,鼓励科室成员进一步学习深造,培养和引进临床+科研复合型人才,先后培养陆黎、王晶青完成了科研型硕士研究生,目前,尚有多人正在攻读科研型硕士研究生中。作为一所以中医为主的医院,利用祖国医学的瑰宝,将中西医有效地结合起来,成为麻醉科研工作的特色。麻醉科以中医理论为基础,将电针等现代中医治疗方法应用于手术辅助麻醉、术后镇痛、慢性疼痛治疗等方面,联合先进的西医药物和治疗方法,不断地探究着中西医结合的理论和方法,试图将中西医更有效地融合起来。多年来,先后有多人几十篇论文在相关杂志上发表。

■ 三、专业队伍的建设

医务、临床和科研的发展,关键是人才的培养。作为以中医为特色的龙华医院,如何进一步提高中西医结合的麻醉技术,对内的人才培养,对外的技术交流与引进尤显重要。麻醉科为了加快人才培养,加强学科建设,充分挖掘内部潜力,在院部支持下,先后派送进修7人次,以学习掌握先进的麻醉技术及其临床应用,而且重视在职研究生的培养,并适时引进人才,同时,对科室各级医师进一步加强注重基础理论、基础知识及基础技术掌握的训练,在麻醉操作规范化上下功夫,培养具有扎实本领的临床医师。

20世纪90年代是麻醉科人员调动最频繁的阶段,由于一批老医生的相继退休,一批中青年骨干的先后调走,麻醉科人员匮乏,技术力量青黄不接,缺乏生气。1994年和1998年,先后招收 牛颖、陆黎、王晶青、毕宏达、朱玲丽、郭圆等6名中西医院校的毕业生,人员队伍才达到稳定状态,人员基本素质和基础知识不断得到提高。

为了提高队伍的整体业务水平,满足医疗工作的不断发展需要,麻醉科多次派人外出学习、进修。先后派朱洪生、牛颖到仁济医院麻醉科,陆黎、毕洪达到中山医院麻醉科,王晶青到瑞金医院麻醉科,朱玲丽到第六人民医院,郭圆到南京鼓楼医院进修。他们通过学习,各项麻醉技术及术中管理业务水平得到较快提高。1998年又派陆黎、牛颖到上海市第一肺科医院麻醉科学习胸外科手术的麻醉管理及双腔气管插管术,提高了胸外科手术的麻醉及管理能力。2008年院部引进了一位肺科医院的麻醉主治医师杨路宗,对拓展胸外科的手术业务起到了重要作用。科内逐步形成了住院医师培训学习、总住院医师制、临床病例讨论、麻醉常规、术前术后麻醉访视和危重病人抢救处理等一系列制度;同时逐步更新麻醉设备和监测仪器,新增加了中心静脉压监测,有创动脉血压监测,呼气末二氧化碳监测等监测技术;开始使用异氟醚、芬太尼、卡肌宁、异丙酚等新的麻醉药或麻醉方法,麻醉和监测技能上了一个新台阶。

目前该科共有副主任医师2人,主治医师6人,住院医师4人,麻醉护士1人,其中硕士学位3人,尚有多人正在硕士学位攻读中。整个科室平均年龄只有35岁左右。比较年轻化,有朝气,有冲劲,可塑性强。

麻醉科将继续努力提升现有的优点,努力不懈地提高整体业务水平,开拓进取,进一步融会贯通中西医的互补作用,力图在麻醉技术方面做出自己的特色,以满足临床医疗、教学、科研的需要,使麻醉科成为现代化综合性中医医院发展中不可缺少的一部分,争取在中医麻醉的医教,科研方面取得更大的进步。

老专家及现任麻醉科主任简介

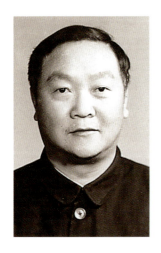

应绍根:1950年就读于中国第七医科大学,1956年毕业后在全国多家医院工作,并多次参加支边、战地、下乡等医疗工作,积累了丰富的临床经验,1982年就职于龙华医院并着手创立麻醉工作,1989年正式建科后任第一任科主任,为麻醉科制定基本规章制度和工作规范、培养最早一批麻醉专科医师等作出了重要的贡献,1998年光荣退休。

朱洪生,现任主任,1985年由上海中医药大学毕业后就职于龙华医院麻醉科,1997年起担任麻醉科主任至今,领导科室工作以来逐步建立有层次的人才梯队,根据医院医疗工作的内容不断更新,派遣科室成员外出学习进修相应理论和技能,开展多学科、多单位业务交流,逐步完善麻醉和监测设备,团结全科室将业务不断提高和丰富。

(朱洪生)

第三十三章
上海中医药大学附属曙光医院麻醉科发展史

科室发展简史

曙光医院系于1960年,由1954年建立的上海第一所中医院市立第十一人民医院和原四明医院在1953年底改建的市立第十人民医院基础上合并而成。它是一所以中医为主的市级大型综合性中医院,是上海中医药大学(前身为上海中医学院)的第一所附属教学医院。在四明医院时期,手术以阑尾切除术为主;在第十人民医院时期,由于普外科从常见病扩大到甲状腺、乳房及脾切除术,泌尿科常见病手术的开展以及妇产科从急腹症发展到实施子宫肌瘤、盆腔恶性肿瘤等手术,已经有了麻醉业务,但其麻醉业务主要以乙醚开放吸入及腰麻为主,以后开展了气管内吸入麻醉。20世纪50年代末即成立曙光医院起,手术麻醉均由手术室护士中相对固定部分人员监理,最初从事麻醉工作的仅2位;其间由于手术项目的扩展,才分期分批调入医生及护士专职从事麻醉工作,在成立麻醉科之前一直由外科统一管理。随着手术种类的增多,并趋向齐全,逐渐开展了硬膜外阻滞麻醉、颈丛、臂丛等各种神经阻滞麻醉及静脉复合麻醉、静吸复合麻醉,主要使用药物有硫喷妥钠、γ-羟丁酸钠、氯胺酮、普鲁卡因、琥珀胆碱、乙醚、安氟醚,配合实施腹部外科、四肢、脊柱以及妇产、胸外、脑外(脑外伤为主)、耳鼻咽喉、眼等科手术。20世纪60年代,由于国家对中医药事业的大力支持,曙光医院作为大型综合性中医院,为发展中医药的需要,把祖国的传统医学运用于临床,1964年医院集中部分针灸、外科及麻醉科医师组成针刺麻醉组,进行首例针刺麻醉下行胃大部切

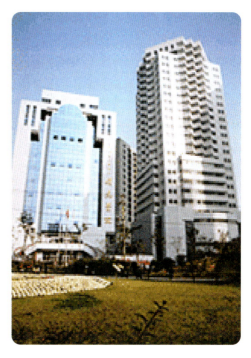

曙光医院实景图

除术并取得成功,随后对多种手术病种进行了针刺麻醉的探索。20世纪70年代初针刺麻醉曾一度比较广泛应用于各科手术如普外科(甲状腺切除术、阑尾切除术、疝结扎修补术)、妇产科(输卵管结扎术)、伤骨科(髓核摘除术)等。其中,继续以胃大部切除手术为重点进行提高针刺麻醉效果的研究。据1973年统计,共进行了700余例该项手术,成功率达90%以上;而且针刺麻醉率达全院总手术数的41.47%。20世纪70~80年代,在当时的麻醉科陈剑飞主任的带领下进行了中药麻醉的探索,各科手术部分采用了中药麻醉,使中药麻醉率达5.09%。并且使用中药制剂进行催醒,达到了一定的效果。20世纪80年代,在上海市气功研究所的协助下,进行了气功麻醉下实施甲状腺切除术及胃大部切除术,获得成功,共进行了10余例该项麻醉。

1978年3月曙光医院正式成立麻醉科(之前为麻醉组,由外科统一管理),相继有本科毕业的医师调入麻醉科工作,麻醉科建立后设立主任建制,首位主任为张光正主任,他为麻醉科的建科及麻醉科的最初发展作出了贡献,奠定了基础。随着科室的建立,为麻醉科今后的发展建设提供了机遇,麻醉工作深入到普外科、胸外科、脑外科、骨伤科、泌尿科、妇产科、五官科、眼科等。随后的陈剑飞主任在麻醉科的某些器具及监测仪器的开发研制方面作出了贡献,特别对中药麻醉药物开发和使用及中药催醒方面应用造诣颇深,弘扬了祖国中医药传统。1989年后,由于启用芬兰产Datex多功能生理监护仪,摆脱了仅靠手动测血压,听诊器听心率、心律、呼吸,凭肉眼观察患者情况的监测方法,使麻醉监测水平有了质的飞跃,并且引进了性能良好自带呼吸机的Ohmeda麻醉机,摆脱了麻醉医师仅靠手捏皮囊维持患者呼吸的状况,减轻了麻醉医师的工作量。随着OhmedaTec-4安氟醚、异氟醚麻醉蒸发罐的应用,使吸入麻醉剂安氟醚、异氟醚、氧化亚氮(笑气)得以在临床广泛应用并使吸入麻醉药的安全使用得到保证。另外,静脉麻醉药乙咪酯以及新的肌肉松弛药潘库溴铵、阿曲库铵的使用,丰富了静吸复合麻醉的内容。同时又开展了颈内静脉穿刺、股静脉穿刺、桡动脉穿刺等技术,使连续动脉压监测、中心静脉压监测得以在手术麻醉过程中使用,使麻醉水平有了提高、患者的安全有了保证。此阶段新开展的项目有腹腔镜手术麻醉、各种有创、无创血流动力学监测、肌松监测等。此外,还参与全院各科重危病人的抢救,并部分开展了术后止痛等工作,使麻醉工作走出了手术室。此时期的两位主任,丁国铮主任为曙光医院麻醉科引进了多功能生理监测仪、新型全能麻醉机,为以后麻醉科新技术,如各种监测技术的开展、新型静脉麻醉药、吸入麻醉药、麻醉性镇痛药的临床使用奠定了基础。龚开泰主任在麻醉手术过程中,对循环、呼吸的监测治疗方面有独到见解,为患者围手术期的安全提供了保障。两位主任为曙光医院麻醉科的发展起到了承上启下的作用。

进入2000年以来,在傅国强主任的带领下,麻醉科承担了全院心胸外科、脑外科、普外科、肝胆外科、乳腺外科、泌尿外科、小儿科、骨科、妇科、耳鼻喉科、眼科、门诊诊断性检查的临床麻醉工作,承担了术后止痛、各种非癌性慢性疼痛、癌性疼痛的治疗工作,特别是心脏、肝脏手术的开展使我院麻醉科的水平有了质的飞跃。此外,还参与全院各科危重病人的抢救治疗和复苏工作。为了紧跟麻醉发展潮流,麻醉科引进了多台多功能生理监测仪、麻醉工作站、麻醉气体检测仪、心输出量监测仪、肌松监测仪、神经刺激仪、除颤仪、呼吸机、纤维支气管镜、麻醉输注泵、多用途血液检测仪等。2000年以来陆续开展的新项目有:各种有创、无创血流动力学监测、肌松监测、双腔支气管插管术、纤维支气管镜插管术、各种喉罩的使用、新型静脉麻醉药(丙泊酚)、吸入麻醉药(七氟醚)、麻醉性镇痛药、肌松药(维库溴铵)的临床应用、神经刺激仪的使用、各种无痛技术、术中血液保护技术、控制性降压技术、低温技术以及麻醉后复苏室的使用、门诊无痛胃肠镜检查、无痛人工流产、无痛纤维支气管镜检查、无痛门诊等。随着曙光医院2004年底东院的启用至今,麻醉科设备不断引进并完善、全年麻醉业务量逐渐上升,特别是东院的麻醉量从年初的每月十几例、几十例到年底的近200例,成倍增长。据统计:麻醉量1969年近900人次,1978年达1423例,1985年为1 500人次,1992年1 200例,2000年1 965例,2004年2 691例,2005年4 233例,2006年7 336例,2009年13 091例,工作量逐年增长,全年麻醉量近15 000例。特别值得提出的是,2006年,随着心胸外科周嘉主任的引进,带来了在针药复合麻醉下体外循环行心内直视手术的技术,使中医针灸这支祖国医学奇葩再一次在曙光医院绽放。2006年8月15日在医院领导的支持下,麻醉科傅国强主任,针灸科李国安、沈卫东主任共同配合下,心胸外科主任周嘉实施了我院第一例先天性肺动脉狭窄患者在针药复合麻醉下体外循环行肺动脉切开术,中央十套《走进科学》栏目全程录制,名称《救命银针》。至今针药复合麻醉下实施体外循环行心内直视手术(包括房缺,室缺修补术,换瓣术,肺动脉切开术)共计36例,年龄12~76岁。其中一例在针药复合麻醉下实施体外循环行二尖瓣置换术在德国电视二台全程录像下完成,并在德国播放。2008年上海中医药大学校长陈凯先访问法国做学术访问时播放了该手术录像全过程,轰动了法国。为曙光医院赢得荣誉,为祖国中医药在世界上赢得了地位。并由此带动一大批手术科室在针药复合麻醉下实施手术。目前在针药复合麻醉下实施的手术有普外科的甲状腺次全切除术,腹腔镜胆囊切除术,脑外科部分手术,乳腺外科部分手术,耳鼻喉科的鼻内镜手术等。2006年至今共实施1 000余例,使针药复合麻醉的水平在全国取得领先。从建院初至建立麻醉科后,麻醉科十分注重麻醉医生的培养,多次委派各级医师到本市中山、仁济、瑞金、市六、新华、胸科等医院麻醉科进修学习,学到了西医三甲医院的先进技术,取得了良好的效果,为曙光医院麻醉科新技术的开展奠定了基础,提高了曙光医院的麻醉水平。

历任麻醉科主任

年 份	职 务	姓 名
1978~1983	主 任	张光正
1978~1992	副主任	丁国铮
1981~1989	副主任	陈剑飞
1992~2000	主 任	龚开泰
2000~至今	主 任	傅国强

目前医疗业务情况

曙光医院手术室从医院建立初期的3间,到1966年扩充至5间。1991年医院改扩建后,发展成为曙光西院的8间,随着2005年东院的10间手术室起用,最终共计18间,且全为层流手术室。东西两院分别有含4张床和2张床的麻醉后复苏室2间。人员编制,从最初的2位麻醉工作者到目前已拥有19位医师,现任科主任傅国强,其中副主任医师3名、主治医师7名

（含主管麻醉师1名）、住院医师9名，人员素质学历从最初的中专学历护士到目前的全具有大学本科以上学历，目前全科共有硕士2名，在读硕士5名。麻醉科设备方面，从建院初期简单的听诊器、血压计，103麻醉机到如今每间手术室配备先进的麻醉机和各种监测设备，从手记麻醉记录单，到如今使用麻醉临床信息系统实现麻醉记录无纸化，有了质的飞跃。目前麻醉科的主要设备：麦迪斯顿Docare麻醉临床信息系统、Datex S/5多功能监测仪、美国太空多功能监测仪、Agilent多功能监测仪、GE Dash多功能监测仪、日本科林多功能监测仪、PHILIPS多功能监测仪、3F多功能监测仪、Datex麻醉气体监测仪、麻醉微注泵（思路高，费森尤斯）、$NICO_2$无创心输出量监测仪、GE Dash4000无创心输出量监测仪、Datex-Ohmeda ADU麻醉工作站、德尔逊primus麻醉机、Ohmeda（210、110、Aestiva/5 Aespire/5）麻醉机、BENNETT呼吸机、Medtronic、京精P-3000型自体血液回收机、Medtronic除颤仪、PENTAX纤维支气管镜、Medtronic血氧饱和血球压积仪、康奈尔输血输液加温仪、Datex胃黏膜pH值监测仪、DatexBIS监测仪、Datex肌松监测仪、HXD-1型定量肌松监测仪、BRAUN Stimuplex HNS11型神经刺激仪、Easy Stim皮外神经刺激器。设备总价值925万。近几年来完成普外科、心胸外科、神经外科、肝胆外科、泌尿外科、骨伤科、中医外科及乳腺外科、妇科等各类手术麻醉7 000余例，无痛胃肠镜、无痛人工流产术、无痛纤维支气管镜近6 000余例。目前可开展心胸外科、神经外科、脊柱外科、肝胆外科等复杂手术麻醉以及高龄、超高龄的手术麻醉，急危重患者的麻醉。在手术麻醉中能熟练运用各种监测技术，血液保护技术，控制性降压技术，低温技术，体外循环技术，单肺隔离技术，脏器保护技术，各种困难气道处理技术，特别是针药复合麻醉技术在体外循环下实施心内直视手术，基本做到具有针药复合麻醉适应证的患者都在此麻醉下实施。同时能够在各临床手术科室的部分手术中实施针药复合麻醉。现任麻醉科主任傅国强，擅长于临床各科麻醉，特别是麻醉中脏器的保护，针药复合麻醉，各种疼痛治疗，危重病人麻醉处理抢救，重症病人的监测治疗，困难气道处理，以及各种特殊气管导管的开发研制等，均有其扎实的理论基础和丰富的临床经验。在疼痛治疗方面，目前傅国强主任在东西两院每周各设立一次疼痛门诊，为患者提供各项疼痛性疾病的诊断和治疗，运用中西医结合为特色的综合疗法，如全身给药、局部给药（神经丛、硬膜外、蛛网膜下腔、关节腔给药，局部麻醉药的伤口浸润或局部应用），疼痛的神经阻滞治疗、针灸、电针等，开展各种顽固性头痛、颈肩痛、骨关节痛、腰背痛、腰腿痛、带状疱疹后遗神经痛、癌性疼痛、血管性疼痛及其他慢性疼痛的治疗。应用患者静脉自控止痛（PCIA）、硬膜外自控止痛（PCEA）、皮下自控止痛（PCCA）开展术后镇痛及各种疼痛治疗，并且为患者提供围手术麻醉期的各种相关咨询业务。其中硬膜外麻醉下运用手法大推拿治疗腰腿痛自20世纪70年代以来一直是我科的传统优势项目。此外，麻醉科还参与全院各科急危重患者的抢救治疗工作，提供心肺脑复苏技术。

教学和科研

曙光医院作为上海中医药大学的附属医院，是大学的教学基地之一，自20世纪70年代开始担任历届上海中医学院中医系硕士班学生、本科班学生及留学生班的西医外科学中麻醉部分的教学任务，丁国铮主任在麻醉科被聘为首位副教授。傅国强主任带教硕士研究生2名（在读),研究方向为针刺麻醉在临床手术麻醉中的应用。

  科研工作一直是医院的三大任务之一,作为以中医为主的特色医院,始终以弘扬祖国传统医学为宗旨,科研工作也不例外。麻醉科自建院五十多年来和针灸科合作共获科研成果10余项,其中1项获国家七五攻关重大成果奖,发表论文30余篇。特别是以西医为主的麻醉科,借助于医院的中医优势科室针灸科,在1964年就开始了针刺麻醉研究工作,到1986始成立针刺麻醉研究室,针灸科主任兼任研究室主任,共产生2位主任,傅国强主任兼副主任,麻醉科医生参与其中,并聘请华东师范大学教师担任顾问。1964年医院集中部分针灸、外科及麻醉科医师组成针刺麻醉组,进行首例针刺麻醉下胃大部切除术并取得成功。以后与中医学院生理教研组及华东师范大学生物系合作开展了针刺麻醉的研究工作,先后对多种手术病种进行了针刺麻醉手术的探索,以胃大部切除手术为重点进行提高针刺麻醉效果的研究。据1973年统计,共进行了700余例项手术,成功率达90%以上;而且针刺麻醉率达全院总手术数的41.47%。1977年开展了"针刺麻醉胃大部分切除术的临床估价及中医辨证分析"的研究,获卫生部科技进步奖。据1982年统计,在1 200多例胃及十二指肠球部溃疡病人的手术中,针刺麻醉的有效率达95%;并开展运用了多种生理、生化指标及中医辨证分析,对针刺麻醉胃大部切除术进行术前预测,术后观察的实验研究,得出阳虚为优的初步结论。以后又进一步采取针、药结合的措施,效果又有提高,处于国内领先地位。医院的"针刺麻醉手法模仿仪"被选送参加"全国针法灸法会议"展出,得到较好评价。20世纪80年代医院成为全国针刺麻醉胃大部切除术协作组组长单位,制定统一研究方案,供全国各协作单位采用。并在以往工作的基础上开展了针刺后效应的研究工作,从各个不同的角度对针刺麻醉胃大部切除术的失败病例进行了全面分析。1986年成立研究室后,参加了由上海医科大学牵头的针刺麻醉"七五"攻关项目,承担课题"提高胃大部切除的针刺麻醉效果及规范化的研究",获"七五"攻关表彰。历年获奖针刺麻醉文章:针刺麻醉组的《中医辨证分型研究针刺麻醉胃切除个体差异规律》1978年全国医药卫生科学大会表彰;《针刺后效应——促进机体康复作用的初步研究》1980卫生局二等奖。项立敏的《针刺后效应的临床规律研究》1987市卫生局科技进步奖三等奖,《针刺麻醉胃大部切除临床规律探讨》1988市卫生局科技进步奖二等奖。针刺麻醉组的《针刺镇痛机理的揭示及针刺麻醉在临床的应用》,1993年国家计划委员会、国家科委、财政部表彰在国家"七五"科技攻关中获得重大成果。同时,中药麻醉也在20世纪70~80年代如火如荼地开展,在陈剑飞主任的领衔下,各科手术部分采用中药麻醉,使中药麻醉率达5.09%,并带动了中药麻醉及中药催醒药机理的科研研究。麻醉科的《樟柳碱的研究及临床应用》1978年获全国科学大会表扬;陈剑飞的《中草药粉叶轮环藤肌松有效成分的研究》1979获中医学院二等奖。同时,上官步荣1987年的《气功用于麻醉的研究》获市卫生局科技进步一等奖及上海中医学院一等奖;郭汾1979年的《中西医结合麻醉下推拿治疗腰腿痛》获中医学院二等奖。进入2005年,随着心胸外科周嘉主任的引进,使针药复合麻醉得以在体外循环下行心内直视手术中实施,丰富了我院针刺麻醉的内涵,由我院麻醉科傅国强主任、针灸科沈卫东主任、心胸外科主任周嘉共同承担在研科研项目:① 973计划项目《肺切除术针刺(复合)麻醉规范化方案及机制研究》;② 十一五国家中医药管理局专病项目——针刺麻醉。结题科研项目:① 上海市卫生局特色优势专科——针刺麻醉;② 上海市教委——针刺复合麻醉中针刺对脏腑的保护作用研究。在注重祖国传统医药在麻醉领域运用的同时,结合本院麻醉科的特点,傅国强主任对麻科的某些器械进行了革新,取得国家实用新型专利4项,在报3项,并使专利参与了临床的实践工作,并希望其中某些产品能够产业化,提升医院和科室的知名度。具体专利如下:《医用弧形穿刺注射针》(专利号200920073693.1);《皮下隧道导引器》(专利号200620047568.X);《可注射式气管导管》(专利号200820060600.7);《网状防移位支气管导管》(专利号200920073692.7)。

表33-2 历任针刺麻醉研究室主任

年份	职务	姓名
1986~1999	主任	项立敏
2006~至今	主任	沈卫东
2006~至今	副主任	傅国强

现任科主任简介

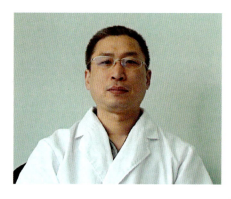

傅国强,男,1959年10月生,副主任医师,硕士生导师。现任上海中医药大学附属曙光医院麻醉科主任,上海市麻醉质控中心专家委员会委员。参加麻醉工作近30年,积累了极其丰富的临床麻醉工作经验,如各类手术麻醉、危急重病人麻醉和抢救治疗、疼痛治疗。擅长于困难气道的管理和处理,对临床麻醉方法的改良和创新具有浓厚兴趣,获得国家实用新型专利4项,申报中3项。发表学术论文多篇,参与编写《临床麻醉手册》、《外科危急重症抢救程序》。参与课题情况:在研项目:① 973计划项目-肺切除术针刺(复合)麻醉规范化方案及机制研究;② 十一五国家中医药管理局专病项目——针刺麻醉;结题项目:① 上海市卫生局特色优势专科-针刺麻醉;② 上海市教委——针刺复合麻醉中针刺对脏腑的保护作用研究。

(傅国强)

第三十四章 上海中医药大学附属岳阳中西医结合医院麻醉科发展史

岳阳医院简介

上海中医药大学附属岳阳中西医结合医院是集医疗、教学、科研为一体的三级甲等中西医结合综合性医院。全国卫生系统先进集体、全国首批重点中西医结合医院示范单位、全国医院文化建设先进单位、卫生部数字化医院示范点单位,连续六届蝉联上海市文明单位。

医院创建于1952年10月1日,原名"上海市公费医疗第五门诊部"(通称"五门诊"),是建国后上海市第一所由国家成立的中医医疗机构。"五门诊"曾汇聚包括时任上海市中医学会第一届主任委员陆渊雷、孟河丁派传人章次公、石氏伤科第三代传人石筱山和石幼山兄弟、朱氏妇科第二代传人朱小南、喉科张赞臣、针灸陆瘦燕、一指禅推拿流派嫡传弟子和滚法推拿流派创始人丁季峰、眼科唐亮臣、痔科闻茂康等在内的一大批各科中医名家,先后在"五门诊"论道悬壶、教书育人。以后,"五门诊"先后在北京、上海各大中医医院成立时支援输送了29名中医名家,被誉为"名中医摇篮"(图34-1)。1976年1月,"五门诊"与成立于1958年被誉为"中

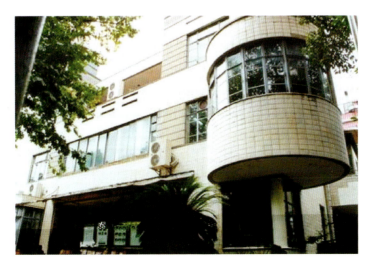

图34-1 上海市第五门诊部旧址

国现代推拿摇篮"的上海市推拿门诊部合并,在岳阳路45号扩建设立了具有住院、门诊综合诊疗能力的中医医院,成为上海中医学院附属医院(图34-2)。1995年根据上海市区域卫生规划的统一部署,岳阳医院整体迁至虹口区甘河路110号,床位规模扩增至400张,并于1998年转为中西医结合医院,成为当时上海唯一的一所三级甲等中西医结合医院。2002年上海市针灸经络研究所并入,2003年青海路名医特诊部成立。医院本部、名医特诊部和针研所构成的"一院三地、一体两翼"格局形成,2006年,260张床位的病房A楼投入启用,2008年底,经上级卫生部门批准,床位扩大至900张,岳阳医院成为全国及上海市中西医结合主要临床研究基地和上海东北部区域医疗中心之一(图34-3)。

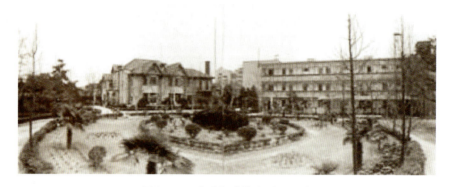

图34-2　在岳阳路的老岳阳医院

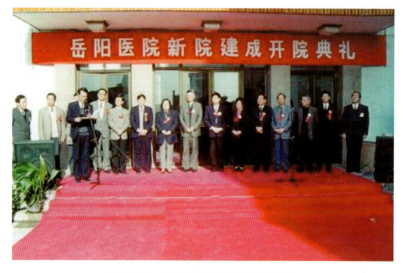

图34-3　岳阳医院大柏树新院建成

麻醉科室发展史

■ 一、麻醉科简介

上海中医药大学附属岳阳中西医结合医院是一所三级甲等综合性医院。从1976年建院初期只有麻醉护士到1983年建立起麻醉小组,1985年正式建立起麻醉科;从当初伤骨科、推拿科、普外科为主的几种类型的中小型手术发展到现在的多种类多类型手术,医院麻醉科在这短短的几十年间取得了巨大的发展和进步。麻醉科目前共有手术室10间,科室成员12人,其中副主任医师5人,主治医师4人,住院医师1人,主管技师2人,其中硕士学位2人(图34-4)。目前科室除承担普外科、胸外科、脑外科、泌尿外科、伤骨科、推拿科、妇科、乳腺外科、肛肠科等科室的临床麻醉工作外,还开通了无痛诊疗、疼痛门诊,承担了全院深静脉穿刺工作和急诊急救抢救工作。麻醉科本着以病人为中心、全心全意为患者服务的宗旨,坚持临床麻醉与教研协调发展,在搞好临床麻醉工作的同时,在教学、科研上也作出了努力。多年来科室每年承担上海中医药大学近700名研究生和本科生、近300名留学生的麻醉、急救复苏、疼痛治疗等内容的教学任务,而且不断地探索针刺麻醉的原理和方法,尽力使我国传统中医针刺与西医麻醉能够完美地结合。

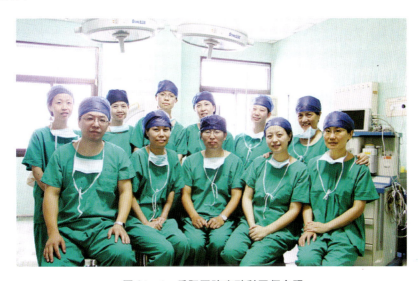

图34-4 岳阳医院麻醉科医师合照

二、历史沿革

1976年建院初期,麻醉科仅有手术室2间,最初的麻醉工作主要由应宝珠、黄可琴在上海市曙光医院、第九人民医院进修后回来担当,而且由于当时手术以伤骨科、推拿科、普外科中小型手术为主,所以当时以简单的神经阻滞麻醉、椎管内麻醉为主。1978年正值全国兴起针刺麻醉的热潮,麻醉科结合本院传统中医药特色,与上海曙光医院联合,开始实施针刺麻醉,并成功实施甲状腺切除、阑尾切除、斜疝结扎修补、胃大部切除、股骨颈骨折三棱钉固定、颈椎腰椎等手术,积累了丰富的经验。1982年濮慧珍(原中山医院)应聘进入岳阳中西医结合医院后,于1983年开始设立手术室麻醉组,有了正规的麻醉医师,并开始引进麻醉机和监测仪,逐步开展全身麻醉、围术期血压、心电图、脉搏连续监测等。1985年麻醉科正式建科,手术室仍旧是2间,成员仅5人,由濮慧珍担任麻醉科第一任主任。1995年岳阳医院整体迁至虹口区甘河路110号,手术室扩至5间,后扩至7间。1996年,蔡云彪由宝钢医院调入岳阳医院,时任第二任主任。2007年由沈华接任主任至今。手术室在2009年重新改造,拥有10间现代化的手术室。近十余年来，我院外科发展壮大，成立了普外科、胸外科、脑外科、泌尿外科、肛肠科、伤骨科、妇科、乳腺外科等。随着麻醉要求的不断增高，麻醉科科室成员在沈华主任的带领下不断提高学历，加强外出学习进修和业务交流工作，不断更新设备技术，麻醉科的整体实力不断提高，无论麻醉设备还是麻醉技术、用药和围术期监测手段等都逐步接近西医医院先进水平。

作为中西医结合医院的特色，岳阳医院麻醉科是最早实施针刺麻醉的医院之一，在针刺麻醉中有着丰富的经验，并且将电针等现代中医治疗方法应用在手术辅助麻醉、术后镇痛、慢性疼痛治疗方面，创造性地采用针药复合麻醉技术，使之成为与其他麻醉方法并列的主要麻醉方法之一。教学和科研工作也逐渐体现出自己的特色，在数量和质量上逐渐提高。

目前，科室能够结合较为完善的术中监测，实施较为复杂和大型手术的麻醉工作，并开展术后镇痛及各种疼痛的治疗，取得了显著效果。麻醉科年麻醉量约为 3 000 例，其中全身麻醉比例约占 90%，大中型手术及复杂疑难并发症患者手术占全部麻醉的 40% 以上。无痛诊疗约 3 500 多例，急救插管约 200 例。

医疗业务发展

一、临床麻醉

（一）目前医疗业务情况

建院初期由于当时手术以伤骨科、推拿科、普外科中小型手术为主，麻醉工作是由进修后的麻醉护士担任，因此麻醉主要以神经阻滞麻醉、椎管内麻醉等为主。20 世纪 90 年代起，我院麻醉科成员紧跟医学发展的步伐，积极引进和采用新药、新技术和新方法应用于日常麻醉工作，不断提高麻醉服务质量和技术水平，保障麻醉手术病人的安全，在不断的努力学习中，提高自己的麻醉水平和能力。目前，科室实施的麻醉方法多种多样，能掌握吸入全身麻醉、静脉复合全身麻醉、静吸复合全身麻醉、硬膜外麻醉、腰麻-硬外复合麻醉、外周神经阻滞麻醉等，还能熟练应用纤维支气管镜、光纤可视喉镜等仪器，熟练进行双腔气管导管插管、动脉穿刺置管、深静脉穿刺置管等技术操作。开展全凭静脉靶控输注（TCI）麻醉、新型麻醉新药——舒芬太尼和瑞芬太尼在临床中的应用、纤维支气管镜应用于双腔支气管插管定位、喉罩技术在全身麻醉中的应用、七氟醚在小儿麻醉中的应用、麻醉深度和脑功能监测——脑电双频谱指数（BIS）监测等多项麻醉学技术。高质量的麻醉和术中管理水平为医院各种手术的顺利开展提供了安全保障，极大地推动和保障了全院外科的进步。

除满足常规手术外，还可以胜任危重疑难手术的麻醉，如颅内肿瘤手术、胸科及胸腔镜手术、单肺通气麻醉技术、嗜铬细胞瘤手术、脊柱矫形术、各种腔镜手术以及各种介入手术的麻醉等，能完善处理各类休克、危重病人和疑难重大手术的麻醉，参与危重病例的抢救工作。

每年能够完成普外科、胸外科、神经外科、泌尿外科、伤骨科、乳腺科、肛肠科、妇科、耳鼻喉科等各类手术麻醉 3 000 余例，其中全身麻醉比例约占 90%，大中型手术及复杂疑难并发症患者手术占全部麻醉的 40% 以上。无痛胃肠镜、无痛人工流产术、无痛纤维支气管镜、无痛膀胱镜检查 3 500 例左右。另外，麻醉科还开展了疼痛门诊工作。

（二）医疗仪器和设备

建院初期，医院医疗设备仪器较为简单，仅具备了一般常规的检查设备及急救设施。手术室仅有两间手术室，一台麻醉机，一台小儿麻醉机，麻醉监测也仅靠人工血压计，听诊器，手搭脉搏。20世纪80年代建立麻醉组后，在濮慧珍主任的带领下，购置了麻醉机、监护仪。20世纪90年代起，随着临床医疗的发展，设备、仪器等也随之进行了增加与更新，添置了多台较先进的全自动麻醉机和三参数的麻醉监护仪。2009年，手术室进行了重建。手术室拥有自己的层流系统、中心供氧、中心负压、中央空调以及通讯、网络信息自动化系统。手术室内配有激光碎石机、腹腔镜、膀胱镜及膀胱电切镜、输尿管镜、胸腔镜、支气管镜、十二指肠镜、胆管镜、宫腔镜、阴道镜、术中C-臂机以及手术显微镜、眼科手术显微镜及超声乳化仪、玻璃体切割机、骨科驱血气泵等先进设备。同时购置多台麻醉机和监护仪，目前麻醉科在每一间手术室都拥有Drager或Ohmeda等进口麻醉机及配套飞利浦MP50多功能监护仪、微量静脉输注泵、加压输血（液）袋，除可进行常规生命体征监测外，还可有5种麻醉气体浓度、呼气末二氧化碳浓度、直接动静脉压等监测、麻醉深度监测（BIS监测）、肌松监测以及持续心排量监测（CCO），配备多媒体闭路电视摄影系统。科室内还配有光纤可视喉镜、纤维支气管镜等设备以保证手术麻醉和重症监测安全。手术室内还配有一间复苏室，复苏室内配有呼吸机、多功能监护仪、除颤器、抢救车及困难气管插管车等全套设备。麻醉科在历年市麻醉医疗质控检查中均为优秀。

（三）科室管理

为加强学科的规范化建设和管理，科室建立与完善各项工作规章制度，规范临床工作程序，建立临床路径和麻醉操作常规，例如住院医师培训学习、总住院医师制、临床病例讨论、麻醉常规、术前术后麻醉访视和危重病人抢救处理等一系列制度，实现科室麻醉工作的规范化、标准化、制度化、有序化和特色化管理，有力地保障了麻醉质量和麻醉安全性。"经治医生负责制，避免疲劳麻醉，人性化管理与制度化管理相结合，同时重视科室文化建设"等管理理念成为科室特色管理的精髓。

二、疼痛治疗

麻醉科利用本科的专业技术特长，用神经阻滞等治疗方法，以及对麻醉药物的合理应用，开始为腰椎间盘突出症患者、带状疱疹后遗留神经痛进行疼痛治疗。为了使疼痛治疗更加有效，更具特色，麻醉科先后派沈华、丁依红、顾陈怿、楼怡去仁济医院专门学习疼痛治疗，并且利用医院的中医优势，不断地摸索和尝试将传统医学诊疗手段和传统中药相结合，取得了满意的效果。1996年，麻醉科和骨科成立疼痛联合门诊，每周一次门诊，治疗关节炎、颈椎病、腰椎病、神经痛、偏头痛等各种急慢性疼痛，如以神经阻滞结合祛风除湿、舒筋活血、通络止痛药外敷等方法治疗多种神经痛。随着慢性疼痛疾病谱的不断变化，以及各种检查、治疗手段的完善和改进，疼痛治疗工作在继承传统、坚持特色的同时，不断提高服务质量，将临床新药物、新技术不断应用于疼痛治疗领域。2008年秦春晖去第六人民医院进修疼痛治疗。目前每周设立三次疼痛门诊，主要由秦春晖、金珠玉开展颈、胸、腰选择性神经根阻滞术，经椎管硬脊膜外、臂丛、侧隐窝及其他神经阻滞治疗结合传统中医，治疗各种顽固性头痛、颈肩痛、腰腿痛、带状疱疹后遗留神经痛、癌性疼痛、血管性疼痛、神经痛以及其他慢性疼痛，效果良好，深受广大病人欢迎。

随着人们生活水平的提高，人们对疼痛和无痛的认识和理解发生了巨大的转变，无痛诊疗、术后镇痛应运而生。自1995年开展术后镇痛工作以来，麻醉科从单纯硬膜外注射吗啡类药物发展到应用静脉、硬膜外腔、皮下、神经丛术后自控镇痛（PCA）技术，从单纯的吗啡类药物发展到不同种类抑制疼痛机制的麻醉药物联合应用。自2000年开展无痛人工流产术，无痛内镜检查。目前每年术后镇痛约1 200例，无痛胃肠镜、无痛人工流产术、无痛纤维支气管镜、无痛膀胱镜检查3 500例左右，改变了"疼痛是必然"的传统观念，为患者愉快渡过康复期和营造无痛医院作出了我们的贡献。

目前麻醉科充分利用医院资源优势，积极开拓创新，塑造自主品牌。目前我院已开展了多种无痛技术，包括：① 门诊的日间手术无痛管理：各种局部麻醉、无痛人工流产术等。② 各种手术后镇痛。③ 体现人文关怀的无痛技术：如无痛闭合骨折复位、癌痛镇痛等。④ 无痛内镜检查：无痛胃镜、无痛肠镜、无痛宫腔镜、无痛阴道镜、无痛膀胱镜、无痛关节镜、无痛ERCP、无痛纤维支气管镜等。⑤ 各种慢性疼痛诊疗：如顽固性神经病理性疼痛、脊柱相关性疼痛、晚期癌痛等。

三、传统特色

作为岳阳中西医结合医院的麻醉科，继承和发扬祖国医学的瑰宝始终贯穿着麻醉科的发展。1978年正值全国兴起针刺麻醉的热潮，我院麻醉科结合本院传统中医药特色，与曙光医院联合，开始实施针刺麻醉，成为最早实施针刺麻醉的医院之一，并成功实施了各种手术的针刺麻醉，如甲状腺切除、阑尾切除、疝结扎修补、胃大部切除、股骨颈骨折三棱钉固定、颈腰椎等手术。20世纪90年代，随着麻醉技术、药物、设备的发展，针刺麻醉退出了麻醉主流，但作为一所中西医结合医院，麻醉科仍然致力于将中医和西医有效地融合。我们将电针等现代中医治疗方法应用在手术辅助麻醉以及围术期研究中，顾陈怿、丁依红创造性地采用针药复合麻醉技术，使之成为与其他麻醉方法并列的主要麻醉方法之一。针药复合麻醉优势：可以减少手术中麻醉药物的用量；可以减少手术麻醉的应激反应；减少术后恶心、呕吐等不良反应；病人早期恢复、早期下床；缩短住院天数；减少医疗费用等。我们还将中医特色应用在慢性疼痛治疗方面，如以神经阻滞结合祛风除湿、舒筋活血、通络止痛药外敷治疗多种神经痛；活血通络化瘀方足浴、熏洗结合红花、黄芪注射液穴位注射等治疗"老寒腿"等慢性关节炎及骨刺；小针刀治疗骨刺、颈腰椎病、慢性肌纤维痛综合征等。将传统中医药有效、合理地应用于日常诊疗以及科研中，已经成为麻醉科不变的传统特色。

教学和科研

一、教学工作

上海中医药大学岳阳临床医学院成立于1996年，科室每年承担上海中医药大学近700名研究生和本科生、近300名留学生的麻醉、急救复苏、疼痛治疗等内容的教学任务，主要由沈华、楼怡、丁依红、顾陈怿、秦春晖、陈轶箐担任，科室其他人员间接参与辅助工作，利用多媒体授课、课堂讲解结合临床见习、模型以及计算机辅助模拟临床操作等丰富教学方法，使学生熟悉常见麻醉药物和方法，掌握急救复苏的常见技能和原则，了解麻醉和疼痛治疗的基本常识。

带领救护大队进修人员学习急救技能、制作教学录像。急性非典型肺炎(SARS)流行期间负责医院气管插管的教学。

二、科研工作

为了顺应形势的发展,麻醉科在加强医疗和教学工作的同时,也注重科研工作的不断深入,不断加大科研力量的投入,鼓励科室成员进一步学习深造。目前,科室有硕士学位 2 人,尚有多人攻读硕士研究生。作为一所中西医结合医院,麻醉科仍然致力于将中医和西医有效地融合。我们将电针等现代中医治疗方法联合先进的西医药物和治疗方法应用在手术辅助麻醉以及围术期研究中,采用针药复合麻醉技术,使之成为与其他麻醉方法并列的主要麻醉方法之一。我科还将中医特色应用在慢性疼痛治疗方面。麻醉科大力推进科研工作,弘扬科研创新精神,近年来多次在国内各种医学专业期刊发表论文,具体如下。

腹部手术后硬膜外吗啡和静脉芬太尼镇痛的比较。《中华临床医药杂志》
子宫切除术单双管连硬麻醉对循环影响的比较。《美国中华现代医学杂志》
如何提高针刺麻醉效果述评。《辽宁中医杂志》
电针刺激参数的研究进展。《中国针灸》
针刺麻醉在辅助检查中的应用。《江苏中医药》
针刺麻醉复合气管内麻醉在腹腔镜胆囊切除术中的应用。《中国针灸》
不同麻醉方法对腹部肿瘤患者围手术期 T 淋巴细胞亚群和血流动力学的影响。《中国中西医结合杂志》
针药复合麻醉对肿瘤患者围手术期功能状态的影响。《中国针灸》
针刺复合全身麻醉对胆囊切除术患者围手术期血流动力学的影响。《中国中西医结合杂志》
硬膜外碳酸利多卡因治疗腰椎间盘突出症的疗效观察。《中国麻醉与镇痛》
异丙酚复合硬膜外阻滞用于腹腔镜胆囊切除术的体会。《临床医学》
碳酸利多卡因硬膜外阻滞行剖宫产的临床观察。《美国中华现代医学杂志》
三叉神经颅内减压梳理术围术期的心血管升压反应。《中国麻醉与镇痛》
氟比洛芬酯对腹腔镜下胆囊切除术超前镇痛的临床研究。《临床医学》

科研课题:

1. 顾陈怿——国家自然科学基金的《经穴特异性在腹部针刺麻醉手术中的应用和机制研究》担任临床手术麻醉、指标检测。

2. 沈华、陈轶菁——上海市体育局科研攻关与科技服务课题《神经阻滞加针刺对运动员腰腿痛治疗效果的评价》。

3. 丁依红、顾陈怿——上海市卫生局中医药科研基金《经穴特异性在腹腔镜胆囊切除术的应用研究和对维库溴铵肌松效应的影响》。

三、专业队伍的建设

学科的发展需要一个优秀的人才梯队。目前麻醉科科室成员 12 人,其中副主任医师 5 人,主治医师 4 人,住院医师 1 人,主管技师 2 人,其中硕士学位 2 人。

作为岳阳中西医结合医院的麻醉科,如何进一步提高中西医结合的麻醉技术,对内的人才培养,对外的技术交流与引进尤显重要。麻醉科为了提高队伍的整体业务水平,满足医疗工作不断发展的需要,充分挖掘内部潜力,科室注重年轻医师业务、科研能力和道德品质的培养,在科内营造出积极向上、努力学习的良好氛围,积极为他们搭建接受更高层次继续教育的平台。科内每年都有青年医师攻读硕士学位,定期派出年轻医师参加各种级别的学术会议,先后派顾陈怿到中山医院,楼怡到上海市第一人民医院,丁依红到上海市第一肺科医院,秦春晖到上海市第一人民医院、第六人民医院,周正清到上海市第九人民医院以学习掌握先进的麻醉技术及其临床应用,而且重视在职研究生的培养,并适时引进人才,这些举措极大促进了青年医师的学习热情,有助于他们了解世界上麻醉学领域发展的最新动态,开阔视野,提高创新意识。同时,对科室各级医师进一步加强注重基础理论、基础知识及基础技术掌握的训练,在麻醉操作规范化上下功夫,培养具有扎实本领的临床医师。

现任科主任、副主任简介

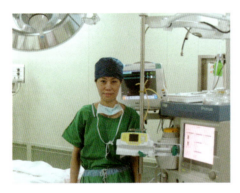

沈华,1988年毕业于上海中医药大学医疗系五年制本科班,毕业后在上海中医药大学附属岳阳中西医结合医院麻醉科工作,2007年起担任麻醉科主任至今。参与科室建立,完善各项工作规章制度,规范临床工作程序,建立麻醉操作常规,实现科室麻醉工作的规范化、标准化、制度化、有序化和特色化管理,同时重视科室文化建设。擅长胸科手术麻醉、针药复合麻醉。

楼怡,1992年毕业于上海中医药大学针灸系五年制本科班,毕业后在上海中医药大学附属岳阳中西医结合医院麻醉科工作,2008年起起担任麻醉科副主任至今。根据医院医疗工作的内容不断更新麻醉相应理论和技能,开展多科室业务交流,逐步完善麻醉和监测设备,团结全科室将业务不断提高。擅长胸科手术麻醉、小儿麻醉。

(沈 华)

第六分篇　其他医院

第三十五章
上海市区中心医院麻醉科发展史

上海市区中心医院麻醉科承担着大量的常见病、多发病和急诊手术的麻醉工作。在建国初期，市区中心医院的麻醉科底子薄，基础差，大部分医院没有麻醉科建制，科室工作隶属于外科，麻醉人员多由护士转入或由外科医师兼任，麻醉和监护设备缺如，麻醉方式也较为简单。

20世纪中后期，尤其是改革开放以后，市区中心医院的麻醉科进入了快速发展的阶段。各医院都有了麻醉科的建制，人才梯队建设明显加快，麻醉人员逐步过渡到大学本科学历为主体。陈俊峰博士从日本留学归国后，来到长宁区中心医院工作，成为二级医院的第一个麻醉博士，后陈武荣、张光明等博士先后到二级医院工作，高级职称人员也不断增多，为中心医院的发展奠定了人才基础。麻醉科的装备也快速发展，尤其是上海市麻醉质量控制中心规定了麻醉科的基本装备要求后，各医院都加大了对科室的投入。有了人才和设备基础后，麻醉科的医疗业务有了突飞猛进的发展。多种新的麻醉方式、监护手段进入，危重病人的处理能力有了提高，麻醉的安全性得到明显的改善。同时，麻醉科人员也走出手术室，利用自己的知识和技能，服务于社会和病人，赢得了社会的认可，使麻醉科成为名符其实的临床三级学科。长宁区中心医院在1999年开展了疼痛门诊后，大多数医院也先后开展了无痛分娩、无痛人工流产术和无痛胃肠镜等技术，长宁区和杨浦区中心医院等医院的外科监护室也都由麻醉科管理。

为了提高二级医院的麻醉水平，由中山医院蒋豪教授发起，并报上海市卫生局医政处批准，成立了上海市二级医院麻醉科主任例会，主要目的是组织二级医院的麻醉科主任，对科室的发展、麻醉安全和质量保障、麻醉人员的技能和水平的提升和科室管理等问题进行探讨。初期由傅自远教授担任召集人，傅教授退休后，由陈俊峰博士召集，目前该例会已成为制度化，每个季度举办一次会议，开展业务学习、病例讨论、质量分析、管理交流和培训等，为二级医院麻醉科主任提供了一个很好的平台，例会已进行了近20年，仍有很强的生命力，深受二级医院麻醉科主任们的欢迎。

第一节　长宁区中心医院

上海市长宁区中心医院又名上海市长宁区红十字医院，是一所二级甲等综合性医院。前身是华东军政委员会贸易部职工医院，1952年7月在上海市愚园路正式成立。1959年5月1日起更名为长宁区中心医院，对全区市民开放。1978年医院搬迁到遵义路111号。1999年西迁到仙霞路1111号，与虹桥开发区、古北开发区相邻。

在医院领导的关心下，麻醉手术科也从一个不起眼的辅助科室，发展成为重要的临床科室。在前任主任、现任副院长、市人大代表陈俊峰与现任主任张光明的带领下，已经发展成为集临床麻醉、疼痛治疗、重症监护、急救复苏、教育和科研实验工作为一体的重要临床科室。负责主要领域有麻醉科手术、疼痛门诊部、复苏室（PACU）、重症监护室和供应室。

现在的麻醉手术科与重症监护室、创伤中心监护室、供应室，构成一个更合理完善的体系。2008年9月新装修的手术室开始运行。由13间层流洁净手术室和1间器械室构成无菌区，其中最高等级的百级层流手术室有4间，包括1间有正负压切换功能的手术间，可作为感染手术时使用，其余9间均为万级层流。规范的三通道布局，使医务人员与患者、无菌物品与术后器械、敷料、污物等出入室间路线严格区分开。每间手术室均配置了先进的全身麻醉机、功能齐备的监护仪、多个吊塔、中央控制面板、医用气体终端、PVC胶合地板、喷涂抗菌涂料墙面、气密封自动门等。更为人性化的是，单独的谈话室、手术室内外信息交流系统，使家属能及时了解手术进展，更好地同医护人员沟通和配合；中央控制的背景音乐可使病人消除紧张焦虑，手术室内的气氛更和谐。长中心人骄傲地称之为"我们的五星级手术室"。

一、积极加强人才培养和业务素质教育

现在麻醉科有主任医师1人、副主任医师5人、主治医师11人、住院医师9人，拥有博士学位2人、硕士学位3人、学士学位21人，有麻醉护士3人（均为大专学历）、手术室护士40人。重症监护室（SICU）主任医师1人、副主任医师1人、住院医师4人，均有学士学位，重症监护室护士30人。

我科大力倡导"以人为本，学习为先"的学习型组织模式，着力培育职工"终身学习"理念。每周进行一次业务学习，科室的每一个医师都能进行专题汇报。还请了上海市著名的麻醉科专家、教授来我科室进行讲课。科室人员积极参加院内讲课，参加国际和国内的会议以了解国际的最新动态。建立了科室的图书资料室，科室将院里的各项奖励作为购书基金，不断更新，补充新的书籍，目前科内的图书资料室已拥有各种图书资料几百册，其中相当一部分是最新的原版外语书籍。科室每天进行病例讨论，保证了手术病人的麻醉效果和安全性。

随着人员素质的提高，人才梯队建设的完善，科研方面也是硕果累累。分别获得国家级科研项目1项，市级科研项目3项，区卫生局级科研项目1项，院级课题4项，院级青年医师课题项目10余项，其中1项成果获得中华医学会麻醉学分会优秀中青年论文三等奖。论文撰写50余篇，其中10余篇发表在国际著名杂志和国家一级杂志上。自1999年起就在国际上较早地报道了普鲁卡因、雌激素的脑缺血保护作用，并对其机理在分子生物学层面进行了探讨，发现了糖皮质激素可加剧缺血诱导的神经细胞损害；2000年"普鲁卡因的脑缺血保护作用"、2001年"不同止痛方法对肠功能的影响"为题开展动物实验及相关论文发表；2003年科研成果"雌激素抑制缺血诱导的颅内兴奋性氨基酸的释放"、"连续蛛网膜下腔阻滞"两项研究成果入选上海市科研成果；2001年 17β - estradiol protects neurons from ischemic damage and attenuates accumulation of extracellular excitatory amino acids 发表在 Anesthesia and Analgesia 上，

2003年科研项目"局部麻醉药对细胞内钙离子释放的影响"发表在中华医学杂志英文版上。

二、科室业务的快速发展

我们科室一直以规范医疗服务和操作为目标,全心全意为病人提供高质量、人性化的服务,同时也积极开展新工作、新业务。近十年来无一例严重麻醉事故和差错发生。

目前我科主要负责以下各相关临床手术科室的麻醉业务(包括肿瘤科、肝胆外科、肛肠外科、脑外科、胸外科、泌尿外科、血管外科、骨科、妇产科、五官科、眼科等)。随着手术科室的发展、生活质量的提高及社会老龄化进程的加快,对麻醉技艺和管理提出了更高层次的要求。2009年1~7月底,我们就已完成手术量4 579例,其中急、危、重、难病例占51.4%,我们还建立了上海市二级医院的第一个麻醉后恢复室。上海市卫生局领导在检查后非常满意,并将我们麻醉后恢复室的标准作为上海市二级医院建立麻醉后恢复室的标准。

近十年来开展的各项新技术新项目包括:全身麻醉复合连续硬膜外阻滞、腰硬联合、PCA、无痛人工流产术、减痛分娩、无痛穿刺、星状神经节治疗头痛、BIS监测、肌松监测、无痛肠镜、纤维支气管镜定位、小针刀、无痛胃镜、控制性降压、喉罩应用、无痛ERCP、无痛纤维支气管镜检、高容量血液稀释、带状疱疹后疼痛治疗、神经刺激定位仪应用、自体血回输、靶控输注、可视喉镜应用等。

目前疼痛门诊、各种无痛诊断治疗技术(如减痛分娩、无痛人流、无痛肠镜、无痛胃镜等)及术后镇痛的年业务量达数万人次,缓解和解除了病人的痛苦,深受欢迎。其中疼痛门诊自开诊以来已治疗了各类急、慢性疼痛病人数万余例,尤其是星状神经节阻滞治疗偏头痛、带状疱疹后疼痛治疗赢得了广泛赞誉。由于在疼痛治疗方面的工作出色,经上海市卫生局批准,2003年9月主办了可授予继续教育Ⅰ类学分的全国疼痛治疗学习班,使疼痛治疗技术向全国各地推广,造福更多的患者。2005年经上海市长宁区卫生局审核批准了急慢性疼痛治疗作为长宁区特色专科项目之一,并获得20万元资金支持,建设无痛医院的前景更加广阔。

临床麻醉工作及疼痛诊治业务量的飞速增加,获得了很好的社会效益和经济效益。开源节流是中华民族的传统美德,近十年以来我科非常重视成本核算工作,努力提高科室的整体收入。

三、加强科室管理,完善规章制度

1999年下半年开始,以规范医疗服务和操作为主要目标,重新完善和制定了科室各项规章制度,制定了详细的岗位职责,并将科室的管理工作分解到每一个人身上,使科室全体工作人员参与到科室管理中,使科室的管理走向了良性轨道。并多次重新调整使排班制度、值班制度、危重病人汇报制度、危重病人谈话制度、手术暂停沟通制度、一次性物品购买谈话制度、术后随访制度等更为合理,既确保医疗安全又尽量避免不必要的误会和医疗纠纷。还建立了麻醉科电脑管理系统,将所有重要资料输入电脑,实现了管理的现代化。

四、加强职业道德教育

我们科室还有一个良好的传统,就是从不收病人的红包和礼物。1999年以来我们科室共退还病人红包近万元,受到了病人的好评。麻醉科在以往从未收到过锦旗,而1999年以来我们共收到病人锦旗12面。

2008年汶川大地震,科内同志积极报名参加医疗支援队,其中陈俊峰院长奔赴最危险的北川地区,王玉嘉主任和张军主治医师也入川省级医院监护室支援工作。大家在为他们祈祷加油的时候,也在平凡的本职岗位上兢兢业业,在后方支持他们,为医疗事业作贡献。多次获得院、区、市级先进集体。目前是上海市的文明班组、红旗班组、劳模集体。

五、麻醉科主任简介

(1)陈俊峰,上海医科大学研究生院临床麻醉学硕士学位,1996年赴日本国爱媛大学学习获博士学位,主任医师,1999年长宁区中心医院麻醉手术科主任,2004年任长宁区中心医院副院长。上海市人大代表。曾获全国"五一"奖章、上海市劳动模范、上海市"五一"奖章、上海市优秀中青年医师"银蛇奖"、上海市优秀留学回国人才、长宁区拔尖人才、长宁区十大杰出青年、长宁区新长征突击手等荣誉称号。目前是上海市麻醉学会委员,上海市麻醉质量控制中心专家委员会委员。承担多项国家级、市级、区级、院级科研项目,获得上海市科研成果两项,十余篇论文发表在国外著名杂志和国内一级专业期刊如中华麻醉学杂志上。还参与《当代外科学进展》、《疼痛治疗学》等的编写工作。

(2)张光明,复旦大学附属中山医院麻醉学临床医学博士,副主任医师,长宁区中心医院麻醉手术科的学科带头人。中华医学会疼痛学分会上海市疼痛专科委员会委员,中华医学会麻醉学分会上海市麻醉专科委员会疼痛学组成员,《中华麻醉学杂志》英文编审小组成员,上海市长宁区麻醉质控组组长等。承担多项课题,多篇论文在著名核心杂志上发表。曾留美进修慢性疼痛治疗。擅长各种疼痛诊疗、临床麻醉、危重病人监护及治疗。

第二节　黄浦区中心医院

一、麻醉科的建立

黄浦区中心医院是一所集医疗教学科研为一体的二级甲等综合性医院,其前身是始建于1952年10月的上海市第四人民医院分院,1957年7月划区更名为黄浦区中心医院。从建院初期到20世纪80年代初,医院没有麻醉科,而是隶属于外科的麻醉组。最初秦志浩医师外出学习回院后,首先开展临床麻醉工作,之后又有於秀卿、吴冠群、吴祖宝、戴璧如等从护理部经培训后转岗到麻醉科从事麻醉工作。由秦志浩医师负责,当时主要开展硬膜外阻滞、脊麻和乙醚吸入麻醉。1964年,张箴惠医师从第二医科大学毕业分配到外科麻醉组,从此麻醉科有了第一位本科毕业生,于1965年后她开始担任麻醉组组长职务。"文革"期间手术数量增加,还同时开展了胸外、脑外等大手术,使得麻醉数量也大大增加,先后开展了针刺麻醉、神经阻滞麻醉、全身麻醉等。当时有4个手术间,仅1台A500麻醉机,无监护仪,先后从事麻醉工作的医生有10人左右。

1984年麻醉正式从外科剥离出来建立了麻醉科,第一任科主任为陆蓉华。陆蓉华,女,大专学历,中共党员,主治医师,1984年至1998年任麻醉科主任。在陆主任担任麻醉科主任的15年间,注重学科建设和人才培养,先后送科室学历较低的医生读夜大、电大、到仁济、长征等三级医院进修临床麻醉和急救培训,参加全市全区的病例讨论、讲课及学术交流活动等,临床麻醉水平有了较大的提高。在此期间乳腺外科的成立和发展,使得高位硬膜外麻醉比例大大增加,穿刺技术不断提高。1998年,医院搬进新大楼,手术间增加到7个。同年10月,根据黄浦区委、区政府的指示,本着优势互补、资源共享的原则,将黄浦区中心医院、黄浦区红光医院、黄浦区中医医院、黄浦区妇幼保健所、黄浦区结核防治所五所医院合并为黄浦区中心医院。在硬件方面也有了很大改善,增加了进口麻醉机及心电图、脉搏血氧饱和度、呼吸末二氧化碳监护仪,麻醉医生的临床麻醉和监测技术又有了很大的提高,还开展了动静脉穿刺监测技术,提高了临床麻醉的安全性。1998年陆蓉华主任光荣退休。

1999年麻醉科工作由陈国娣医师负责(麻醉科负责人)。2000年麻醉科工作由张爱萍医师负责(麻醉科副主任)。2000年初医院通过人才招聘方式引进长春市中心医院麻醉科汪春英担任麻醉科主任,并于2001年正式任命。汪春英担任麻醉科主任后,与副主任张爱萍一起共同对麻醉科现状进行了SWOT分析,提出了麻醉科的发展计划和设想,在院党政领导班子的关怀和大力支持下,麻醉科以学科建设、人才培养为中心开始向新的目标攀登。

二、规范管理,提高质量

近十年来科室改进工作40余项,包括:制度健全落实20余项,硬件设备购置、更新、麻醉用具改进20余项,麻醉管理更加规范,评比出标准化麻醉记录单在全科推广,使用一次性麻醉用具,消毒隔离制度与环节监控,麻醉药品管理、登记、核对和标识格式化,三项制度落实等等。麻醉过程的每一个细节,都能做到有章可循,严格按照麻醉常规和麻醉质控要求实施,确保手术麻醉病人的安全与舒适,每月对麻醉工作进行讲评,提出不足和改进措施,不断提高临床麻醉水平。在麻醉质控督察中连续多年获得优秀成绩。科室负责黄浦区麻醉质控工作,连续2年被评为优秀质控组。

三、开展新业务,提高临床麻醉水平

科室积极开展临床研究,新业务、应用新技术20余项。2001年开展晚期癌症镇痛治疗;2002年开展盲探气管插管技术;2003年开展靶控(TCI)输注技术;2004年麻醉复苏室启用;2005年引进意大利(CARIS PLUS型超声诊断定位仪),开展了超声引导下中心静脉穿刺置管技术,目前已实施5 000余例,并已列为科室常规工作;2004年始开展不同种类不同浓度局部麻醉药高位硬膜外阻滞对呼吸功能影响的临床研究,筛选出起效快、阻滞完善、对呼吸功能影响小的局部麻醉药配方;2006年使用一次性一代喉罩,开展喉罩全身麻醉技术用于乳癌根治术,2008年使用一次性三代喉罩用于乳房癌根治术并与一次性一代喉罩进行比较,保留自主呼吸的喉罩全身麻醉技术用于乳房癌根治术;2008~2009年开展超声引导下周围神经阻滞技术;2008年开展BIS指导七氟醚全凭吸入麻醉技术;2008年开展生物阻抗法心排血量监测和微创心排血量(PICCO)监测技术,术中化疗病人术后恶心、呕吐防治等。科室整体麻醉抢救治疗能力显著提高,近10年每年实施各类临床麻醉和抢救处理4 000余例、实施其他辅助处理(麻醉复苏、术后镇痛、中心静脉穿刺、其他镇痛治疗)4 000余例,实施各类危重疑难病例麻醉、术中抢救监测治疗、配合ICU、内科及急诊科等抢救治疗600余例,无医疗差错、事故、投诉和不满意情况。

四、改善硬件设备

在院领导、医务科、设备科的大力支持下,麻醉设备不断更新。2000年7个手术间只有3

台麻醉机,监护仪老化,不能满足临床麻醉需求。针对这些情况,2001年向医院提出麻醉机、监护仪购买计划,如今每个手术间均配有进口麻醉机1台,四参数多功能监测仪(心电图、血压、脉搏血氧饱和度、呼吸末二氧化碳)1台,科室拥有进口呼吸机、进口超声机、进口麻醉深度监测仪(BIS)、呼吸功能监测仪、微创心排血量监测仪(PICCO)、肌松监测仪、快速血糖监测仪、靶控输注泵(TCI)、持续静脉输注泵等先进的医疗设备。使临床麻醉有了重要的安全保障。

五、开展科研教学学术和人才培养工作

2001年至今完成区卫生局、区科委课题4项,目前在研2项,获上海市科技成果1项,区卫生科技奖一等奖1项,其中"乳房手术麻醉方法选择的临床研究"系统地研究了不同乳房手术,不同麻醉方法对病人的影响,并对麻醉方法、麻醉药物进行筛选用于指导临床麻醉。在科研工作中,科室注重对青年医师的培养和锻炼,大部分医生掌握了数据采集方法、记录标准、血样本采集和保存、数据整理分析、统计学处理方法、文献查新,同时提高了科室医生论文写作和英语阅读水平,使青年医师的科研学术能力显著提高。

2000年始科室负责第二军医大学毕业实习带教工作及轮转医生培训考核工作,每年带教培训20余人次,出色地完成教学计划内容。教学工作深受好评,有2人被评为第二军医大学优秀带教老师,1人被聘为第二军医大学副教授。

重视高年资医师的继续教育和再提高,完成新进医师规范化培养:近10年科室参加国际、地区、全国、上海市各类学术会议100余人次;科室每年选派2~3名麻醉医生去本市三级医院短期学习1周至1个月;青年医师每人参加市麻醉质控培训1次;科室开辟党员学习园地10年,现存各类图书和杂志400余册;在专业期刊和会议发表论著、知识更新讲座、论文50余篇。近5年科室有3人晋升为副主任医师。2人完成医院人才培养计划。

麻醉科荣获黄浦区医学贡献二等奖一项,黄浦区科技奖一等奖一项,荣获上海市三八红旗集体、上海市文明班组、黄浦区巾帼文明窗口等称号。多次被评为医院的星级服务窗口。

麻醉科的发展离不开一代又一代麻醉医生的敬业精神和不懈努力,离不开麻醉医学前辈的悉心培育与指导,离不开院党政领导班子的关怀和支持,未来任重而道远,我们将一如既往,团结拼搏,共同创造黄浦区中心医院麻醉科的美好明天!

六、麻醉科人员介绍

1. 人员结构:麻醉科现有医生15名,其中主任医师1名,副主任医师3名,主治医师4名,住院医师7名。硕士研究生1名,大学本科7名,大专7名。
2. 历任麻醉科主任、副主任:陆蓉华、张箴惠
   现任副主任:张爱萍
3. 现任麻醉科主任简介

汪春英,女,1959年12月生,中共党员,主任医师,现任黄浦区中心医院麻醉科主任(2001~2010),第二军医大学兼职副教授,上海医学会上海市麻醉专业委员会委员,上海市麻醉质控中心黄浦区麻醉质控组组长,黄浦区专业技术拔尖人才,黄浦区中心医院学科带头人。1982年毕业于白求恩医科大学医学系,毕业后在长春市中心医院从事临床麻醉工作,2000年4月人才引进到黄浦区中心医院麻醉科工作。主要研究方向:局部麻醉药和区域麻醉,镇痛治

疗。在中华麻醉学杂志、国外医学麻醉与复苏分册、临床麻醉学杂志等各类专业期刊和会议发表学术论文40余篇。获市级科技进步三等奖一项,市级科技成果一项,省级新技术二、三等奖各一项,市级新技术二等奖一项。区级医学科技奖一等奖一项。

先后获得2002年第二军医大学优秀带教老师;2004年黄浦区第一届医学贡献奖二等奖;2004年黄浦区第一届专业技术拔尖人才;2005年上海市第六届三学状元称号;2006年黄浦区卫生系统优秀共产党员;2007~2008年上海市卫生系统先进工作者;2007~2008年全国卫生系统先进工作者;2007~2009年上海市先进工作者;2006~2007年麻醉科荣获上海市三八红旗集体、上海市文明班组;黄浦区巾帼文明窗口;2003年至2010年连续三届当选为上海医学会上海市麻醉专业委员会委员。

第三节　卢湾区中心医院

上海瑞金医院卢湾分院麻醉科成立于1993年。前身是成立于1962年的上海市卢湾区中心医院麻醉组。在前任主任、现任副院长及市人大代表傅维安与现任主任陆志俊的带领下,已经发展成为集临床麻醉、科研、教学为一体的重要临床科室。曾多次获得卢湾区及院内先进集体的称号。

麻醉手术科是担负全院外科系统手术病人的临床麻醉及手术护理、院内急救复苏、重症监护治疗及疼痛治疗的临床科室。而随着40多年的快速发展,目前麻醉科现设临床麻醉部和麻醉苏醒室。能够完成普外科、妇产科、骨科、泌尿外科、介入等各种手术的麻醉以及术后镇痛、分娩镇痛、无痛人流、无痛胃肠镜及其他有创检查的麻醉。

科室人员结构合理,现有医师16人,副主任医师资格3人,主治医师2人,住院医师11人,其中在读博士1人,硕士研究生2人,他们大都具有渊博医学知识和丰富的临床经验,能独立处理各种临床麻醉问题,为患者提供良好的医疗服务。

"问渠哪得清如许,为有源头活水来",正是在区卫生局和院领导的相关支持下,麻醉科的员工们为开展高难度的手术提供了麻醉安全保证。同时,担负着医院和本区其他一、二级医院的麻醉会诊以及其他相关会诊处理,受到了同行业的肯定。目前随着医学的不断发展,麻醉学科也有了突飞猛进的成长,而医院对于麻醉科的投入逐渐增大。本院麻醉科现配有先进的监护仪、麻醉机、可视喉镜、除颤仪、麻醉深度监测、纤维支气管镜等设备。可开展气管内插管全身麻醉、微创腔镜手术麻醉、控制性降压等各类高难度麻醉技术,这些先进设备也为保障病人的麻醉顺利完成与术后麻醉恢复提供了坚实的保障。

在努力工作的同时,科室成员也积极在科研上投入大量精力,在院领导与科主任"攻坚莫畏难,只怕肯登攀"的鼓励下,大家的优秀研究屡屡见诸于核心期刊,多次获得了院级课题项目与市卫生局级课题一项。"纸上得来终觉浅,绝知此事要躬行",在院领导与主任的指导下,全科同志奋发图强,把研究成果灵活运用到临床,不断创新,开展新麻醉方法,同时,工作范畴也不断扩大,由原来单一的临床麻醉扩展到参加全院各科的危重病人的急救复苏工作、重症病人的生命监测,建立了麻醉后的恢复苏醒室,正在参与筹备建立外科ICU病房。

"壁立千仞无欲则刚,海纳百川有容乃大",展望未来,麻醉科全体上下不会为了现有取得的成绩而自满，不会为了实际工作中遇见的种种困难而停步，在区领导与院领导的支持鼓舞下，我们将更加努力奋斗，建设一个学习进取，重医疗、重教学、重科研的区级甚至市级先进科室。

科室领导简介：

1. 傅维安

上海交通大学医学院附属瑞金医院卢湾分院副院长，原麻醉科主任。

1976年3月进入上海市卢湾区中心医院（即现在的瑞金医院卢湾分院）成为一名救死扶伤的生命卫士，从此奋斗在医疗战线上。从1976年至今，傅维安医生已经在瑞金医院卢湾分院工作31年了。在各级领导的长期关怀和培养下，并通过自身努力和勤奋工作，他先后从麻醉师、主管麻醉师、麻醉科副主任，直至担任副院长。

曾获得1982年、1994年全国卫生系统先进工作者；1991～1992年上海市优秀医务工作者；1993年卢湾区优秀人才；1995年卢湾区先进工作者；1995年、1997年、2000年上海市劳动模范；1996年上海市卫生系统第二届高尚医德奖；2007年荣获全国五一劳动奖章。1994年8月，傅维安加入九三学社，2005年荣获九三学社"全国优秀社员"称号。目前他还担任上海市人大代表。

2. 陆志俊

现任上海交通大学医学院附属瑞金医院卢湾分院麻醉科主任，硕士学位，正在攻读医学博士。之前，在上海交通大学医学院附属瑞金医院麻醉科工作，副高职称。2004年获上海交通大学医学院"百人计划"，并两次以访问学者身份赴美学习。主持或参与多项国家及省部级科研基金：2009年国家自然科学基金（30901410，参与），2009年卢湾区重点专科基金（主持），2009年卢湾区学科带头人基金（主持），2008年上海卫生局课题基金（20080110，主持），2003年上海科委基金（03ZC14046，参与）。在国内外核心杂志发表医学论文20余篇。

第四节　徐汇区中心医院

徐汇区中心医院麻醉科成立于1980年，此前为麻醉组，隶属于大外科。当时的麻醉设备简陋，麻醉方式以腰麻和硬膜外麻醉为主，仅有少量全身麻醉。建科前各科的手术麻醉由各科自行负责，建科后即由麻醉科统一管理。

20世纪70年代末麻醉学科工作逐渐恢复正常，特别是"改革开放"以来，麻醉学科也逐渐走出国门，参与国际学术交流，汲取了发达国家的先进理论和技术，扩大了业务范畴，促进了学科间的发展。卫生部于1989年发布12号文件本院麻醉科于1980年正式建科，我院麻醉科在历届主任及现任主任葛春林主任（2002至今）的带领下，发生了翻天覆地的变化，麻醉科已由当初的"小"科室发展壮大为在临床医学中日益发挥着重要作用，为外科（包括普外、神经、骨科、胸心、血管、泌尿等）、妇产科、耳鼻喉科、眼科等手术病人提供无痛、安全、良好的手术条件的"大"科室。随着医院的迅速发展，我院麻醉科也不断壮大。1990年前只有3间手术室，1990～2006年扩大到7间，到2008年扩大到11间手术室和6张床位的麻醉复苏室，并拥有7间现代化层流手术室，其中百级1间，千级6间。由手动血压计、手控呼吸等发展为现在的多功能监护仪、自动麻醉机等。由几名医生、护士发展为一个拥有12名麻醉科医师、23名手术室护士的强大队伍。年手术量由几百例上升到近4 000例。自2007年开始,全面实现了麻醉科和手术室的现代化信息管理,对于提高麻醉科和手术室的科学管理水平、提高工作质量和效率,起到了重要作用。

截至2010年,麻醉科有正高职1名,副高职2名,主治医师3名,住院医师6名。其中硕士学历以上2名。我院拥有具有世界领先理念的一体化手术室,面积约4500平方米。拥有层流空气净化手术室7间,气管镜、门诊胃镜、肠镜、小手术、计划生育手术室各一间,同时还有先进的血管造影介入治疗手术室一间。可同时完成住院、门诊、急诊患者的检查、治疗和手术。目前我科常规手术麻醉除外,还担负本院外科危重患者的重症监测治疗。1991年施行心脏瓣膜置换麻醉;1994年第一次无痛支气管镜检查及无痛计划生育麻醉;1998年开始术后镇痛,2000年将病人自控镇痛技术引入临床;2000年施行第一例低温麻醉;2006年开始在麻醉期间应用BIS监测麻醉镇静深度;2007年开始全面使用TOF指导肌松药术中使用;2008年开始使用NICO进行无创心功能监测等。我科于1984年引进自动麻醉机代替全身麻醉手控呼吸,并监测SpO_2,1985年时开始有创监测(直接动脉压、中心静脉压、血气等),1986年引进自动监护仪取代手动测量心率、血压,并可实时监测$PetCO_2$。于1987年将全身麻醉联合硬膜外阻滞方法应用于临床,于2003年制定并实行麻醉期间临床监测标准。此外,我科拥有诸多先进设备,可以完成血气分析、凝血分析、血浆渗透压测定、脑电双频谱指数监测,并为困难气道购置了血气分析、凝血分析、血浆渗透压测定、脑电双频谱指数监测等先进设备,为各种手术的顺利进行提供了安全保障。同时通过所掌握的复苏急救知识和技术,对各临床科室病人,特别是危重症病人发生的循环、呼吸等功能衰竭的处理,以及在加强治疗病房(SICU)、疼痛诊疗门诊以及其他有关治疗诊断等方面,都发挥着重要作用。

2000年我科开始规范化实施术后镇痛,随后每年为7个科室1 000余位病人提供镇痛治疗,给病人带来了福音,从根本上改变了"术后疼痛是必然"的传统观念。2003年我科与消化内科、普外科合作开展无痛胃、肠镜检查,让患者在短暂的睡眠状态下安全地完成检查或手术操作。2007年6月麻醉及疼痛门诊正式成立,并筹建疼痛治疗科,每月诊治慢性疼痛病人200余例,翻开了我院疼痛治疗的新篇章。

作为教学医院的临床科室,我们还承担江苏大学医学院本科医学生的教学,同时还接受进修医师和轮转医师的临床培训,以及院内急救复苏的培训,在各种层次的教学评估中都取得非常优秀的成绩。自1999年获得第一笔科研基金后,每年获得多项院级、区级科研基金资助。20年间共发表论文30余篇。

目前科正副主任介绍:

(1) 葛春林,男,1962年生,安徽蚌埠医科大学本科毕业后进入临床参与麻醉工作,历任住院医师、主治医师、副主任医师,2008年晋升主任医师。自2002年起,担任徐汇区中心医院麻醉科科主任、外科重症监护室主任。2009年起担任医务科科长。中华医学会会员;20世纪90年代中期曾赴也门参加援外医疗队。擅长临床急症的急救处理、各类老年患者的围手术期处理及危重症患者的麻醉管理,在麻醉、疼痛药理学方面也有较高造诣,已完成多项区级科研课题,曾在国内各类核心期刊上发表论文30余篇。

(2) 王良刚,男,1968年生,上海第二医学大学毕业,1993年调入徐汇区中心医院麻醉科工作,现为上海市徐汇区中心医院麻醉科副主任医师;擅长老年患者的围麻醉期评估及处理、疼痛治疗及功能康复锻炼。在国内各类核心期刊上发表论文10余篇,已完成两项院级科研课题。

第五节 静安区中心医院

上海市静安区中心医院(静中心)成立于1960年,由江宁区中心医院和新成区中心医院合并而成。两院合并之前麻醉无专职人员,是外科医师兼任,麻醉方式也仅局限于腰麻,乙醚开放滴入。

静中心成立之后,麻醉工作逐渐与外科医师脱离,单独成组,成员为6人,由王梅仙负责。并开始推行持续硬膜外麻醉,气管插管复合麻醉,基本能满足当时各临床科室的手术需求。

20世纪70年代,麻醉组响应号召大力推广针刺麻醉,完成外科、妇科、骨科等各类手术共计2 000多例。根据医院开展胸外科、脑外科的要求,麻醉组又先后派出16人次分别前往仁济、长征、胸科、儿科等各大市级医院学习进修;多次参加市级麻醉医师研修班充电,掌握了当时先进的麻醉操作技术和麻醉管理技术,适应了临床需求。在完成临床工作的同时,麻醉组成员又多次参加支援云南医疗队,远赴边陲提供服务。而1976年在震后的唐山废墟中也出现了我们静中心麻醉师忙碌的身影。

进入20世纪90年代,麻醉工作由徐萍主持,科室也不断有新鲜血液加入,人员增至12名。工作量上升到每年各类手术近3 000例。涉及的范围从单纯的手术麻醉扩展至全院危重病人的抢救,持续术后镇痛的开展以及疼痛门诊的建立。同时,继承着科室的光荣传统,有3位同志先后参加了援非国际医疗队。

2000年后,随着华山脑外科、一妇婴分院陆续在静中心落户,麻醉组得到了一次全面提升的机会,正式成立麻醉科。手术室从6间增加至11间,麻醉机增至5台,配备了各式新型麻醉设备如纤维支气管镜、喉罩。麻醉业务量较前出现了激增,以2009年为例,全年住院和门诊麻醉近5 000例,其中全身麻醉1 200例,椎管内麻醉1 100例,静脉麻醉1 700例,神经阻滞1 600例。

虽然受制于中心城区改建,居住人口大量减少以及医疗改革的影响,我们的手术量不及其他同级医院。但是我们充分挖掘自身潜力,走出手术室大力拓展新项目,如无痛人工流产术、无痛腔镜检查、介入手术等。同时完善科室梯队建设,招入麻醉系毕业生,开展各种形式的科内小讲课,参加各级学术活动。通过走出去,请进来,聘清华山医院麻醉科梁伟民教授为主任,提高了科室的综合素质,增强了我们对危重病例、疑难病例、老年病例的处理能力。我科已累计完成各类大型脑外科手术麻醉500多例,小儿麻醉100多例,耄耋及百岁老人的外科、骨科手术麻醉近百例。发表各类论文综述近10篇。

2005年后,我科作为徐州医学院麻醉系的实习基地之一,为同学们提供了充分的实践动手机会,安排专人一对一带教,传授多种临床处理经验,使他们的理论知识与临床实践融会贯通,通过实习迅速成长,为今后独立工作打下了扎实基础。

同时,我科积极配合医院开展新项目,参与肿瘤病人全身热疗的麻醉工作。在可参考资料极少的情况下,积极探索。通过不懈的努力,在高温麻醉方面积累了大量临床经验,并在核心期刊上发表了相关论文。

今年,静中心和华山医院进行了深层次的资源整合,这对我们麻醉科来说又是一个新契机,新起点,也是一个新挑战。我们不畏改变,只要不断完善自身,提高综合素质,继承和发扬科室的优良传统,就能更好地适应。相信在不远的将来,我们必将站上一个更高的台阶,取得更好的社会与经济效益。

第六节　虹口区中心医院

一、麻醉科发展简史

(一)科室体制的演变

1932~1951年,医院没有麻醉专业人员,临床麻醉由手术医师兼施。

1952年,聘请麻醉医师黄凤涛来院外科当麻醉顾问,并带教几名手术护士做麻醉工作。

1958年,虹口区中心医院成立,专职麻醉护士增至6人,麻醉工作已从手术室日常工作中分开。以后,选送2人,先后去市、区麻醉培训班学习。

1972年,麻醉护士有所增加,并相继选送多人,分期分批前往市一、瑞金、新华、中山、三院、肿瘤、胸科等医院进修麻醉。

1979年,部分麻醉护士经考核晋升为麻醉医师,麻醉组成立,属医务科领导。

1984年,冯凤钜医师到科。

1988年4月,医院正式成立麻醉科,由冯凤钜医师任科主任。

1989年,麻醉科由医技科室改为临床科室。

2003年,冯凤钜医师退休,科主任由段思源医师担任。

(二)麻醉药品、设备、方法的改进和提高

1932~1949年,麻醉设备较简单,只有脊髓腔穿刺、乙醚点滴瓶与面罩。

1950年添置国产陶根记麻醉机一台,可施行乙醚全身麻醉气管插管麻醉。

1958年,麻醉机增至2台。

1960~1970年,添置103型麻醉机2台(乙醚麻醉用)。

1980~1992年,添置MHJⅢ型麻醉机3台,可行安氟醚吸入全身麻醉;MⅠ型麻醉机1台,可行异氟醚吸入全身麻醉;XMⅠ型小儿麻醉机1台;MHJⅡ型麻醉机1台,附有SC-3型呼吸机;Ohmeda脉搏氧饱和度仪;心电监护仪;多普勒血流监测仪;生命体征监护仪;神经肌肉功能监护仪等。

1992~2003年,添置进口麻醉机3台(Ohmeda110、Ohmeda210和德尔格Sulla808),进口呼吸机2台(Evita2和Bird7000),国产麻醉机4台;多功能监护仪11台,输液泵6台。

2004年至今,添置进口麻醉机1台(Aestiva/5),麻醉工作站1台(Primus),多功能监护仪8台,呼气末二氧化碳监护仪2台,肌松监护仪1台,除颤仪1台。

最初的麻醉药品简单,方法单纯。1932~1952年初,常用的手术麻醉是局部麻醉、腰麻和乙醚点滴开放麻醉。1952年,在麻醉顾问医师指导与协助下,开展乙醚气管插管、鞍区和骶管阻滞等麻醉。1958年,中心医院成立后,开展静脉复合麻醉和神经阻滞麻醉。1961年,开展硬膜外麻醉。1971年开展针刺麻醉及中药麻醉等。

20世纪80年代起,医学科学突飞猛进,麻醉学科更有飞跃发展,其工作性质和职责范围已超出了原来"麻醉"词义的范围,由临床手术麻醉扩大到急救、复苏、疼痛治疗,其工作重点也开始转向注重于人体生理机能的监测与内环境的调节。麻醉科已开展如下诸方面工作：1980年，应用监测设施进行麻醉中的监护；1981年，开展心电监护仪的术中应用；1990年，开展氧饱和度脉搏连续无创监测应用于麻醉病例，神经刺激仪应用于全身麻醉期间的神经肌肉功能监测、中心静脉压监测等。

二、目前的医疗业务进展及技术水平

（一）人员组成

副主任医师 2 名，主治医师 4 名，住院医师 3 名。现任麻醉科主任段思源，1986 年毕业于第二军医大学，1991 年起从事临床麻醉工作。

（二）目前医疗特色

拥有现代化层流手术室 8 间和 1 个麻醉后苏醒室，开展各类全身麻醉、椎管内麻醉、神经阻滞等，以及各类复合麻醉。主要特色为老年危重病人的麻醉。近年来，随着监测设备的改善，有创动脉压监测、中心静脉压监测、肌松监测、麻醉深度监测、呼吸功能监测、靶控输注的使用，以及麻醉后苏醒室的建立，病人的围术期安全性大大提高。随着区域内老年危重病人的增多，开展了重症病人硬膜外复合全身麻醉、骨科高龄病人的等比重腰麻、老年病人腹腔镜手术的麻醉等，麻醉安全性的提高，使原来没有手术麻醉适应证的老年病人能够顺利完成手术，提高了生活质量。根据我院的特色，脉管炎病人和重症肌无力病人较多，我们也开展了脉管炎足坏疽严重感染病人的等比重腰麻、重症肌无力病人胸腺瘤切除术或其他手术的麻醉及麻醉后处理，取得了一定的经验。

近年来，麻醉科也走出了手术室，开展了大量的门诊静脉麻醉。建立了疼痛门诊，开展各种疼痛治疗。呼吸机治疗是我科在院内首先开展的项目，并帮助其他科室进行了多例危重病人的抢救，成功救治了许多呼衰病人，挽救了病人的生命。同时对其他科室使用呼吸机进行协助和指导，也提高了其他科室的呼吸机治疗水平。

（三）科室管理

1995 年起，我科自行开发了一套科室管理软件，日常的麻醉病史和科室工作全部用电脑进行管理，在全国麻醉年会上得到国内麻醉界同道的肯定。

（四）教学和临床科研

我院承担上海中医药大学、安徽蚌埠医学院和江西宜春医学院的部分教学实习工作。在临床科研方面，完成了硬膜外麻醉对心率变异性的影响、食管-气管联合导气管应用于临床麻醉的可行性、等比重布比卡因腰麻用于高龄病人经尿道前列腺电气化术、插管型喉罩用于困难气道的临床研究、麻醉科科室管理信息系统的开发与应用、地尔硫䓬用于颈丛阻滞下甲状腺手术对心血管反应的影响、监测下麻醉管理技术在功能性鼻内镜手术中的应用等研究。

第七节　普陀区中心医院

一、发展简史

普陀区中心医院建立于 1958 年，1992 年评定为二级甲等医院，2004 年成为上海中医药大

学附属医院。1978年设立麻醉组,1985年成立麻醉组,由龚开泰负责,1988年建立麻醉科设置,龚开泰任主任。1993年,江继任主任,2001年至今,陈武荣博士成为麻醉科第三任主任,同时兼任麻醉学教研组组长,硕士生导师。

普陀区中心医院是建国后首家成立于工人新村的综合性医院,为新中国对普通工农群众防治多发病、常见病的探索提供了有益的借鉴。自1989年卫生部发文起,麻醉科按照二级学科一级临床科室标准加强建设,全面承担临床麻醉、急救复苏、重症监测治疗和疼痛诊治四项任务。2004年医院通过卫生部、教育部的严格考核评估,成为上海中医药大学的附属医院,为医院的各学科建设提供了新的平台。

二、医疗情况

医院现在核定床位950张,实际开放床位1040张。现有职工1400余人。麻醉科现有执业麻醉医师20名,其中主任医师1名、副主任医师5名、主治医师8名、住院医师6名。医院现有手术室14间,其中6间为层流净化手术室,8间为普通手术室。

2006年至2009年共完成各类临床麻醉28000例,年平均7000例。其中椎管内麻醉占45%,静脉麻醉15%,气管内麻醉25%,神经阻滞麻醉15%。2003年开设麻醉复苏室(PACU),2009年麻醉复苏人次1369例。麻醉科现有麻醉机8台,有创呼吸机1台,除颤仪1台,多功能监护仪18台,心电图机1台,各型注射泵12台。麻醉科比较有特色的技术主要集中在危重创伤病人的急救,以及中医药在高龄患者麻醉前后的应用对术后恢复的影响等方面。

三、教学科研

本院是上海中医药大学附属医院,科室承担大学本科的授课任务每年8学时,2006年起承担研究生教学,承担上海市120急救站急救医务人员的培训。科室主持市级课题"高张盐溶液对休克肺损伤保护机制的实验研究",已自主培养硕士研究生一名,在培研究生一名,协助培养硕士研究生三名。

四、现任科主任

陈武荣,医学博士,复旦大学医学院研究生院毕业,研究生学历,主任医师,上海市医学会麻醉专业委员会委员,上海市普陀区医学会麻醉学组组长,普陀区麻醉质控组组长。从事临床工作20余年。主要研究方向危重症急救麻醉及中西医结合治疗对高龄患者麻醉前后的影响。

第八节 闵行区中心医院

上海市闵行区中心医院地处上海市西南角,是一所有着四十年历史的二级甲等综合性医院。目前实际开放住院床位890余张,年门急诊量近190万,医院经济总收入近6亿元,年手术例数1万2千例左右。

医院成立于1969年,创建伊始麻醉科隶属于大外科领导。1989年卫生部下达关于麻醉科属于临床科室的文件后,麻醉科独立建科。第一任科室主任由赵文龙主治医师担任。只有两个手术间,条件极为简陋,仅有自动血压计,脉氧饱和度不能监测,只有一台国产的103麻醉机,只能开展简单的手术和麻醉。

1990年由杨锦明医师担任科室主任,科室业务以临床麻醉为主,麻醉方法大多为硬膜外阻滞,全身麻醉比例很低,月手术100例左右。

1995年从外地引进具有丰富临床经验的穆瑞珍副主任医师担任科室主任,我科麻醉种类以及质量明显提升。特别是1996年和华山医院神经外科建立联合病房后,全身麻醉比例增加,麻醉技术大幅度提高,开展了垂体瘤、动脉瘤的麻醉、小儿麻醉以及深静脉穿刺、控制性降压和术后镇痛等项目。

2000年张玉美副主任医师担任科室主任后,带领大家积极开展血液稀释、自体血回输以及喉罩、双腔管等技术,并在大手术或危重病人中开展了肌松监测、有创动脉血压监测以及深静脉置管测压,全身麻醉比例明显增多,监测手段的多样化为围术期病人提供了安全保障。根据我院产科急症多、病人多的特点,又带领大家开展了腰硬联合麻醉。平时注重科内医生的培养,曾选派多名医师到上级医院进修学习。在这段时期,科室的医、教、研工作都有了新的发展。

2007年陈嘉生副主任医师担任科主任后,积极开展三级医师负责制,严抓医疗质量,制定了一系列规范化制度和流程,保证了医疗运行安全。积极开设麻醉复苏室,设计合理的麻醉流程。目前复苏室有6张床位,并配有1名医师、2名护士,月平均复苏病人260例左右,提高了麻醉的安全性。与此同时,陈主任有计划、有目标地培养年轻医生。坚持每天晨读提高科内医生的专业理论水平,并选派医生去上级医院进修学习,积极鼓励各级医生参加继续医学教育,还经常邀请院内、外知名的专家、教授到我科进行学术专题讲座,定期举行病例讨论,开阔大家的视野,提高了综合能力。2009年购置了血气及电解质分析仪,广泛应用于临床麻醉,大大提高了病人的安全性。2010年将光棒技术应用于临床。除临床麻醉工作之外,麻醉科还利用专业特有优势,积极开展术后镇痛、无痛人工流产、无痛内镜检查等新技术,为病人解除痛苦,朝着安全、无痛、舒适的目标努力。

2008年12月,我院疼痛门诊正式开业,并聘请多名国内权威教授为我院特聘专家。在顾卫东副主任的带领下,经过一年多的辛勤付出,目前我院疼痛科已走在上海市同级医院的前列,并已申报区特色专科,成功开展了颈、腰椎间盘和三叉神经等微创治疗技术,为众多疼痛患者解除了病痛的困扰。

在历届科主任的领导下,在全体麻醉科医生的努力下,经过40多年的发展,现已形成集临床麻醉、急救与复苏以及疼痛治疗为一体的综合性学科。全科现有麻醉医师25名,麻醉护士3名。其中高级职称5名,中级职称8名,博士1名,硕士4名(其中一名博士在读)。我科共有手术间12个(包括古美分院),恢复室床位6张,疼痛病床3张。年手术量12 000例左右,年无痛检查和治疗病人7 000例左右,年术后镇痛病人3 000余例,年疼痛门诊病人15 000例左右。已经开展胸外科、普外科、骨外科、泌尿外科、神经外科、妇产科、五官科、口腔科、创伤科等各种手术的麻醉和急症危重病人的抢救工作,已成功抢救了多名心脏破裂、肝脾破裂、小儿心脏破裂、产后大出血、DIC、各种类型的休克、重度颅脑损伤等病人。

目前我科拥有多种先进麻醉仪器及设备。其中包括各类进口麻醉机、多功能监护仪、直流电除颤仪、呼吸机、血气及电解质分析仪、血糖仪、麻醉气体监护仪、肌松监测仪、脑电双频指数监测仪、自体血回收机、血液加温器以及各种疼痛治疗仪等仪器设备。为完成各类重大手术及疼痛治疗、保证病人术中安全提供了坚实的后盾。

近年来先后承担市级科研项目1项、发表学术论文20余篇,其中,发表SCI论文1篇,国内核心杂志10篇。获区科技进步三等奖1项。

现任科室主任、副主任介绍：

1. 科室主任

陈嘉生,副主任医师。从事麻醉学与危重病医、教、研近30年,积累了丰富的临床工作经验,擅长急症、危重疑难病人的麻醉。曾被评为院先进工作者。

2. 科室副主任

张玉美,副主任医师。负责古美分院特需产科工作,擅长无痛分娩以及急症产科危重病人的麻醉。在产科危重病人救治方面积累了较丰富的临床经验。曾多次被评为院、局先进工作者。

3. 科室副主任

顾卫东,博士;上海市医学会疼痛专业委员会委员;副主任医师。负责疼痛门诊及病房的工作,擅长各种急、慢性疼痛的治疗,包括神经病理性疼痛、癌症疼痛等顽固性疼痛的镇痛治疗,采用药物治疗、神经阻滞、体内神经电刺激器及微创治疗技术等先进治疗方法,为广大患者解除痛苦。曾获得上海市卫生系统银蛇奖提名奖。

第九节　闸北区中心医院

医院建立于1960年4月,麻醉专业的发展过程大致分三个阶段。

一、第一阶段(建院~"文革"末期)

初期有一名从"同德医院"调入的麻醉专业人员,随着外科手术的增加,医院又逐渐从辅助科室、护士中抽调了几位青年来学做麻醉,那时麻醉方式以腰麻为主,为数不多的全身麻醉用的是乙醚开放点滴。1964年,本院一名上海医学院本科毕业的年轻外科医师张学忠,因一次在为骨折病人X线透视下复位治疗的过程中,他的双手意外的受到放射性烧伤而致残,遂改行做了麻醉医师,并到仁济医院麻醉科学习进修,带回了气管内插管全身麻醉和神经阻滞新技术,医院购置了"陶根记"麻醉机,从而使外科手术种类得以发展。此后院领导成立了在外科主任领导下的麻醉组,由张学忠医师担任组长,接着张医师又送出组内的几名青年到市级医院学习进修麻醉,使我院的麻醉专业在当时初成框架;在1966年的中华医学杂志上发表了题为"低分子右旋糖苷应用于休克的治疗"的论文,在中华外科杂志上发表了论文"腰麻后头痛治疗方法和探讨"。直至20世纪70年代初,华东地区组建了"针刺麻醉协作组",我院为其成员单位之一,从而获得了与市内几家医院沟通交流的机会,领导又从院内抽调了一名老中医进手术室,共同施行针刺麻醉的手术,随后通过在临床针刺麻醉的数百病例实践中进行了总结,写出题为"通过无穴针刺麻醉的实践,谈针刺麻醉时穴位的特异性"的论文并在全国针刺麻醉总结会上进行了交流。20世纪70年代前中期,医院从卫生学校召进了数名中专生学习麻醉,在

"文革"后期又送出其中一名,就读于当时"工农兵"性质的医大班,接着又让其在中山医院麻醉科学习进修了一年。

二、第二阶段(20世纪80年代)

麻醉所需的药物和设备仍是普鲁卡因、哌替啶和听诊器、血压表,麻醉的方式除了颅脑及胸内手术是用当时国产的"103"型麻醉机行全身麻醉外,几乎是以"一根穿刺针打天下",而麻醉人员往往为能达到"理想"的麻醉效果,不得不加大当时手中仅有的麻醉药和辅助药用量,而且那时行政领导归附于外科主任负责,麻醉人员在工作上也常受到制约与支配,记得曾有数例在连续硬膜外麻醉下的上腹部手术,因病人内脏牵拉反应明显,分管麻醉的外科主任不问青红皂白,强行要求改全身麻醉,麻醉医生无奈只得含泪服从的情况时有发生。当时的这种局面,在我院形成了两种结果:① 由于在椎管内麻醉中应用了大量静脉辅助药,其论文"杜冷丁、异丙嗪应用于硬膜外麻醉腹腔手术时内脏牵拉反应的处理"在上海市麻醉年会上交流,引起代表较大反响与争议;② 硬膜外麻醉下行上腹部手术中接连发生几起心跳呼吸骤停的病例,其后果是有死亡也有呈植物人状态的,临床报导"老年人硬膜外麻醉中心跳呼吸停止"的文章,又在1986年的麻醉年会上报告。显而易见,当时的麻醉状况,无论是药物、设备、人员、知识、技能及行政设置与社会的发展需求已极不相容了!

"麻醉太吓人了"这是当时专业人员及全院职工共同的心态——麻醉这一学科应该何去何从、其前途究竟怎么样?

三、第三阶段(20世纪90年代以来)

卫生部1989年12号文件:"关于将麻醉科改为临床科室的通知",给我们吹来了春风。1991年我院根据此文件的精神成立了手术麻醉科,但是主任仍由外科主任兼职,副主任是麻醉主治医师李培龙,直至1993年上海市内医院全面展开的"上等达标"工作,其标准明确规定了二级甲等医院的麻醉科必须独立,并由其科内具有主治医师以上职称的人员为科主任。因而我院麻醉科正式成为了院长直接领导下的独立科室,李培龙为科主任。从此,在我国改革开放的大好形势下,上海的卫生系统开始了飞速的发展,我院的麻醉专业人员也有了机会走出医院,参加全国、全市的各类麻醉学术活动,以及市卫生局牵头组织并延续至今的"市二级医院麻醉科主任例会"——凡此种种的继续学习和教育,其新的知识、新的技术与理念使我科全体人员开了眼界,懂得了自强不息、知道了创新与拼搏、认定了麻醉的发展也是现代社会进步的硬道理之一!

20世纪90年代的中后期开始,我院同全市同行一样,麻醉人员的学历不断提高,麻醉的装备得以更替,新的药物层出不穷;尤其是进入新世纪后,更是受到了老一辈麻醉专家以及市麻醉质控中心的指导,医院领导对麻醉科的日益重视,使得科室的软、硬件不断完善;并先后成为铁道、苏州及二军大的教学及麻醉实习基地。10余年来,科室在中华麻醉学等专业杂志及全国年会上发表论文20余篇,并承担区、市二级医学科研课题2项。我科长期承担综合性医院各科各类手术的临床麻醉及参与重症监测治疗急救复苏;开展无痛人工流产、分娩及胃肠镜检查;手术后及肿瘤的镇痛和中医伤科在椎管内麻醉下的大推拿治疗腰椎间盘突出症等业务项目;2003年长征医院托管我院以来,年均千余例的高难度脊柱手术麻醉位居同级医院前列,形成了二级甲等医院麻醉业务的特色;科室自独立建制以来,加强麻醉专业的管理,认真执行规章制度,17年来未发生过一例麻醉意外死亡事故,与以上所述的20世纪80年代后半期发生的屡次麻醉期间心搏骤停事件相比,形成了鲜明的对比。

科室现有高级职称2名,主治医师5名,长期担任科主任的李培龙具有丰富的临床经验及良好的医德风尚,先后在中华麻醉学等专业杂志及全国会议上发表了"166例急性胆管手术的麻醉分析""3 845例老年病人麻醉的体会"等文章近20篇,2004年担任闸北区麻醉质控组长以来,积极贯彻执行市质控中心的各项标准、要求,使区内各医院的麻醉工作上了个台阶,受到专家好评。2006年进麻醉科的医学硕士温满清,具有扎实的基础理论知识,担当了副主任,科室现已形成了老、中相结合的行政班子,正带领着全科人员意气风发地向更现代化的麻醉领域迈进!

第十节　杨浦区中心医院

一、发展简史

杨浦区中心医院(前身是上海市立第二劳工医院)建立于1948年,1954年圣心医院并入,1956年升格为三级医院,1958年改为二级医院。1978年设立麻醉组。1985年成立麻醉科,由陈希宝负责。1988年改称麻醉组。1990年恢复麻醉科设置,薛金奎任主任。1998年,陈希宝任主任。2000年,秦海庆任主任。2007年,SICU病房归属麻醉科,郭旋任第一主任兼SICU病房主任,秦海庆任第二主任。

20世纪50～60年代,麻醉工作隶属外科、妇产科,仅限于手术室内麻醉操作,以乙醚开放点滴吸入及腰麻为主。70年代,开展了针刺麻醉及中药麻醉。1973年上海市针刺麻醉协作组曾在该院举行针刺麻醉胃切除现场示范交流会,针刺麻醉下甲状腺手术一直沿用至80年代。1974年麻醉配合首例动脉导管未闭手术获得成功。1978年配合胸外科第一例二尖瓣分离术成功。1986年,率先在全市二级医院为首例"房缺"病人在体外循环麻醉下行修补术获得成功。同年,开展首例低温麻醉冠状动脉狭窄搭桥术。1988年,在全市二级医院率先开设疼痛门诊。1992年二级甲等医院等级评审,考核了麻醉三项技术:风心二尖瓣狭窄麻醉、轻比重脊麻、低温麻醉下心脏直视手术,皆获得成功。自1989年卫生部发文起,麻醉科按照二级学科一级临床科室标准建设。全面承担临床麻醉、急救复苏、重症监测治疗和疼痛诊治四项任务。

二、医疗情况

医院现在核定床位702张,实际开放床位905张。现有职工1200余人。麻醉科(包括手术室、SICU病房)现有麻醉医师21名,其中副主任医师4名、主治医师5名、住院医师12名、医士1名,麻醉护士3名。护士59名(手术室护士42名,SICU护士17名),其中主管护师5名、护师37名、护士17名。总院现有手术室15间,其中13间(外科8间,妇产科3间,眼、耳鼻喉、口腔科2间)为层流净化手术室,2间为普通手术室。1996年成立分院(中原分部),现有2间层流净化手术室。

2006年至2009年共完成各类临床麻醉28 000例,年平均7 000例。其中椎管内麻醉占

37%,静脉麻醉 35%,气管内麻醉 23%,神经阻滞麻醉 5%。自 2003 年开设麻醉复苏室(PACU),2009 年麻醉复苏人次 1 271 例。疼痛门诊已由过去的每周 1 次增加到现在的 8 次,特色治疗是神经阻滞和硬膜外注药。并开设了麻醉科病房。术后镇痛、无痛人工流产、无痛腔镜都取得了很好的疗效,晚期癌痛实施三阶梯治疗和硬膜外给药,深受病家的欢迎。

麻醉科现有麻醉机 12 台,有创呼吸机 1 台,除颤仪 3 台,多功能监护仪 23 台,心电图机 1 台,TCI 注射泵 2 台。先后开展的比较有特色的技术有低温体外循环下心内直视手术麻醉(共实施 60 余例),单肺通气支气管麻醉(1999 年开始为常规技术,已实施 2 000 余例),异丙酚靶控输注麻醉(目前已是常规),镇痛泵的临床应用(1999 年开始使用,已超过万例),神经刺激器在神经阻滞麻醉中的应用,困难气管插管,逆行气管插管,中心静脉置管,外周动脉置管有创监测,麻醉恢复室(年收治 700 余例),晚期癌痛的综合治疗等。

SICU 成立于 1993 年,原由普外科管理,2007 年移交麻醉科管理。现有床位 13 张,配备了有创呼吸机 4 台,床边多功能监护仪 14 台,中央监护仪 1 台,降温毯 1 条,静脉推注泵 14 台,静脉输注泵 1 台,空气净化器 4 台,除颤监护仪 1 台,心电图机 1 台。主要收治生命体征不稳定的危重病人及外科大手术后病人。以大手术围术期的监护治疗、急性呼吸窘迫综合征(ARDS)、急性重症胰腺炎的救治以及危重病人的营养支持为特色。年平均收治病人 600 人次。

三、教学科研

医院长期担任第二军医大学、南京医科大学、皖南医学院、江西医学院、南通医学院等医学院校的教学任务。科室常年接受全国各地的进修实习人员,常年为医院各科室和上海市 120 急救站培训急救医务人员。

科室曾主持区级课题"芬太尼和丙泊酚全静脉麻醉的群体药效分析研究",院级课题"咪达唑仑和异丙酚 ICU 镇静剂量~年龄相关性及协同性的研究","免疫增强型肠内营养剂促进胃肠道恶性肿瘤术后免疫功能的恢复"。"麻醉手术期间有创血压监测"获院科技大会新技术新项目二等奖,"神经刺激器定位行臂丛神经阻滞的临床应用"获院科技节新技术新项目三等奖。

四、现任科主任简介

(1)郭旋,麻醉科第一主任兼 SICU 病房主任。上海交通大学医学院医学系毕业,本科学历。从事临床工作 20 余年,副主任医师。擅长临床麻醉、危重症急救及疼痛诊疗。

(2)秦海庆,麻醉科第二主任。上海中医药大学医学系毕业,本科学历,学士学位。1984 年开始从事临床麻醉工作至今。0998 年晋升副主任医师。现担任杨浦区麻醉质控组组长。擅长临床麻醉、支气管麻醉和疼痛诊疗。

第十一节 同 仁 医 院

同仁医院创建于清同治五年(1866 年),与仁济医院(1844 年)、公济医院(1864 年,现上海市第一人民医院)同属上海地区成立最早的医院。同仁医院前身为美国圣公会所办的教学医院,其英语名称"St. Luke's Hospital"一直沿用至今。

1866年传教士汤蔼礼牧师使用慈善捐款与华人牧师吴虹玉共同在今塘沽路大名路转角处建立"同仁医局"。随着慈善捐款和医护人员的增加,1867年扩大规模,建立病房及手术室,更名为"同仁医馆"。1880年医院迁至长治路塘沽路路口,定名为"同仁医院"。1882年起成为圣约翰大学医学院临床课的教学基地。新中国成立后同仁医院由上海市人民政府接管并于1957年划归长宁区成为长宁区同仁医院。144年来,同仁医院几经战乱、动荡,曾9次易名,6次扩建,13度迁址,1978年迁址于今天的愚园路786号。

从建院到抗战爆发前的这一阶段,同仁医院为中国近代医学发展作出了较大的贡献。同仁医院曾拥有国内最先进的手术室、实验室、X光室和国内第一辆救护车,成功开展了上海第一例眼科手术、卵巢切除术和植皮术,成功治愈第一例精神失常病例和截瘫病例,并率先分设门诊部、急诊部、男子住院部和妇儿住院部,开设包括儿科、妇产科、骨科在内的各专科病房,最大规模曾达155张床位。光绪十二年,同仁医院发起创立中华博医学会(中华医学会前身),发行中华医学会杂志(中华医学杂志前身),建立全国第一家医学博物馆和中华病理学博物馆。

作为最早传入中国的西方现代化医学的代表,同仁医院在饱经沧桑的峥嵘岁月中经历了中国近代医学艰辛励志、步履艰难的发展历程,铭刻着中西方医学交融合璧、共同进步的历史足迹。

从建院初期到20世纪90年代,同仁医院没有设麻醉科,而是隶属于外科里面的麻醉组。建院初期,麻醉工作由外科医师担任,分别行乙醚开放点滴、腰麻、神经阻滞麻醉。新中国成立初期,邱少陵系同仁医院外科第一任主任,圣约翰大学毕业后,去美国留学,主修外科和麻醉,学成归国后,任同仁医院的外科主任并兼任麻醉工作。徐贤达专科学校毕业后在我院做外科护士,新中国成立初由医院送到华山医院在麻醉科进修,带来了新的麻醉操作、硬膜外麻醉、全身麻醉插管以及神经阻滞麻醉并成立了麻醉组。新中国成立以后,麻醉科业务有了进一步发展,一批有临床经验的护士长,吴辛汉、张翠娣经过培训后转岗到麻醉科从事麻醉工作,其先后到华山医院、胸科医院、第六人民医院麻醉科进修,充实了麻醉科队伍。当时由吴辛汉医师负责,主要开展腰麻、全身麻醉、硬膜外麻醉和臂丛麻醉。"文革"以后,手术数量增加,同时开展了胸外、泌尿等大手术,麻醉数量也大大增加,随之开展了针刺麻醉、神经阻滞麻醉、全身麻醉等,先后从事麻醉工作的医生有8人。

1994年同仁医院评为二级甲等综合性医院,同年急诊大楼建成启用,麻醉组正式从外科脱离出来建立了麻醉科,第一任科主任是唐其伟。唐其伟,男,大专学历,中共党员,主治医师。1994年至2003年任麻醉科主任,在唐其伟担任主任的10年期间,科室注重人才培养,学科建设,改建硬件设备,坚持引进和培养相结合原则,聘请仁济医院的孙大金教授担任麻醉科顾问。对青年学术骨干进行重点支持,通过多种途径培养中青年骨干,先后选送科室学历较低的医师读夜大、电大,分批到三级医院进修临床麻醉和急救培训,参加市、区病例讨论,学术交流活动等,临床麻醉水平有了较大提高。在硬件方面也有了很大改善,增加了进口麻醉机、心电图、脉搏血氧饱和度和呼吸末二氧化碳监护器,提高了临床麻醉的安全性。2003年唐其伟主任待退休。

2003年～2004年麻醉科主任由付兆兰担任。付兆兰,女,大专学历,主治医师。在付兆兰担任主任期间开设了疼痛治疗专科门诊,包括无痛人工流产术、无痛电子胃镜、无痛电子肠镜、无痛膀胱镜检查等。2005年付兆兰主任待退休。

2005年医院通过人才招聘先后引进盛亚妮主任、董国良主任，由于种种原因先后离院。

2005年麻醉科主任由周萍担任，在院领导党政班子的关怀和大力支持下，手术室进行了修建。目前设手术室5间，其中百级层流手术室1间，千级层流手术室2间，配有麻醉恢复室、示教室、手术室专用消毒室等。近5年来，每年实施各类临床麻醉和临床抢救2500余例，实施麻醉复苏、术后镇痛、中心静脉穿刺2000余例，实施各类高龄危重疑难病人麻醉，配合内外科、急诊科抢救治疗200余例，做到无医疗事故。工作中做好规范管理，提高麻醉质量，严格按照麻醉常规和麻醉指控要求实施，确保手术麻醉病人的安全与舒适。2006年我院与仁济医院全面合作，我院挂牌上海交通大学医学院附属仁济医院长宁分院，借梯登高，提升能级。仁济医院麻醉科王珊娟主任担任我科顾问，科室的面貌发生了巨大变化，科室的发展上了一个新的台阶。走上了实践跨越式发展的道路。陆续开展了一些新技术、新项目，一次性喉罩用于较小手术的麻醉技术，开展神经刺激器引导下周围神经阻滞技术。每月对麻醉工作进行讲评，定期进行疑难病例讨论和业务学习，提高麻醉中的不足和改进措施。科室整体临床麻醉业务水平和抢救治疗能力显著提高，麻醉设备也得到了不断更新。目前5间手术室有4间均配有进口麻醉机一台，多功能监测仪（心电图、血压、脉搏血氧饱和度、呼吸末二氧化碳）一台。科室拥有进口呼吸机、呼吸功能检测、肌松监测仪、快速血糖检测仪、靶控输注泵，持续静脉输注泵等先进的医疗设备，使临床麻醉有了重要保障。

近5年来科室参加地区、上海市、全国各类会议50余人次，科室每年选派一名青年骨干去仁济医院麻醉科进修学习半年，参加市麻醉质控培训班一次，同时完成新进医师规范化培养，高年资医师的继续教育和再提高。

麻醉科分别荣获2003～2004年，2007～2008年上海市长宁区卫生系统文明班组，上海市迎世博文明服务示范窗口。

回眸历史，同仁百年，不断进取，人才辈出；展望未来，百年同仁，宏图正展，志存高远。麻醉科的发展离不开麻醉科医生一代又一代的敬业精神和不懈努力，离不开前辈的培养与指导，离不开党政领导的支持和关怀。如今医院正在向着建设精品型、内涵型、服务性的区域医疗中心的目标扎实迈进

麻醉科人员介绍：

1. 人员结构

麻醉科现有医生8名。其中主治医师6名，住院医师1名、助理医师1名。大学本科3名，大专5名。

2. 麻醉科主任简介

唐其伟：男 大专学历，中共党员，主治医师。

付兆兰：女 大专学历，主治医师。

周　萍：女 大专学历，主治医师。

（陈俊峰）

第三十六章
上海市浦东新区医院麻醉科发展史

第一节 浦东新区人民医院

上海市浦东新区人民医院(图36-1)始建于1942年,位于浦东新区川沙镇,距浦东国际机场仅8公里,是集医、教、研为一体的综合性二级甲等中心医院。医院职工总数1 134人,其中专业人员935人,正高级专业技术人员23人,副高级专业技术人员84人,临床科室设置齐全,二级专科24个。2010年底改扩建工程完成后,医院占地面积45 100平方米,总建筑面积82 850平方米,床位800张。医院已连续数届荣获上海市、上海市卫生系统和浦东新区文明单位。为浦东新区规模最大的区域性医疗中心之一。

1942年成立之初为川沙诊疗所,只有门诊没有病床,只设有内科和外科。有职工9人,其中5人为专业技术人员。1946年改为川沙县卫生院,当时开展的外科手术多为局部麻醉下的肤表疮疖切开引流术,由外科医生自行完成。

1956年改名为川沙县人民医院,设置了内、外、妇、儿等科室,设置病床102张,5个手术间。通过外出进修自己带教,共有5人专职负责麻醉工作,韩根妹、沈金珠为主要负责人。在此后的30年开展了腰麻、骶管麻醉、连续硬膜外麻醉、神经阻滞、全身麻醉、针刺麻醉。局部麻醉药为利多卡因、普鲁卡因、布比卡因。全身麻醉用药主要有乙醚、三氯乙烯、氯胺酮、普鲁卡因-琥珀胆碱-哌替啶复合液等。监测靠听诊器、手动血压计,目测患者的体征变化,有简易的

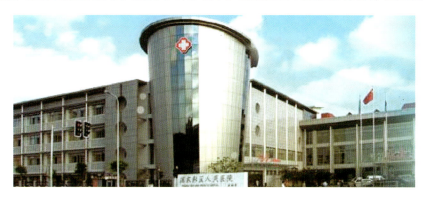

图36-1 上海市浦东新区人民医院实景图

呼吸回路,全身麻醉时手控呼吸。开展了肺肿瘤切除术、食道肿瘤切除术、肝部分切除术、胆管手术、胃及消化道肿瘤根治术、妇产科手术、脑外伤、泌尿外科手术。

侯涌洵为第一任麻醉科主任(1989～1997)。在此期间医院评审通过二级甲等综合性医院,经上海市卫生局批准同意改名为上海市浦东新区人民医院。设置病床500张,手术室7间。有10名麻醉医生。在此期间购置了第一台Drager麻醉机,光电7102监测仪,监测ECG、BP、RR。淘汰了红色橡胶气管导管,改为一次性气管导管。开展了支气管麻醉及深静脉穿刺的临床应用。1993年第一次运用喉罩于困难气道的麻醉。科室参加了二级医院麻醉协作组,定期开展业务交流及专题讲座。在此期间开始了异氟醚、异丙酚在全身麻醉手术中的应用,并做了第一例嗜铬细胞瘤切除术的麻醉。

杜忠华为第二任麻醉科主任(1997～2003),副主任金永明。医院通过改建,设置病床540张,手术室11间。有14名麻醉医生。在此期间设置了麻醉后复苏室,有4张床位。开展了门诊无痛胃肠镜检查,无痛人流术,手术后镇痛。建立了术前访视签字,术后随访制度,并纳入上海市质控考核。设备有了更大的改善,有进口及国产麻醉机5台,呼吸机1台,Aspect－1000型脑电监测仪1台,开展了有创血流动力学监测、呼吸力学、呼吸气体成分监测、麻醉深度监测。开始了最初的麻醉科研工作用BIS测定四种全身麻醉药的镇静程度的研究。

李立志为第三任麻醉科主任(2003～至今),副主任周晓鸣。医院通过改建,设置病床598张,层流手术室10个,普通手术间3个。有18名麻醉医生。现有正、副高级职称各1名,中级职称8名,初级职称8名。硕士学位3名。担负着全院每年7 000多例住院手术病人的麻醉和2 000多例门诊病人的麻醉工作。麻醉科的特色是:老龄病人的麻醉及围术期处理,麻醉深度和肌松监测下,根据病人个体差异开展血浆和效应室药物浓度靶控输注的全静脉复合麻醉。麻醉复苏室按上海市质控要求达标,让病人安全、舒适度过手术期是我们的共同目标。

李立志,医学硕士,主任医师,现任上海市浦东新区人民医院麻醉科主任,浦东新区医学会医疗事故鉴定专家组成员。以第一负责人完成厅局级课题二项:① 腺苷预处理对缺血再灌注病人心肌损伤的保护及炎性细胞因子的影响;② 老年病人麻醉深度与自身调控及伤害性记忆相关性研究。在《中华心血管杂志》、《临床麻醉学杂志》、《中国临床康复杂志》等核心期刊发表论著十余篇。在老龄病人的麻醉和危重病处理方面有较为丰富的临床经验。

周晓鸣,上海医科大学本科毕业,医学学士,副主任医师,现任上海市浦东新区人民医院麻醉科副主任。对临床麻醉有较为丰富的临床经验。

(李立志)

第二节　浦东新区南汇中心医院

一、科室概况

南汇中心医院麻醉科建科于1987年,科室开设麻醉后复苏室、疼痛门诊等,现有麻醉医师22人,其中高级职称4名,中级职称8名,拥有先进的麻醉机、监护仪、纤维支气管镜。为手术病人的安全和麻醉效果提供了有力的保证,开展有创测压、脑电双频指数监测、肌松监测,为神经外科、普外科、泌尿外科、骨科、妇产科、口腔科、耳鼻喉科等提供临床麻醉,并承担了全院危重病人的部分急救工作,年手术数近万例。

■ 二、医疗特色

多年来我科以创伤急救的围麻醉处理和老年疑难病症麻醉处理为重点,成功承担起南汇地区严重工伤、车祸的创伤急救任务,尤其在严重的多发伤、复合伤、颅脑外伤的急救和麻醉处理方面具备了比较丰富的经验,为手术和后续治疗创造了良好的条件。应用神经阻滞、物理治疗以及药物治疗等技术对椎间盘突出、带状疱疹后神经痛进行诊治,治疗效果显著。

■ 三、科研特色

科研项目有上海市科委课题一项,区课题一项,卫生局课题2项,在专业核心期刊上发表论文30余篇。

■ 四、学科建设

以创伤急救围麻醉期处理和伴有重要脏器功能减退的老年病人手术围麻醉期处理为学科建设方向,加快培养和引进人才,将南汇中心医院麻醉科建设成为有特色的学科。

(陆 诚)

第三节 上海市第七人民医院

1946年,东海之滨浦东高桥杜家祠堂内成立了一家医院。斗转星移,物是人非,六十四载岁月转瞬即逝,经过几代人的呕心沥血、辛勤建设,她已成为一座集医疗、保健、教学、科研于一体的二级甲等医院,现拥有床位700张,职工1 250人,其中高级职称106人,中级职称349人,硕博58人,她就是上海市第七人民医院(图36-2)。

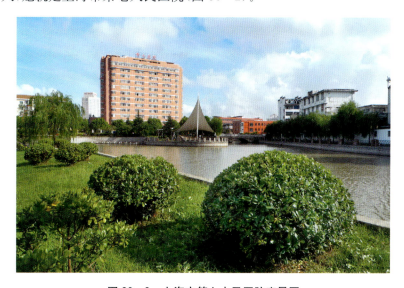

图36-2 上海市第七人民医院实景图

一、发展史

从昔日借居于乡村祠堂,当时只有3个业务科室,24张床位,32位员工,仅能开展简单业务。1953年陈珍年护士学校毕业经市卫生局统一分配入七院从事外科护理工作。当时有外科医生4名,床位36张,护士6人,手术间2间。其中一间为无菌手术室。每天手术1~2台。手术室护士3~4名,工务员2名。每天由一名护士和一名工务员值班。当时手术类别均为下腹部手术为主。阑尾、疝气、肛瘘及大隐静脉结扎等。以局部麻醉、腰麻为主。腰麻由手术医生自己操作后再上手术台。术中麻醉监测管理由护士或工务员担任。有异常情况向医生或护士汇报处理。

1954年初,黄硕麟医生由第一人民医院调来七院任外科副主任。从此外科业务有了一个突飞猛进的飞跃。开展了上腹部手术如胆囊、胃、肠等,麻醉已不能满足手术需要。因此每晚6:30~8:30对手术室护士进行麻醉理论学习。白天手术作为实践的机会,手把手教会麻醉插管术及术中管理。自此一支初具规模而年幼的麻醉组成立了。1958年,医院派2名护士参加第三批上海市护士进修班,又派人学习硬膜外麻醉技术。此后麻醉由全身麻醉紧闭式捏皮球改为硬膜外麻醉为主。"文化大革命"期间,开展针刺麻醉、中药麻醉占50%。如危重患者请会诊需带麻醉医生一起来,向市区医院学习。1989年聘请上海市第一人民医院麻醉科屈桂莲老师做麻醉顾问,定期来麻醉科指导工作,订立麻醉前后随访制度及术中管理工作。陈珍年老师历任外科护士长、麻醉组组长至1989年退休,继续返聘从事麻醉工作至2002年离开医院。

20世纪90年代前,我院尚无麻醉科编制,只设外科编制下的麻醉组,只有两名正规的麻醉医师,5名组员也只是经过短期培训就匆匆上岗。那时,一根硬膜外导管从胸"管"到脚,一台仅有的国产麻醉机也常"面壁思过","气管内全身麻醉"只是"昙花一现",因此,也大大限制了各手术科室的发展。

二、现况

麻醉科作为医院的重要科室之一,在这几十年的风风雨雨中也不断成长着、完善着:编制从无到有,规模从小到大,操作技能由粗到精,整体实力由弱到强,麻醉科人正努力吸取和吸收着知识养分,不断飞奔前进着。

1992年9月,钱海良调入医院任麻醉科副主任,正式成立了麻醉科编制。钱主任带来了许多新麻醉技术和理念,同时逐步购置了几台进口麻醉机、呼吸机、监护仪、除颤仪等全身麻醉必需的设备,使得全身麻醉能普及开展,麻醉的安全性得以大大提高,丰富了各手术科室的手术种类,也提高了手术内涵和医疗质量,并于2002年底开设了麻醉科疼痛治疗门诊,由一位高级职称的医生坐诊。增加了麻醉科的一个诊疗窗口。钱主任工作至2008年10月退休离院。

2004年,刁枢主任走马上任,雷厉风行的他又带来了崭新的管理理念和思路。本着与三级医院甚至国际接轨的原则,提出了"麻醉管理,操作独立完成"、"变模式化麻醉管理为个体化麻醉"及"急救操作常练兵"等目标,通过加强多方面的业务学习,强化提高麻醉科医师的操作能力与独立管理水平。经过业务学习和实践锻炼,本科的麻醉医师已都能达到这一目标,尤其是急救过程中判断病情、诊疗操作的应急能力。刁主任还特别强调术中动态监测跟踪,有创动脉、中心静脉压监测是保障老年病人和危重病人麻醉手术安全的两大法宝。精准的检测、及时的处理,使得许多老年和危重病人大多转危为安,安全顺利地渡过了麻醉手术期。"高龄"、"高血压"、"心脏病",不再成为麻醉的绝对禁忌,"麻醉人性化"得以淋漓尽致地体现。

同时,麻醉科在刁主任带领下,开展了一系列新项目新技术。其中无痛人工流产术、镇痛分娩、无痛胃肠镜检查、无痛介入治疗、自体血液回输技术等等,"人性化医疗"不仅为大量病人解除了切肤之痛,博得医患一致称赞,也为医院创造了可观的利润。

在科研投入方面,在刁主任的努力下,麻醉科的科研力量从无到有,又由小到大逐渐成长。从培养年轻医生的临床思维入手,到注重逐渐建立良好的科研视角和科研思维,打造出一支日益壮大的科研队伍。同时,在科研经费方面积极投入,率领年轻医生踊跃参加课题申报,加强与三级甲等医院及先进科研机构、医学院校之间的合作和交流。如今麻醉科医务人员的科研理念已如星星之火,渐成燎原之势。

■ 三、医疗业务情况

麻醉科作为医院的重要学科,拥有国内先进的层流手术室9间,设立了配备有多功能监护仪的麻醉后恢复室。麻醉科配备进口麻醉机7台,每台麻醉机配有血压心电监护、氧饱和度监护、体温监测、呼气末二氧化碳监测、有创动静脉监测、麻醉气体监测、肌松监测、麻醉深度监测等设备,能满足麻醉手术期间的各项监测要求;还配有进口呼吸机、多功能监护仪、自体血液回输机、插管纤维支气管镜、光棒、可视喉镜、Mc—Coy喉镜、盲探气管插管装置、不同类型的喉罩、食道-气管联合气管导管、i-STAT血气分析仪、乳酸监测仪、血糖仪、血液加温器、呼吸参数监护仪、体温监护仪及体温保温等先进设备。

近年来多次成功抢救宫外孕、普外科腹腔脏器大出血、失血性休克的病人,应用自体血回输机大大减少了异体血需求量,配合胸外科完成主动脉瘤人工血管置换术、气管肿瘤切除术、心包开窗引流术、纵隔肿瘤切除术的病人等的麻醉;成功配合泌尿外科完成老人巨大错构瘤、肾上腺肿瘤切除、嗜铬细胞瘤等手术的麻醉;成功配合普外科完成百岁老人胃部肿瘤的麻醉,许多麻醉禁区已被突破,麻醉水平逐步提高。对疑难危重病人的麻醉已总结出一整套处理流程,为抢救危重病人建立了一套明确有效的指导方案。

麻醉科工作量逐年增加,至2009年底年均麻醉工作量:全身麻醉1 500余例,椎管内麻醉3 000余例,神经阻滞200余例门诊无痛胃肠镜2 000余例,无痛人流3 500余例,镇痛分娩100余例及透视下介入治疗,外出深静脉穿刺置管400余例,抢救插管200余例,疼痛门诊1 000余例。

■ 四、教学科研现况

迄今,不断壮大的麻醉科现大学本科学历12人,大学专科1人。其中正高1人,副高2人,中级职称7人,初级职称3人。包括在读研究生3人,其中1人已毕业。

近年承担浦东新区的局级课题5项,与仁济医院合作课题2项。五项新区局级立项课题分别是:① 硝普钠控制性降压对老年病人术后认知功能障碍的影响,② 小剂量尼莫地平预防老年病人术后认知功能障碍的研究,③ 阻塞性黄疸患者肝P450酶的改变及对常用静脉全身麻醉药物代谢的影响,④ 神经刺激仪在外周神经阻滞及术后镇痛中的应用,⑤ 帕瑞昔布钠联合芬太尼用于胃肠道肿瘤手术后镇痛对炎性细胞因子的影响。两项合作课题是:① 老年患者术后认知功能障碍的基础与临床研究,② 高渗氯化钠羟乙基淀粉40注射液用于胃肠道肿瘤手术患者的疗效和安全性研究。麻醉科近年发表论文 20 余篇,发表杂志包括中华系列等核心期刊和国家、省、市级专业刊物。

■ 五、专家介绍

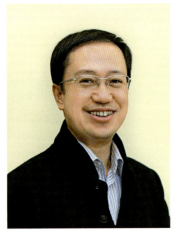

刁枢,男,47岁。第四军医大学本科毕业,2004 年 6 月从东方医院作为学科带头人引进到七院工作,任麻醉科主任,2006 年提升为七院负责后勤、科研副院长,兼麻醉科主任。同年晋升为主任医师。刁主任从事麻醉学与危重病医教研二十余年,积累丰富的经验,负责完成临床研究课题两项,获上海市科技成果,发表论文十余篇,2004 年引进我院后,麻醉科在临床、教学、科研和人才培养方面都发生了巨大的变化,连续获得医院红旗班组称号。刁枢主任非常重视科室的建设和发展,十分注重人才培养,特别是年轻医师业务、科研能力和道德品质的培养,在科内营造出积极向上的良好学习氛围,积极搭建攻读硕士和接受更高层次继续教育的平台,定期派出年轻医师参加各种级别的学术会议,有助于年轻医师了解国内外麻醉学领域的最新动态,开阔视野,提高创新意识。麻醉科目前有 1 人参加浦东新区优秀青年医学人才培养计划,有 3 人参加浦东新区中青年业务骨干培养。今年 1 位脱产研究生就读于苏大麻醉学。1 位二军大在职研究生毕业,两位在读。

孙成杰,女,59 岁。1976 年毕业于贵阳医学院。1992 年 11 月调入七院,1997 年晋升为科室第一位麻醉副主任医师,2007 年初退休,续聘麻醉科工作至今。

杨晓英,女,44 岁。1990 年毕业于华北煤炭医学院。1997 年 12 月调入七院麻醉科,2002 年 12 月晋升为麻醉副主任医师。

欣喜七院麻醉科今日之成就,固然浸透七院几代麻醉人的心血,更离不开七院大家庭的关爱。麻醉科将不断加强建设,我们希望为更多的病人提供最安全及最高品质的麻醉,并致力于"无痛医院"的建设,给病人以真诚关爱。相信麻醉科在刁院长的引领下昂首挺胸,迈向新高度!

(刁　枢)

第四节　公 利 医 院

■ 一、历史

1943 年 9 月,由倡导福利救济的京江公所爱国人士严真等人创办公利医院(图 36 - 3)。医院初址卢湾区灵宝路(今重庆南路)268 弄 18 号,设有床位 54 张,医师 7 人,护士 6 人,为当时沪上第三大私立医院,设内、外、产、肺科。1958 年迁入现址,与洋泾卫生所、洋泾医院合并,成立公利洋泾人民医院。1996 年复名公利医院。经过数代同仁不懈努力,特别是在浦东开发 20 年间的快速发展,公利医院已发展成为拥有 600 张床位医、教、研全面发展的综合性医院,连续 6 届 12 年荣获上海市文明单位称号。

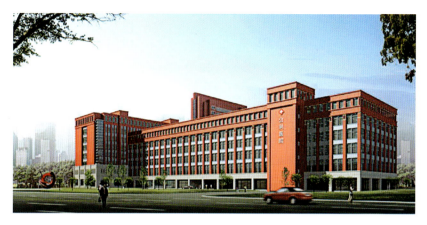

图 36-3 公利医院全景图

二、麻醉科简介

麻醉科现为上海市浦东新区卫生系统重点学科,科室主要工作涉及临床麻醉、麻醉后恢复室(PACU)、疼痛诊疗、麻醉学教学及麻醉学研究生培养等领域,是一个集医疗、教学、科研三方面于一体全面发展的学科。

麻醉科现有医生17人,手术室护士25人。其中高级职称5人,中级5人,初级7人,高级职称医师比例为35.7%。有博士学位1名,硕士学位3名,另有4名医师正在攻读硕士学位。

麻醉科设备精良,拥有当今国际最先进的品牌麻醉机、呼吸机、监护仪。由麻醉工作站、中央监护站联网组成麻醉监护系统,能实时监控并储存病人术中一切生命信息,率先在国内实现术中的信息化管理,自动生成电子麻醉记录单。每年完成临床各类麻醉5 000余台次。其中全身麻醉约占60%,部位麻醉40%。"老年病人的麻醉安全"成为临床医疗工作的特色,尤其在高龄合并重要脏器功能衰竭的危重病人的麻醉及术后镇痛管理中有丰富的经验。参与院内各病区及急诊的危重病人抢救任务并发挥重要作用。

三、建立麻醉学亚学科——疼痛诊疗

麻醉科已经成立临床亚学科分支——疼痛科,自2005年开设疼痛门诊,2009年3月经市卫生局批准率先在上海市成立疼痛科,有一支经验丰富的专业队伍,拥有疼痛门诊和疼痛病房。以微创介入为核心技术的疼痛治疗已成特色,年门诊万例,住院微创治疗200多例,享有良好的社会声誉。

四、教学特色

2005年成为徐州医学院麻醉学硕士研究生培养基地,培养研究生9名,毕业6名,均成为所在单位的中青年骨干。

五、科研

经过几年的积累,已形成自己的科研方向:① 术后认知功能障碍发病机制的研究;② 神经病理性疼痛发病机制的研究。先后承担科研课题 7 项,获上海市科技成果 3 项。先后在美国肾脏病杂志、美国危重病杂志、美国麻醉学杂志等国际期刊发表 SCI 论文 9 篇,影响因子最高为 7.11,国内核心期刊论文 27 篇。

六、历届麻醉科主任

曹菊英,主治医师,1990 年 2 月至 2000 年 9 月麻醉科主任。

万燕杰,2000 年 10 月至今,麻醉科主任,主任医师、徐州医学院兼职教授,硕士研究生导师,《国际麻醉学与复苏杂志》编委,《解放军医学杂志》编委,中国医师协会麻醉学分会全国委员,中国药理学会麻醉药理分会委员,上海市疼痛学会委员。2005 年度浦东新区学术津贴专家,2009 年度国务院政府特殊津贴专家,2010 年度浦东新区科技创新英才。在术后认知功能障碍及神经病理性疼痛发病机制的研究方面取得丰硕成果,近年来在国际、国内各类杂志发表文章近 30 余篇。获得上海市科技成果 3 项。

王彦霞,1994 年至今,麻醉科副主任,副主任医师。

(万燕杰)

第五节 浦南医院

上海市浦东新区浦南医院(图 36 - 4)建于 1983 年。随着浦东新区的建设发展,1999 年扩建的 18 000 m² 住院大楼投入使用。预计 2012 年完成的 45 000 m² 新综合大楼正在建设中。

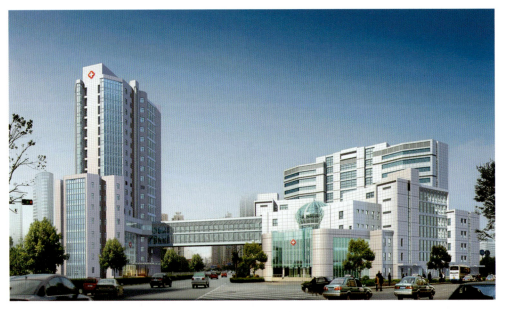

图 36 - 4　浦南医院全景图

上海市浦东新区浦南医院是一所二级综合性医院,现有 24 个临床科室,7 个医技科室,实际开放床位 611 张。年门急诊量逾 70 余万人次,年住院病人逾 1.6 万人次,年手术人次逾

6 000例。

随着上海市医学重点学科的神经外科、浦东新区医疗特色专科和重点学科的泌尿外科和口腔科的快速发展,医院手术量逐步上升,特别是老年合并症的手术病人增多。麻醉科在保障手术病人的安全舒适、参与重危病人的抢救治疗、促进重点学科的发展壮大中发挥了积极作用。

一、发展简史

1984年4月医院开设外科病房,同时成立由黄树仁医师为组长的麻醉组。初期的4位麻醉科医师分别来自长江医院及本院护士在市六和市九医院麻醉科进修后担任。随后从其他医院调入2位麻醉科医师,其中黄小发医师担任麻醉组组长。1985年12月原位于安徽贵池县境内的上海后方长江医院并入浦南医院,同时有4位麻醉科医生加入浦南医院麻醉工作,其中王谊生医师从1990年12月起担任麻醉组负责人,于1993年创建麻醉科并担任麻醉科主任。

早期主要为普外科和妇产科提供腹部手术的硬膜外麻醉。20世纪90年代,浦东改革开放,浦南医院进入快速发展时期。1992年11月与华山医院神经外科合作开始神经外科手术,1996年1月与中山医院肝外科合作开始肝癌切除手术,以及骨科手术全面开展,麻醉科顺势发展成为医院的重点科室之一。规范的静吸复合麻醉、硬膜外复合全身麻醉、深静脉穿刺置管、动脉穿刺置管监测、困难气道处理、血压控制技术、平稳气管拔管技术、重危病人抢救、术后镇痛等麻醉工作普及开展。2005年开始人工流产和胃肠镜的静脉麻醉。2006年伴随着胸外科手术发展,开展双腔支气管插管、纤维支气管镜辅助气管插管及定位、单肺通气、自体血回输等麻醉科专项技术。2007年建立麻醉复苏室,开始应用喉罩、可视喉镜技术。麻醉科也承担对口支援医院和基层医院的麻醉科医生短期进修培训。完成科委课题"双频指数在颅脑肿瘤手术麻醉诱导中的变化"和局级课题"脑电双频指数指导异丙酚麻醉诱导"。至此麻醉科完成基本发展目标。

二、现况

上海市浦东新区浦南医院麻醉科目前拥有7间手术室,12位麻醉医师和1位麻醉科护士。其中高级职称2名,中级职称5名。近年来每年承担各类择期、急诊及门诊手术麻醉6 000余人次。特别擅长神经外科手术麻醉,承担从脑干、听神经瘤手术到动脉瘤夹闭、脑血管介入治疗的麻醉管理。也能承担多种合并症的老年病人骨科、泌尿、普外和妇科手术的麻醉,多种腹腔镜、胸腔镜、宫腔镜手术的麻醉以及人工流产和胃肠镜的静脉麻醉。参与医院多种复合伤的抢救治疗。目前还与儿童医学中心合作开展婴幼儿手术麻醉。承担达麻醉总量25%的急诊手术麻醉工作。已设立麻醉复苏室实施麻醉后苏醒的监测治疗,参与院内ICU治疗,开展术后镇痛。麻醉科近年来在核心期刊发表论文7篇,负责院级课题2项,主要开展麻醉深度监测、无创心排血量监测的研究。麻醉科追求的目标是"安全、有效、舒适"。

三、主任简介

王谊生,男,汉族,1956年6月出生,本科,学士学位,主任医师。现任上海市浦东新区浦南医院麻醉科主任、医院专家委员会委员,并兼任浦东新区医学会理事、麻醉学组组长、麻醉质控小组组长、医疗事故技术鉴定专家。曾担任上海市医学会麻醉专业委员会委员和上海市麻

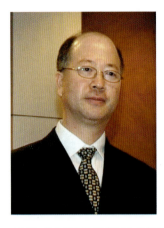醉质控中心专家组成员。1985年毕业于上海职工医学院医疗专业,之后通过上海交通大学医学院夜大学本科学习,并获得医学学士学位,精通英语,熟悉日语。主要研究方向为神经外科麻醉、麻醉深度监测。1977年起在上海后方长江医院工作,并在上海市第一人民医院麻醉科多次进修。1987年来到浦南医院,从事临床麻醉工作30余年,积累了大量临床工作经验,并成功抢救多例危重病人,获得上海市卫生系统第六届"银蛇奖"提名奖。1997年参加上海医科大学"社会医学与卫生事业管理"专业班学习,之后担任2年医务科长。积极参加市区两级麻醉质控管理工作,参与《上海市麻醉质控手册》和《现代麻醉学》麻醉质量管理章节的编写,组织并承担浦东新区麻醉学术活动和麻醉质控督查。2001年赴美国纽约北海岸大学医院接受麻醉及管理短期培训。2003年起担任日韩重症病人回国专机转运工作。2004年成为浦东新区卫生系统优秀学科带头人,主持完成科委和局级课题两项。在核心期刊上发表第一作者论文5篇。

(王谊生)

第三十七章
上海市原郊县医院麻醉科发展史

上海市原郊区有松江、嘉定、奉贤、金山、宝山、南汇、青浦、川沙（现浦东新区）、崇明及上海县（现闵行区）。十一届三中全会以前，农村基础设施落后，社会事业发展滞后。改革开放30年来，随着上海国际大都市建设和经济、金融、贸易中心的逐步形成，郊区的经济持续增长，特别是进入21世纪，快速增长。伴随着经济发展，医疗卫生事业无论在设备、基础设施及人员等方面都发生了巨大变化，麻醉科从无到有，麻醉人员由手术医生兼职到现在专业的麻醉医师，及先进的麻醉设备。麻醉科已成为一个集全院医疗活动的安全保障体系、加快全院床位周转的枢纽中心、提高全院医疗质量为一体的关键科室。

第一节　第六人民医院金山分院

1979年底，原金山县医院（图37-1）成立麻醉组，隶属外科管理。许德江任组长，时有麻醉人员7人，多为护士改行。1986年，蔡忠发同志任组长。1994年，成立麻醉科，许德江任科主任，蔡忠发任组长。1998年，蔡忠发任科主任。2005年起，朱俊峰任科主任。

1979年成立麻醉组后，广泛开展妇科、产科、普外、泌尿外科等常见手术，年手术量近2 000例。1985年以后，开展脑外、胸外、整形等手术。2000年后，特别是2005年医院成为市六医院金山分院以后，江伟教授任科室顾问，学科进入快速发展阶段。双腔支气管麻醉、控制性降压、有创监测、纤维支气管镜、喉罩、视频喉镜、无痛胃肠镜检查、无痛人工流产、疼痛门诊、各种生理功能监测等逐渐开展。麻醉业务量也达6 000例左右，其中全身麻醉占40%左右。人员结构逐步合理，现有主任医师1人、副主任医师1人、主治医师9人，住院医师6人，麻醉护士1人。其中硕士研究生4人，本科学历11人。科研教学方面也得到不断提升。近5年，开展局级等各

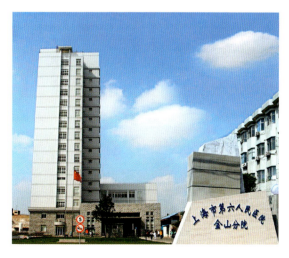

图37-1　金山分院实景图

类课题研究 4 项,在统计源期刊发表论文近 30 篇,获得金山区科技进步奖 1 项,朱俊峰担任金山区首届麻醉学组长。学科目前是院重点学科、金山区重点建设学科。

第二节 崇明中心医院

崇明中心医院(图 37-2)在 1958 年培养了两名护士专职麻醉,但当时人员隶属于外科,而且除了麻醉还要完成手术室护理工作,并不是专职的麻醉人员。当时麻醉主要以硬膜外阻滞和腰麻以及乙醚麻醉为主,除了血压计没有其他现代化的设备,直到 1965 年后才引进了 103 型麻醉机,由护士兼职麻醉的状况也一直没有改变。

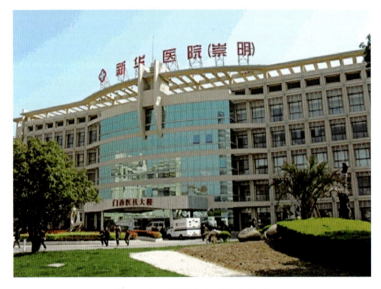

图 37-2 崇明中心医院实景图

这种情况一直延续到 20 世纪 70 年代末 80 年代初,那时开始有"工农兵"大学生专职麻醉,并且在 1982 年正式建立麻醉科,成为独立的科室,担负起全院的临床麻醉工作及危重病人的抢救。此后麻醉科发展走上快车道。20 世纪 80 年代相继引进了麻醉机、氧饱和度监测仪、带有创压力监测的多功能监护仪,90 年代又引进了 DRAGER 麻醉机、飞利浦监护仪等先进设备。麻醉从业人员学历从以护士为主逐渐转向医士,大专直至本科。麻醉方式更趋多样化,联合麻醉、静吸复合麻醉更多地应用于临床,有创动脉压监测、喉罩、控制性降压、无痛分娩等技术很好的开展,完全满足了外科发展的需求。

自 2006 年迁入新手术室后,科室各方面软硬件条件更上一层楼。现手术室有 1 个百级,2 个千级,7 个万级清洁级手术间,配备有各种国内外高档先进的麻醉设备,包括 DRAGER Primus 麻醉工作站、飞利浦监护仪、呼吸机、Bis 监测仪、肌松监测仪、光导纤维支气管镜等。年完成麻醉台次 7 000 余例,能施行各种危重疑难病例的麻醉,门诊无痛胃肠镜、无痛人流 5 000 余人次。科室现有副高一名,主治医师 9 名,住院医师 8 名,麻醉护士 1 名。第一任麻醉科主任袁振新,现任科主任季惠。

第三节 嘉定区中心医院

嘉定区位于上海西北部,前身为嘉定县。抗日战争前嘉定县没有公立的医疗机构,只有一个嘉定医疗所。1945年改为乡卫生院,当时设备简陋,许多业务不能开展。1948年以嘉来纱厂等为主要出资方在城区西门外设立普济医院,病床30张。1950年名称由普济医院改为人民医院(图37-3),床位82张;1953年增设血吸虫病床30张;1954年增加到130张。1959年新建外科病房,床位扩展为200张。1978年医院扩建,500张病床。2000年异地重建,病床580张。手术间由最初的两个小房间,到如今10个手术间。

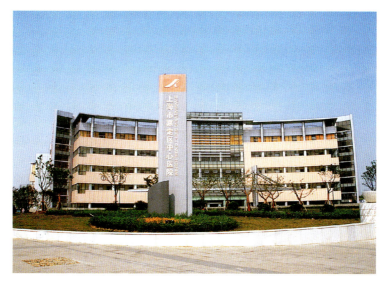

图37-3 嘉定区中心医院实景图

医院最初设置:内科、外科、妇产科、门诊室、化验室、药剂室、X-光理疗室;手术室有两间,配有万能手术床1只,无影灯1只,腹腔手术器材及部分骨科器材。麻醉方式基本上采取腰麻和乙醚开放吸入麻醉。腰麻由手术医生自己做,巡回护士看管;乙醚开放吸入麻醉由内科医生协助手术医生完成。到20世纪50年代中期,实施乙醚开放吸入麻醉由固定的一位外科医生来做,并实施了第一例乙醚插管麻醉,呼吸由人工简易呼吸回路维持。1959年,麻醉工作由指定的两名护士负责;同年上海市举办"第二届麻醉进修班",院部派手术室护士张黛秋到进修班学习,时间一年,学习结束回院负责麻醉工作;同时手术室护士朱佩琴由仁济医院张小先教授带教做麻醉工作,在做麻醉同时兼做巡回工作。这段时期手术种类主要是阑尾切除术、疝修补手术、大隐静脉剥脱术,偶有肠梗阻、上腹腔手术、剖宫产(嘉定县人民医院简史记载:难得开一个剖宫产,医生要郑重其事向上帝祷告,祈求保佑)、宫外孕手术。剖宫产手术麻醉方式采用局部麻醉+乙醚开放吸入麻醉,先局部麻醉取出胎儿,然后加用乙醚。小儿疝气用硫喷妥钠基础麻醉+乙醚开放吸入麻醉。20世纪60年代初期,通过自己带教和外出进修,科室有5名护士做麻醉;1962年1名外科医生进修麻醉,学习了硬膜外麻醉。从此开展了硬膜外麻醉,腰麻改由麻醉人员实施。20世纪60年代中期，开展了第一例静脉复合麻醉，实施巨脾切除手术，是在上海市第四人民医院麻醉科主任黄洪涛指导下完成的，硫喷妥钠+琥珀酰胆碱诱导插管，普鲁卡因+哌替啶复合液静脉维持。此后，麻醉方式多样化，逐步开展了神经阻滞（颈丛、臂丛）。20世纪70年代初以中草药和针刺麻醉为主，同期麻醉开始单独收费。20世纪70年代后期80年代初，麻醉方式以连续硬膜外麻醉为主，全身麻醉逐渐增多趋势，全身麻醉药物也随着发展采取复合用药。麻醉监测全凭一台手动血压计和一个听诊器；用简易呼吸回路手动控制呼吸。1980年，时任院长陈龙被任命为世界卫生组织嘉定初级卫生保健合作中心主任，世界卫生组织赠送一台西门子监护仪，可以监测血压、心电图、体温等，有了第一台监护仪。1983年，手术病人开始使用套管针开放外周静脉，当时套管针针芯需反复消毒使用；购进一台106空气麻醉机；1988年开展了双腔气管插管、深静脉穿刺。1989年，麻醉独立建科，1989年购进MHJ麻醉机，麻醉专业逐渐发展壮大。在麻醉科的有力支撑下，开展颈胸腹三切口食管癌切除术，成功抢救成功重度外伤病人和肺动脉瘤样扩张破裂病人。1990年，开设镇痛门诊，应用药物和神经阻滞疗法治疗疼痛，减轻病人疼痛。1995年在腹腔镜胆囊切除手术中使用喉罩通气同时呼气末CO_2监测仪。2001年对外伤大出血和手术预计出血较多的病人实施自体血液回输，为节约了血液；同年开展了无痛人工流产。2001年对全身麻醉病人实施麻醉深度监测。2003年，开展了麻醉复苏室；2004年开展了无痛胃肠镜检查和无痛分娩。此后麻醉科进入快速发展时期，麻醉及监护设备日新月异，现在每个手术间均配有麻醉机、监护仪，监护参数越来越全，2009年配备了呼吸力学，无创心排血量监测。医疗上不仅在手术室内承担着泌尿科、普外科、胸外科、骨科等手术麻醉，而且在手术室外承担着大量的无痛检查、疼痛治疗及急救工作，年麻醉工作量近万例。

麻醉科人员梯队从无到有，发生了巨大变化。1981年，有了第一位麻醉科医生，相继两名护改医麻醉医生及专业麻醉医生引进，麻醉人员逐渐发展10人左右。到1988年，麻醉科成立，第一任麻醉科主任陈桐球。1994年，有了第一位医学院本科生；2003年，第一位麻醉技术员，第一位麻醉副主任医师；2007年第一位麻醉护士；到2010年，已有麻醉医生18名，麻醉技术员1名和麻醉护士1名，其中副主任医师2名，主任医师1名。麻醉科成立至今，历任科主任：陈桐球（1988～1989年），李林根（1990～1992年），卢平（1993～2001年），封卫征（2002～2003年），史东平（2004年至今）。2005年起，杭燕南教授任兼职学科带头人。

在科研方面，近年来取得了显著进步。特别是2003年以来，全科发表的文章30余篇：其中国家核心期刊10余篇。取得科研课题9项，市级课题1项，区级课题7，院级课题1项。科研课题《国产自体血回输机回输自体血的临床应用》，获嘉定区科技进步二等奖。2009年取得嘉定区卫生系统重点学科建设资格。

第四节　青浦中心医院

20世纪80年代，我院（图37-4）麻醉科硬件软件条件都比较薄弱，开展的项目主要是小儿腰麻、成人硬膜外麻醉、腰麻、颈丛神经阻滞、臂丛神经阻滞，以适应外科、骨科、妇产科手术要求为准。当时的妇产科剖宫产、宫外孕手术采用局部麻醉进行。经过多年建设，目前已形成了临床麻醉、麻醉恢复室的布局。现拥有手术室10间,麻醉复苏室1间,复苏床位5张,并且配备了先进的麻醉机、监护仪和抢救设备。作为中山医院青浦分院人员组成较多的科室之一,麻醉科承担了全院临床麻醉、麻醉恢复室和协助全院危重病人抢救工作。麻醉科承担了包括普外科、肝胆外科、骨科、胸外科、妇产科、脑外科、泌尿科、眼科、耳鼻喉科等多个科室的手术麻醉工作,每年实施手术麻醉超过六千例。患者年龄跨度从几个月大的婴儿到90岁以上的老人;麻醉方法从神经阻滞到较高难度的胸腔内手术麻醉。开展了静脉全身麻醉、吸入麻醉、静吸复合麻醉、支气管麻醉;联合麻醉,包括腰硬联合麻醉、椎管内麻醉联合全身麻醉等;加强了对困难气道的处理,开展了喉罩应用、清醒气管插管、经鼻盲探气管插管、光棒盲探气管插管技术、微创气切技术;配备了各种型号的喉镜片、口咽通气道、鼻咽通气道、气管导管、面罩、呼吸回路等,配置了可视喉镜、MAC喉镜。开展了深静脉穿刺、有创动脉监测、呼末二氧化碳监测等。大力开展术后镇痛工作,年镇痛量达到约五千例。开展无痛胃肠镜、无痛人流、无痛膀胱镜等工作,减轻病人痛苦,深受病人好评。

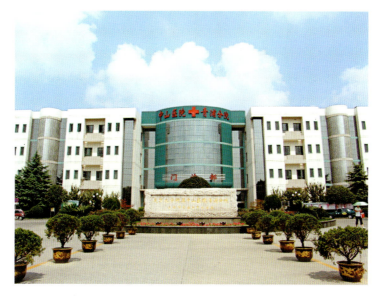

图37-4 青浦中心医院实景图

现麻醉科有医生18名,平均年龄36.5岁,其中有硕士生1名,副高职称1名,中级职称7名,住院医师8名,助理医师1名,技师1名。所有麻醉科医生均接受了或正在接受规范化、正规化和系统化的麻醉科医师培训,掌握了目前可应用的各种神经阻滞、椎管内麻醉和全身麻醉方法以及国内先进的围术期监护技术。

近年来科室建设以强化管理、完善制度及狠抓业务学习为主要目标。科内学术氛围浓厚,通过多种形式学习、讨论及固定每周1次业务学习,提高年轻医师的理论水平、临床分析及判断能力,紧跟国外医学新进展。

第五节 松江区中心医院

1949年7月6日开诊时设手术室,第一例阑尾切除手术、第一例剖宫产手术由时任院长、内科主任曹德箴做麻醉。初期由外科监管麻醉和手术室,外科等手术麻醉由外科医师医嘱。1954年黄翼宗分配到本院外科工作,后侧重于麻醉,在赴上级医院进修后于1959年专职麻醉,之后逐渐安排人员专职从事麻醉工作。1962年改善手术室,同时注重提高麻醉技术和条件。1975年麻醉组和手术室搬入病房大楼五层,黄翼宗为麻醉组负责人。

1985年麻醉科独立,黄翼宗任科主任,麻醉医师5名,其中主治医师1名,医师4名。

1994年毛雄任科副主任主持工作,1995年麻醉科手术室搬入外科大楼六层。

1997年李正为科负责人,1998年李正任科主任,为麻醉科步入正轨和学科建设做了大量工作,奠定了坚实的基础。2003年6月麻醉科和手术室搬入现病房大楼北楼七层,配设百级手术室2间、千级手术室4间、万级手术室4间、10万级的准备区域和30万级的办公区域,配备了一流的麻醉器械设备和抢救设备。

2007年引进朱涛主任医师任科主任,注重科室学科梯队和学科建设,积极开展新技术新业务;2008年1月兼任科教部主任,2008年11月任副院长,继续兼任麻醉科主任至今;截止2010年6月,科室麻醉医师19名,其中主任医师1名,主治医师7名,住院医师10名;其中硕士1名,本科13名。

我院初期的麻醉药物仅有氯仿和乙醚,采用开放式点滴麻醉方式,"文革"中开展了针刺麻醉。20世纪80年代起开展椎管内麻醉和气管内麻醉,从全身麻醉到静吸复合麻醉,近几年开展全凭静脉麻醉、门诊无痛胃镜、人流、术后镇痛麻醉,小儿静吸复合全身麻醉,腰-硬联合阻滞,有创血压监测、肌松监测、麻醉深度监测、控制性降压技术,喉罩的使用等。1997年4月毛雄赴国家援外摩洛哥医疗队工作2年。2008年评审为本院特色专科,2009年麻醉科被评为医院优秀科室。

近三年来麻醉科特别注重在满足临床需求的情况下,医教研全面发展。近五年来,麻醉科获上海市卫生局立项、区科委立项和区卫生局立项共计4项,以副主编参编的专著2部,参编专著3部,发表论文40余篇;目前我科是湖北省医药学院麻醉系实习基地,承担着麻醉系本科生教学任务;承担着与贵阳医学院联合培养的硕士生带教任务(目前在我院的硕士有两名)。同时也承担着南京医科大学的本科生教学任务。

第六节　奉贤区中心医院

上海市奉贤区中心医院始建于1945年,其前身为奉贤县府所属一家国立医疗诊所。解放后改为奉贤县人民政府卫生院,除医疗外并行使卫生行政职权,1956年改为以医疗为中心的综合医院,名为奉贤县人民医院。

新中国成立初,县卫生院仅有病床10张,人员为12名,不分科室,设备仅有1架旧式美制显微镜。1952年,门诊分设内、外、妇三科,全院仅一个病区。1953年设置手术室后开始施行下腹部手术,并由手术医生施行局部麻醉完成手术。1959年施行胆囊切除等上腹部手术,由时任赴奉贤等郊区的上海医疗队队员实施了开放式乙醚麻醉及腰麻等麻醉方法,并对奉贤县人民医院手术室护士进行相关的麻醉知识与麻醉技术操作的培训。20世纪60年代,在上海医疗队指导下,奉贤县人民医院的手术麻醉工作主要由汪正华、方迪、沈冰心等几位手术室护士完成,并曾先后在上海仁济医院、上海市第六人民医院等医院培训学习麻醉操作技术。

期间,因在上海市各郊县大规模地开展了"血吸虫病防治工作"以及普及全国的"社会主义教育运动",上海市老一辈麻醉专业人员纷纷随医疗队轮流来到各郊县开展相关工作。其中孙大金、徐惠芳、金熊元、庄心良等许多全国著名麻醉界前辈,均来到过奉贤的南桥、奉城、庄行、泰日等乡镇参加医疗工作,除了亲自参加各种手术的麻醉外,还指导培训奉贤县人民医院麻醉人员开展麻醉工作。

第七节　第一人民医院宝山分院(原吴淞中心医院)

1962年成立麻醉小组,隶属大外科,当时由山芷为首的3名护士组成,主要设备为1台103麻醉机,主要麻醉方法为椎管内麻醉及少量的乙醚开放点滴麻醉,承担手术主要是阑尾切除术、疝修补等简单手术;1964年医院建立住院部,由姚也伟医师负责建立麻醉科,有4人组成,仍隶属大外科,除椎管内麻醉外开始行全身麻醉气管内插管,开展少量上腹部手术;1988年麻醉科正式独立,成为一级临床科室,有麻醉医师8人,手术室4间,手术室护士10余人,开展手术有普外、胸外、神经外科、骨科、妇产科等,麻醉方式有全身麻醉、椎管内麻醉、神经阻滞等,月麻醉数达到200台,同时引进日本进口麻醉机、心电监护仪、脉搏血氧饱和度监护仪等医疗设备;1999年医院病房大楼扩建,麻醉科手术室增加到8间,2002年开设疼痛门诊及病房,设床位3张,同时开展术后镇痛、无痛内镜检查、无痛人工流产等项目,2003年成立重症监护室(ICU),设床位7张,每年收治各类危重病人300余例,2007年成立麻醉教研室,完成区科委以上课题3项,获上海市科技成果奖1项,成为宝山区卫生局重点创建学科。目前我院麻醉科有麻醉医师21人、护士30余人、各类进口麻醉机10台、呼吸机5台、多功能监护仪15台,月麻醉数达600余例,成为集医、教、研于一体的综合性临床科室。

历任麻醉科主任:

柳和坤:1988~1992年,1988年麻醉科独立担任第一任麻醉科主任,在任期间对临床麻醉的完善作出了贡献,1992年退休。

李士华:1992~1998年,1992年接任麻醉科主任,任职期间大胆引进人才、新技术及新的管理理念,为麻醉科的发展壮大作出了重要贡献。现任宝山区卫生局局长。

唐新龙:1998~2002年,任职期间注重人才培养,梯队形成,2002年调任宝山区中心医院麻醉科主任。

董章利:2002~2007年,在任期间注重科研、疼痛诊疗,为麻醉科的进一步发展、使之成为宝山区重点学科奠定了基础。

唐鸣:2007年~　,上任后注重科研、危重病治疗、疼痛诊疗全面平衡发展,力争早日成为宝山区重点学科。

(史东平)

第三十八章
上海市职工医院麻醉科发展史

上海市职工医院始建于1949年新中国成立之后,其中部分是从新中国成立前一些医院转变而来,另一部分医院是新中国成立后陆续建立起来的。当时我国是按照计划经济的模式开展国民经济建设,当时的企业是由局为单位的建制,其中规模较大的有纺织工业局、轻工业局、电力局、公用事业局、化工局、冶金局、机电局、民航局、港务局、铁路局、邮电局等等。其中当时纺织工业局的职工总人数逾百万,其规模为上海之最,同时也是当时上海市的龙头企业及支柱产业之一。由于解放后上海医疗资源匮乏及分布不合理,为了解决系统内部职工的医疗保健难题,纺织工业局率先成立了两家综合性职工医院及一家职工疗养院(该疗养院后改为纺织工业局第三医院),分别承担本系统内职工及家属的医疗保健工作。随着工业产业的不断发展壮大,医疗问题日趋突出,20世纪50年代初期和中期相继出现了多家职工医院,例如邮电医院、电力医院、建工医院、铁路中心医院、公用事业局医院等。这些医院承担了当时数百万产业工人医疗卫生健康保健等工作。随着时代发展,20世纪60年代中期又出现了职工农场,这些职工农场因地处偏远地区,交通不便,当时的农场职工就医非常不便。为改善农场职工们的医疗环境,在20世纪60年代末70年代初相继建立了农场职工医院,如前卫农场职工医院、东海农场职工医院、新海农场职工医院、前哨农场职工医院、长江农场医院等,这些医院的建立也为当时的数十万农场职工看病就医及身心健康带来了福音见表,为上海市的医疗卫生事业立下了不朽的功勋,谱写了其光辉灿烂的一页!

表 上海市企业职工医院与农场医院一览表

职工医院	上海纺织工业局第一医院	上海邮电医院
	上海纺织工业局第二医院	上钢一(二)厂职工医院
	上海纺织工业局第三医院	上钢三厂职工医院
	上海建工医院	上海中冶集团职工医院
	上海电力医院	上海市沪东造船厂职工医院
	公用事业职工医院	上海宝钢冶金建设公司职工医院
	上海轻工职工医院	上房医院
	江南造船厂职工医院	上海中冶职工医院
	上海市公安消防总队职工医院	上海海港医院
	宝钢二十冶职工医院	市政工程管理局职工医院
	跃进农工商总公司职工医院	上海沪东造船集团职工医院
	上海市消防总队职工医院	上海长江航行医院
	上海市海员医院	

续 表

农场医院	长江农场职工医院	新海农场职工医院
	前哨农场职工医院	燎原农场职工医院
	东海农场职工医院	上海芦潮港华职工医院
	长征农场职工医院	崇明县前进农场职工医院
	新海农场职工医院	五四职工医院

随着我国改革开放与国民经济的不断发展,原有的计划经济模式已不能适应时代的发展,市场经济的模式应运而生,医疗卫生系统的格局也出现了巨大的变化,企业也发生了转制,使职工医院面临着重新整合调整的必然性,大部分的职工医院为了适应时代的变化而进行改制、兼并及属地化管理。例如纺织工业局第一医院属地化后改名为普陀区人民医院,纺织工业局第二医院改名为市东医院,纺织工业局第三医院被中山医院兼并为中山医院肿瘤分院,铁路中心医院转制为上海市第十人民医院,轻工业局职工医院转制为民营医院(博爱医院),市政局医院兼并为瑞金医院分院,部分农场医院被关闭。虽然大部分职工医院被重新整合调整,但仍有部分职工医院通过不断提高自身的实力,依旧在医疗卫生事业中继续履行着他们的职责,续写着新的辉煌与未来!

(罗文杰)

第一节　普陀区人民医院(原纺一医院)

上海市纺织第一医院创建于1933年,前身是日商内外棉株式会社建造的水月医院。1945年抗日战争胜利后,原中国纺织建设股份有限公司接收了水月医院,更名为中国纺织建设有限公司第一医院。新中国成立后,随着主管局名称的改动,又先后更名为:上海中国纺织建设公司第一医院、华东纺织管理局第一医院、上海市纺织工业局第一医院、上海纺织第一医院。1999年1月1日,按市政府体制改革方案,医院在全国率先属地化,划归普陀区卫生局管辖,改名为上海市普陀区人民医院(图38-1)。

上海市普陀区人民医院麻醉科成立于1987年,此前为麻醉组,隶属于大外科。当时的麻醉设备简陋,麻醉药物简单,麻醉人员资质混杂,麻醉方式以腰麻和硬膜外麻醉为主,仅有少量全身麻醉。20世纪70年代末医院麻醉学科工作逐渐恢复正常,特别是"改革开放"以来,麻醉学科也逐渐走出国门,参与国际学术交流,汲取了发达国家的先进理论和技术,扩大了业务范畴,促进了学科间的发展。卫生部于1989年发布12号文件指出,"为进一步推动麻醉学科的发展并借鉴其国内外发展经验","同意医院麻醉科由原来的医技科室改为临床科室。望各级卫生管理部门和医疗单位根据本通知精神,结合各地区医院具体情况,按二级学科的要求与标准,切实加强麻醉科的科学管理工作"。此后医院麻醉学科的工作逐步走向正轨。

麻醉科在医院各届领导的关心和支持下,在历届主任俞莉宝、陈胜年及现任罗文杰主任与副主任吴磊的带领下,发生了翻天覆地的变化,麻醉科已由当初的"小"科室发展壮大为在临床医学中日益发挥着重要作用,为普外科、胸外科、骨科、神经外科、泌尿科、妇产科、耳鼻喉科、眼科等手术病人提供无痛、安全、良好的手术条件的"大"科室。

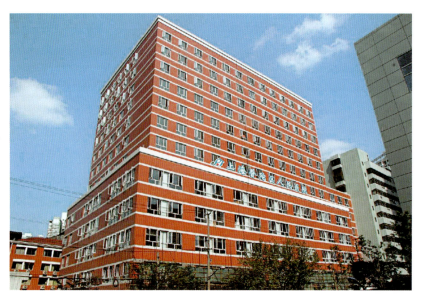

图 38-1 上海普陀区人民医院住院大楼

随着医院的迅速发展,我院麻醉科也不断壮大。1972 年前只有 6 间手术室,1972 年后率先在上海地区建立具有中央空调调温、调湿的 9 间手术室,到 2009 年扩大到 10 间现代化层流手术室和 4 张床位的麻醉复苏室,其中百级 4 间,万级 6 间。由手动血压计、手控呼吸麻醉机等发展为现在的多功能监护仪、麻醉机等。由几名中专毕业的护士担任麻醉日常工作发展为一个拥有 14 名本科及硕士研究生担任医师、1 名麻醉护士、24 名手术室护士组成的专业团队。年手术量由几百例上升到近 5 000 例。自 2007 年开始,全面实现了麻醉科和手术室的现代化信息管理,对于提高麻醉科和手术室的科学管理水平、提高工作质量和效率,确保了病人安全,起到了重要作用。

目前我科除常规手术麻醉外,早于 1985 年时就开始心电监测及实施术中有创监测(直接动脉压、中心静脉压等);1987 年引进进口监护仪取代手动测量心率、血压,并可实时监测 $ETCO_2$ 及氧饱和度;1988 年引进了第一台全进口欧美达麻醉机;1993 年成功开展了术后镇痛及晚期肿瘤病人镇痛;1996 年将病人自控镇痛技术引入临床;2000 年开始实施术中镇静深度监测;2009 年开始应用血液回收机进行术中自体血回收。此外,我科拥有诸多先进设备,可以完成血气分析、脑电双频谱指数监测,并为困难气道购置了可视喉镜等先进设备,为各种手术的顺利进行提供了安全保障。同时通过所掌握的复苏急救知识和技术,对各临床科室病人,特别是危重症病人发生的循环、呼吸等功能衰竭的处理以及其他有关治疗诊断场合等方面,都发挥着重要作用。

麻醉科提出"以病人为中心、以工作为中心、以医院为中心"作为科室精神,增强了科内成员的质量意识、岗位意识、科室形象意识,取得满意的效果,在医疗质量管理上将三级医院先进、规范的操作常规结合我院的特点,进一步完善各项规章制度,科室分别获得"上海市卫生系统先进文明班组"、"上海市总工会红旗班组"、"上海市卫生系统先进集体",分别 2 人获普陀区"白衣卫士奖"、普陀区"十大杰出青年"提名奖。使原来薄弱的科室变成了现在区领先学科。

自 2000 年 3 月上海市华山医院神经外科(集团)医院普陀分院正式运转至今的近 10 年的

时间里,完成神经外科手术麻醉近4 000例,未出现1起并发症及意外。神经外科手术种类复杂,麻醉风险大,这对拓展麻醉科的业务,既是机遇,更是挑战。特别是婴幼儿的麻醉风险相当大,三级医院也不敢轻易尝试,为满足分院的医疗需要,科室打破常规,开展了小儿麻醉业务,并于近两年多次赴华山医院浦东分院、静安区中心医院、华山医院伽玛刀分院等二三级医院出色完成婴幼儿神经外科手术麻醉近100例,其中最小的只有6个月。

1998年我科开始规范化实施术后镇痛,从根本上改变了"术后疼痛是必然"的传统观念。多年来,麻醉科还大胆地将静脉麻醉方法运用于人工流产和各种创伤性检查,有效地减轻了病人的痛苦和心理恐惧,受到了患者的普遍欢迎。并在上海率先将病人自控镇痛(PCA)运用于术后病人疼痛的治疗和将病人静脉自控镇痛(PCIA)方法运用于晚期癌痛的病人,取得了良好疗效。

科室的发展离不开人才的培养,通过引进和院内培养等多种方式已建立起了一个合理的人才梯队,其中高级职称医师2名,中级职称医师4名,医学硕士4名。自1998年获得第一笔科研基金后,每年获得多项院级、区级科研基金项目资助,2人获普陀区卫生系统学科带头人培养对象,2人获普陀区人民医院"医苑新星"培养对象,3人次获"视频喉镜气管插管应激反应的临床研究"等3项区级科研课题申报并完成1项。申报的两项"气管内麻醉用于小儿神经外科手术"、"有创测压在老年危重病人手术麻醉的应用"分别获得医院新技术、新项目二、三等奖。10余年间共发表核心期刊论文20余篇。

作为教学医院的临床科室,我们还接受进修医师和轮转医师的临床培训,以及院内急救复苏的培训,在各种层次的教学评估中都取得非常优秀的成绩。

20余年艰难跋涉,20余年硕果累累。几代人的努力有了丰硕的成果,我科目前已发展为实力雄厚、设备先进,集临床麻醉、疼痛诊疗、教学科研为一体的一流的麻醉临床科室。

(罗文杰　吴　磊)

第二节　市东医院(原纺二医院)

上海市杨浦区市东医院,是一所二级甲等综合性医院。原名上海市纺织局第二医院,1946年6月建院,1999年1月1日起,纺二医院正式划转到杨浦区管理,并更名为市东医院。依照杨浦区区域卫生规划于2004年6月28日迁至市光路包头路新址开诊,核定床位500张。

市东医院(原纺织局市二医院)建于20世纪40年代,设有800余张床位的综合性企业医院。因系纺织系统女职工人数颇多,故而产科床位占有250张,外科仅有100张床位,没有麻醉专职人员。建院初始外科手术种类较单纯,随着纺织工业的发展,职工人数成倍增加,手术数量与种类也不断扩展,麻醉问题成为外科发展的瓶颈。当时就由一位外科主治医师进修麻醉回院兼作麻醉医师,住院医师轮值麻醉班,当时全国麻醉学尚是初始发展阶段,全国除教学医院设立麻醉科外,一般市级以下医院均未设麻醉科,麻醉技术也相当落后。下腹部以腰麻为主,上腹部以气管内乙醚循环紧闭麻醉为主。在20世纪50年代末硬膜外麻醉技术逐渐推广,我院也由兼职的外科医师主要负责,因硬膜外技术尚处在初始发展阶段,器械设备也相当落后,临床经验、穿刺技术不够成熟和完善,难免出现意外,刚开展的麻醉技术就此止步不前,甚至夭折,但新鲜事物具有不可抗拒的生命力,落后的麻醉技术和不断发展的外科要求呈现巨大的反差,随着麻醉器械的改进和技术的熟练,临床经验的积累。体制上的缺陷渐渐显露。

20世纪60年代建立了麻醉组由专职麻醉护士承担,由于麻醉技术的进步和人员的专职化推动了外科的发展。但由于外科手术器械的进步,术中普遍使用的电凝电刀,给麻醉又新添了不可逾越的障碍,乙醚麻醉成为麻醉发展道路上的拦路虎。为了解决乙醚易爆问题,静脉内普鲁卡因复合麻醉代替了乙醚麻醉。同时持续硬膜外麻醉技术也逐步成熟和发展进步,自颈部以下的手术(除胸腔手术)均使用了持续硬膜外麻醉。

1966年"文化大革命"开始,在全国范围内掀起了针刺麻醉的热潮,大有针刺麻醉代替一切麻醉的趋势,在这股大潮的影响下,我院也成立了针刺麻醉组,在大量的实践中证明了针刺麻醉不能替代现代麻醉技术。针刺具有一定的镇痛效果,但个体差异大难以复制,并在实践中发现针刺的镇痛效果在头颈部的效果较好,针刺麻醉逐渐集中到甲状腺等颈部手术中使用。全国也成立了甲状腺针刺麻醉手术协作组,我院担任了上海市协作组副组长之职(组长是市一医院),负责组织、协调、资料收集、汇总、分析总结成文和组织了全市的临床交流活动。在1984年12月"文革"后首次全国科技大会上,针刺麻醉甲状腺手术荣获卫生部甲级科学技术成果奖。

"文革"后随着思想战线上的拨乱反正,经济建设步入了快车道发展,为适应经济发展和现代科学发展的需要,我院成立了麻醉组,隶属外科领导。随着改革开放和经济发展,外科也步入了快速发展阶段,手术数量与手术种类不断扩大,对麻醉也提出了更高的要求,特别是抢救性急诊、急症手术及特大手术、疑难杂症的手术及术后并发症的增多,例如:从处理一般性的脑外伤治疗,颅前窝、颅中窝和颅后窝手术麻醉以及进行颅底部手术麻醉处理,创伤性、中毒性休克麻醉处理,心肺脑复苏、ARDS、高渗性非酮性昏迷等的治疗。这些工作都极为迫切地需要专职的麻醉人员进行工作。

1985年麻醉科成立,夏宗农任科主任。我院麻醉组担任了杨浦区医药学会麻醉组组长。组织全区的麻醉学术活动。1992年始,科主任被选为上海市麻醉学会委员。因学术活动的展开,我科在历年来的全国年会、市麻醉年会上发表了各类文章,如:甲状腺针刺麻醉效果因素分析,针刺麻醉甲癌根治术100例报道,无水酒精蛛网膜下腔注射治疗恶痛,1-6二磷酸果糖在中毒性休克硬外麻醉时的应用,麻醉死亡七例经验教训,艾司唑仑作为硬外麻醉时的辅助用药效果的观察,艾司洛尔在神经外科麻醉诱导期抑制心血管反应的临床效果,隐匿型嗜铬细胞瘤死亡报告,全身麻醉苏醒期的低血氧饱和度观察分析,围手术期低血氧饱和度原因分析,普鲁卡因静脉麻醉时高铁血红蛋白性低氧血症,硬膜下阻滞两例报告等。

我院有附属护士学校,麻醉科承担了教学任务。我院也是安徽医学院和第二军医大学的临床实习基地。

此外,我科还为安徽○○德县人民医院,黟县人民医院,铜陵矿务局职工医院,上海控江医院,上海航道医院,杨浦区○保健院,以及山东、黑龙江等许多市内外兄弟医院培养了数十名麻醉专业技术人员。

随着我国经济实力的增长,麻醉科器械设备也相应地更新换代,淘汰了落后的设备,添置了麻醉监护设备,基本满足外科及抢救危重病的要求,逐渐具备了建设麻醉ICU的条件。但是因为上海市经济发展的转型,经济结构的调整和市政建设的需要(1991年建设杨浦大桥),

杨浦区纺织厂纷纷搬迁、合并或关闭以及居民大量的动迁,1994年市卫生局要求本市医院实行"总量控制、结构调整";1996年医保政策的出台,逐步取消劳保就医医院,医疗市场放开等措施。所有这些,使我院服务对象大量减少,门诊量由原来的70多万人次降到20余万人次,年手术量降至原年平均手术量的1/3。医院的效益和效率低下,医疗环境差,设施陈旧无资金改善,医务人员、特别是业务骨干流失严重。医院到了生死存亡的关键时刻。

1997年7月,根据党中央、国务院的卫生改革和区域规划的要求,上海市委、市政府召开了上海市卫生工作会议,制定了《中共上海市委、上海市人民政府关于加快上海卫生改革和发展的若干意见》提出"根据上海市特大型城市的特点及社会对医疗卫生服务需求的变化,组织制定和实施本市区域卫生规划。""要按区域范围、服务半径、人口数量等,合理确定医疗卫生机构的配置标准和指导原则;将企事业单位所属的医疗卫生机构逐步纳入社会化和属地化管理"。这些政策的出台为我院带来了新机遇,医院抓住历史机遇,市区两级政府也给予充分重视,1998年12月28日市政府常务会议提出将纺二医院成建制划转到杨浦区管理,自1999年1月1日起,纺二医院正式划转到杨浦区管理并更名为"上海市杨浦区市东医院"。并于2004年6月28日整体迁至中原小区(市光路999号,近包头路)开诊。

搬至中原小区后,门急诊量急剧增加,住院手术病人也节节攀升,手术麻醉量由2004年的不足2 000例上升到2009年的4 722例。

在医院搬迁前的困难时期,麻醉科积极进行人员的储备,鼓励读书学习,先后有3名医生通过专升本学习,两人到知名三级医院进修,这些都为日后应对快速增加的手术麻醉打下了坚实的基础。医院搬迁期间,麻醉科抓住机遇,尽早规划进行设备的更新换代和添置,目前已拥有Spacelab、PHILIPS、MINDRAY-T5\T8等中高档多功能生命监护仪和Dräger系列、MINDRAY—WATO EX-55麻醉机等麻醉机,另外还配置了GLIDESCOPE可视气管插管镜、PENTAX纤维支气管镜等特殊设备。这些良好的设备使麻醉科医生如虎添翼,也为优质的医疗质量和安全提供了有力的保障。现在已做到每间手术室有麻醉机,基本参数加呼气末二氧化碳监护仪,部分麻醉气体、呼吸力学、肌松和麻醉深度监护等。

科室在改善硬件的同时,积极响应院部的"五项建设工程",加强人才的培养和建设。先后有一人进入"杨浦区卫生系统1999年度第二批学科带头人"培养计划并完成课题一项(杨卫[1998]43号文);两人进入院"人才库"培养计划。一人获"杨浦区卫生系统第三批优秀专业技术人员"和"杨浦区第二批优秀青年技术人才"荣誉称号;一人获两届医院科研总结大会"科研先进个人"荣誉称号。科室在《中华麻醉学杂志》、《国外医学·麻醉学与复苏分册》、《临床麻醉学杂志》、《上海医学》、《中国医院管理》等全国及省市级专业杂志发表论文20余篇,先后有5篇获院科研总结大会"优秀论文奖"和"青年优秀论文奖"。科室连续三届获得区卫生系统文明窗口和院先进集体等荣誉称号。2009年成为上海市肺科医院"无痛气管镜检查、治疗麻醉方案优化"课题协作组(编号:SHDC12010214)成员。

在科室管理方面,按照院部对科室和科主任目标管理的要求,进行绩效考核、定员定编、竞聘上岗使科室的结构更加合理,职工更加爱岗敬业。另外,根据麻醉工作的特点进行创新管理,科室结合医院的信息系统升级,开发了"麻醉工作量和风险的量化管理系统"在全市性的学术年会上进行交流,目前这套考核系统在提高人员积极性和工作效率方面发挥了重要作用。

麻醉科现有医生11名,全部为本科以上学历,麻醉护士1名,中高级职称超过一半。自迁至新院后，科室麻醉监护设备进行了更新和添置。在优雅的工作环境、良好的硬件设施和便捷、流畅的流程中，科室发扬一贯的团队协作精神，积极进取，拓展领域。目前可进行除心内直视手术以外的各科手术麻醉，手术麻醉量由2004年的不到2 000例增加到2009年的4 722例，还相继开展了手术室外内镜检查、人工流产、介入手术等的麻醉；术后疼痛治疗、疼痛门诊；另外，还承担院内外的急诊气管插管和深静脉置管等抢救治疗。另外，为了确保病人麻醉后的安全，建立了病人麻醉后加强治疗或苏醒室（PACU）。2001年，通过了市卫生局医政处组织的麻醉后复苏室的验收，为首批通过验收的8家二级甲等医院之一。麻醉后病人在此经严密监护治疗进一步苏醒后，必须经过严格的评估，符合规定的标准后方能送回普通病房，这无疑大大加强了病人的安全性。

现任科主任：程华春，男，副主任医师。1992年毕业于安徽医科大学医疗系，医学学士。同年7月到原纺二医院麻醉科工作。1997年1月任科主任助理，2001年11月任科副主任，2007年1月起任科主任。其中1997年12月～1998年12月在上海第二医科大学仁济医院麻醉科进修学习，在杭燕南教授的指导下申请杨浦区卫生局课题一项，并先后在《中华麻醉学杂志》、《国外医学·麻醉学与复苏分册》、《临床麻醉学杂志》、《上海医学》、《中国医院管理》等全国及省市级专业杂志发表论文15篇。曾先后获得"杨浦区卫生系统第二批学科带头人""杨浦区卫生系统第三批优秀专业技术人员""杨浦区第二批优秀青年技术人才"等荣誉称号。

夏宗龙，男，主任医师，1960年7毕业上海第二医科大学，同年到第一人民医院外科工作，1961年6月到纺二医院外科工作。70年代初，牵头成立针刺麻醉组，与上海市第一人民协作的"甲状腺针刺麻醉"获得1984年首次全国科技大会科技进步二等奖。70年代末正式成立麻醉专业组，全面负责临床麻醉工作，1985年成立麻醉科任科主任至1999年。其中1992～2002年担任上海市医学会麻醉学分会委员，杨浦区医学会麻醉学组组长，在省市级专业期刊发表论文11篇。1999年4月因健康原因休息在家，至今一直关心麻醉专业的发展和科室的建设。

（夏宗龙　程华春）

第三节　建 工 医 院

上海建工医院（图38-2）创建于1953年，由世界建筑业50强之一的上海建工集团投资，系二级甲等综合性医保定点医院。

院址中山北一路666号，占地面积40余亩，建筑面积近30 000平方米。医院实际开放床位450余张。院内绿地面积5 000多平方米，被誉为"花园医院"。有职工600余人，医护人员中具有高级职称的各类专家60余人，市、区专业学科委员会、专业质控组成员10余人，是卫生部第三批临床路径管理试点医院，虹口区贫困白内障患者复明手术定点医院，虹口区创伤骨科临床医学诊疗中心，安徽中医学院教学和临床实习基地。

经过半个多世纪的建设，已成为涵盖内科、外科、妇科、儿科等门类齐全、拥有30余个临床和医技科室的综合性医院，骨科、肾内科、眼科等专科为品牌科室。医院年门急诊量20余万人次，出院病人8 000余人次，手术2 000余例。血液净化室维持血透患者100余名，年透析量近14 000人次。体检中心业务覆盖全市，辐射江苏、浙江等省市，年体检量40 000余人次。

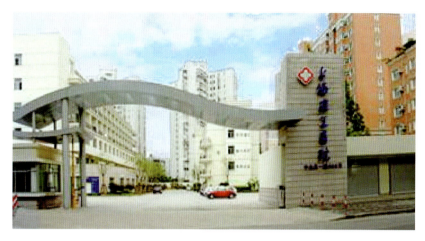

图 38-2 上海建工医院实景图

医院获市临床医疗成果奖 1 项,获局级科技成果奖 5 项,公开发表学术论文 416 篇,其中国家核心期刊刊登 95 篇,参加国际学术交流 6 次。

医院配备有西门子 16 层螺旋 CT、通用移动式 C 臂机、德国蔡斯眼科 OCT 光学相干断层扫描仪、美国眼力健白内障超声乳化仪、关节镜、奥林巴斯电子胃肠镜、费森尤斯血透和血滤机、百级层流手术室、高压氧舱等一批先进的大中型医疗设备设施。

医院长期坚持"依托建工、融入虹口、服务社会"的办院理念,连续多次荣获上海市卫生系统"文明单位"称号,先后被评为全国职工医院文化建设先进单位、上海市文明规范服务达标单位、上海市院务公开先进单位、上海市职工最满意企(事)业单位,被中华全国总工会、上海市总工会分别授予汶川大地震抗震救灾"工人先锋号"称号,医院工会被上海市总工会授予"上海市模范职工之家"称号。

建院初期,我科隶属外科,专业麻醉医师只有两名,其他成员都由别的专业转行而来。手术量较少,主要是腹部手术和妇产科手术。麻醉方法以硬膜外麻醉为主。到了 20 世纪 80 年代初,成立了麻醉组,隶属外科,有麻醉医师 4 名,由外科主任统一管理,包括业务开展及外出进修学习。主要完成普外、骨科及少量的胸科手术。麻醉方法也由硬膜外到腰麻,全身麻醉及神经阻滞等方法。到了 1985 年,我院成立了麻醉科,由孙鸿根主治医师任麻醉科主任。科里每年有应届本科生充实麻醉队伍,科里最多医生为 13 名,业务量也不断增多。由于兄弟科室专业分科越来越细致,麻醉种类也不断增多,神经外科、胸外科、泌尿外科、普外科、骨科、妇科及耳鼻喉科手术的增多,推进了我院麻醉科室的进一步发展,特别是通过 1994 年达标上等,麻醉科有了进一步提升,医院定为二级甲等医院。麻醉科走出了手术室,担负全院的抢救复苏工作及呼吸的治疗工作,包括疼痛门诊、无痛内镜检查工作及术后镇痛工作等受到医院的好评。

目前我院有全层流手术室 7 间(2 间百级,2 间千级,3 间万级),麻醉苏醒室 4 个床位,全部配套 Drager 麻醉机及监护,苏醒室中央监护,无痛门诊配套 2 台麻醉机及监护。现有各种抢救设备:呼吸机、除颤仪、心电图机等。全科目前大学本科生每年充实,现有专业麻醉医生 10 名。

医院现开展神经外科、胸外、普外、骨科、乳腺外科、泌尿外科、妇科、眼科等各类手术每年

2 000多例,门诊无痛检查2 000多例,特别是骨科手术显著增多,每年1 000多例,老年患者增多,70多岁以上占三分之一,最大为102岁。我院开展了全身麻醉、硬膜外阻滞、腰麻、神经阻滞等各种麻醉方法,包括深静脉穿刺、术中监测、肌松监测、气体检测、术后镇痛。每周二、三、五进行无痛检查项目及周一的疼痛门诊工作。

我科的发展主要是随着麻醉专业的发展而发展。市质检要求的不断提高,行业的管理力度越来越大,这也是我们老一代麻醉专家打下的良好的专业基础。

(孙鸿根　浦明昇)

第四节　电力医院

上海电力医院前身是上海电业职工医院,创建于1951年10月1日。经过近60年的岁月,它从最初98张床位,发展到目前的307张床位的综合性企业医院。1993年7月1日经上海市电力工业局、上海市卫生局批准,更名为上海电力医院,原医疗业务范围不变。1994年经上海市卫生局评审,定为"二级甲等"医院资格。1999年原址重新建造了新的医疗综合大楼,高21层,建筑面积为30 978 m²。医院坐落在上海市延安西路937号。

麻醉科的发展是和外科手术种类不断地开展相关的,1951年建院初期,医院聘请上海医学界有名望的医生担任各临床科室的主任,外科有国立中央大学医学院毕业(现复旦大学医学院)的邵幼善医生任主任,当时他还在中山医院外科工作,外科也没有分科,手术室当时没有设麻醉科,隶属外科领导。有手术室2间,共50平方米,手术病人麻醉的实施,主要有手术室护士长担任,有时也有外科医生参与,当时乙醚开放点滴麻醉相当普及,碰到大的手术就聘请外院的麻醉医生来帮助实施。1956年,医院选送外科黄士勤医生和手术室护士长李桂芬到山东医学院进修胸腔外科一年。回医院后,于1958年开设了胸腔外科手术,主要进行肺叶切除、纵隔肿瘤、食管癌、肺结核、胸腔贯穿伤出血等多种手术。当时的麻醉方法:主要采用乙醚开放点滴,或硫喷妥钠、琥珀胆碱诱导后气管内插管,循环禁闭乙醚吸入麻醉。1963年曾选送医生到外院学习麻醉,但不久又调离到其他岗位。1965年购入一台国产101型全能麻醉机,还是需要人工辅助呼吸,以后逐渐开始用静脉滴注普鲁卡因复合麻醉。在这期间麻醉工作主要有手术室护士长李桂芬负责,还有一位护士李松妹协助,当时手术也不是很多,种类也比较简单,这是我们医院麻醉发展的第一阶段。

1970年,开展了硬膜外阻滞麻醉,麻醉护士赵影实施了我院第一例硬膜外阻滞麻醉,用于胃切除手术,以后硬膜外阻滞麻醉普遍应用在各类手术。1974年医院选派左其琴医生到上海市第六人民医院麻醉科学习,开展了臂丛神经阻滞麻醉。同年龚雅琴医生调入医院麻醉科工作。期间开展了针刺麻醉,主要用于甲状腺手术和部分的胃切除手术。1975年医院又选送刚毕业的青年医生余文富参加全国脑外科学习班,在华山医院麻醉科进修一年。这一年余文富医生在华山医院麻醉科徐振邦教授指导下,在医院开展了第一例小儿氯胺酮静脉麻醉,以后氯胺酮静脉麻醉在烧伤科广泛应用。1982年医院再次选送余文富医生到上海第一肺科医院麻醉科学习。1983年回医院后,在胸外科开展了双腔导管单肺通气麻醉。这期间,麻醉操作和实施开始有专职的麻醉护士和麻醉医生执行,人员也增加到4人,麻醉负责人是赵影,同时兼任手术室护士长,这是我们医院麻醉发展的第二阶段。

1984年麻醉与手术护理组分开,彻底打破医护一条龙的状况,建立了麻醉工作常规制度,使麻醉工作走上正规道路,麻醉组的工作由余文富医生负责。以后由于手术量的增加,逐渐又从外院调入徐新波、龚惠芳医生以及刚从医学院毕业的陆浩孝,麻醉医生队伍不断壮大,但是麻醉行政领导还是隶属外科负责。1986年医院聘请中山医院麻醉科蒋豪主任为我院麻醉顾问,使我们的麻醉操作技术得到发展和提升,在他的指导下开展了颈内静脉置管,手术中连续有创动脉血压监测(血压表联接三通),简便、实用,大大地增加了手术病人的安全系数。同时开展了手术后镇痛,硬膜外腔注射吗啡,为术后镇痛发展奠定方向。以后又有兰凤英主任接替蒋豪主任为我院麻醉顾问,一直到她出国援外。从1984年烧伤整复外科独立建科后,电损伤的病人越来越多,随之而来的是电损伤后的疤痕挛缩,尤其是颌、颈、胸疤痕粘连的病人,给气管插管带来相当困难,当初又没有纤维支气管镜,我们采用了逆行气管插管,并且作了改进,插管后不留牵引线。这一方法受到中山医院麻醉科蒋豪主任支持和帮助,解决了这些病人难插管的问题。1986年我院购进了第一台美国GOULD公司生产的心电监护仪,使麻醉监测手段上了一个台阶,改变了以往靠人工判断的方法。1985年,泌尿科刚开展了前列腺电切手术,当时仁济医院麻醉科主任孙大金、杭燕南教授来医院对前列腺电切手术中麻醉操作的注意事项及临床经验进行指导,使我们得益匪浅,使这项手术顺利开展。

1995年医院批准成立麻醉科,行政管理与外科分离,成为一个独立学科,此时麻醉科开始了第三阶段的发展。龚惠芳任麻醉科主任,经过多年的人员结构变化,有些人离开了麻醉科,又陆续从新华医院、第六人民医院、武警医院麻醉科调入了钟桂荣、薛惠芬、姜玲三位医生,增强麻醉科的力量,当时的编制是1位主任、2位主治医生、4位住院医生共计7人。同年医院开始在原地建造新医院大楼。1996年又选送余文富医生参加上海市卫生局举办的麻醉领先学科在上海第二医科大学举办的高级医生进修班学习两年,期间到中山医院麻醉科学习,在蒋豪、薛张纲教授的指导下撰写论文。1998年又送贾莲明医生到中山医院麻醉科学习。1999年新医院大楼建成,七月一日进行第一例胆囊手术。年底龚惠芳主任退休,医院任命余文富医生为麻醉科主任至今。新医院大楼建成共有手术室6间,其中2间是烧伤手术室。添置麻醉机2台,一台AS/3 ADU、另一台Drager公司Julian以及2台Datex心电监护仪、TCI泵、BIS等。以后几年陆续又添置一台AS/5麻醉机和心电监护仪。1999年在门诊开展了无痛胃肠镜检查、人流手术。2000年开始用止痛泵对手术后病人进行止痛,从开始的吗啡、芬太尼硬膜外腔泵控和静脉泵控,到现在用凯纷、布托啡诺静脉止痛。2003年选送贾莲明医生到上海第六人民医院疼痛门诊学习,回来后开展了疼痛门诊,每周一次。同年麻醉科通过上海市麻醉质控中心的检查,同意建立手术后恢复室,目前有床位2只。2008年用喉罩加静脉麻醉(异丙酚、瑞芬尼)用于烧伤科,清创、植皮手术和其他比较短暂手术。电损伤是我们的行业特色,是上海市卫生局特色专科之一,每年大约有180个病例,一般都是三度伤,面积大的可达50%以上,而且心脏因电击后都有不同程度损伤,因高压电击伤产生的电弧,可形成很高的温度,造成气道吸入性灼伤,面部肿胀,对麻醉操作也有一定的难度,多年来我们在电损伤的麻醉中也积累了一定的经验。

目前麻醉科医疗业务:① 手术病人的麻醉。② 门诊无痛胃肠镜、人工流产。③ 疼痛门诊。④ 院内急救:气管插管、颈内静脉置管、呼吸机的应用。

科研方面：20世纪70~80年代，麻醉科参与医院组织的触电急救研究做了大量的动物实验，犬触电后的心肺复苏，高压电对犬心脏的影响。20世纪90年代对兔子触电后神经、肌肉的恢复等研究。近年将与美国芝加哥大学电损伤研究所共同进行电损伤治疗研究合作。

今年国家电网公司投资发展上海电力医院，医院在原大楼基础上进行改造，添置大量先进仪器设备，麻醉科又迎来了新的发展和机遇。

现任麻醉科主任余文富医生，大专学历，1974年到医院后分配到麻醉科工作至今约35年。1975年到华山医院麻醉科进修1年。1982年到上海第一肺科医院麻醉进修1年。1996年参加上海市卫生局举办的麻醉领先学科在上海第二医科大学高级医生进修班学习两年，期间到中山医院麻醉科学习，在蒋豪、薛张纲教授的指导下，撰写论文，咪哒唑仑临床术前用药。现为水电医学会麻醉学组副主任委员。

（余文富）

第三十九章
上海市部队医院麻醉科发展史

第一节 中国人民解放军第八五医院

八五医院于1954年9月改编为中国人民解放军第八十五医院,1996年被解放军总后勤部评定为三级甲等医院,为南京军区驻上海中心医院,同年被列为上海市医疗保险定点医院,展开床位850张。开展体外循环下心血管手术(房间隔缺损、室间隔缺损修补、法乐四联症的纠治、心脏瓣膜置换、冠状动脉搭桥等),普胸科手术(全喉全食管切除、肺癌切除、食管癌根治术、纵隔肿瘤切除等),普外科手术(腹腔镜胆囊摘除、胃癌、结肠癌、直肠癌、胰腺癌、肝癌切除等),泌尿外科手术(肾脏移植、肾癌根治、膀胱全切等),骨科手术(脊椎的TFC内固定、人工关节置换、脊柱侧弯矫形、断肢/指再植等),神经外科手术(常见脑部肿瘤切除及头颅外伤救治、功能性神经外科手术等)以及妇产科、整形美容外科,五官科常见手术等。为上海交通大学医学院、第二军医大学、泰山医学院、大连医科大学、安徽医科大学等的教学医院。

本院麻醉科同上海市众多中小医院麻醉科一样,早期为隶属于外科的麻醉组,鉴于本院外科力量、手术范围以及麻醉人员的组成和技术力量的限制,麻醉操作以硬膜外、腰麻、骶管、臂丛、颈丛等神经阻滞为主,全身麻醉较少实施。有幸的是当时麻醉工作长时间受到原广慈医院麻醉科李杏芳教授的指导和扶助。

20世纪70年代初,医院组员参加在上海举办的首届全国胸外科学习班,派员在中山医院麻醉科进修学习一年余,有机会亲近我国现代麻醉学的开拓者之一吴珏教授,并倾听教诲,接受中山医院前辈老师的带教和传授,对提升我院麻醉人员的理论水准和技术水平都起到了很大的作用,为我院开展胸外科手术打下了良好的基础。同时对麻醉科的人员、设备和技术都有了相应的要求和改善,全身麻醉的技术操作有了比较明显的进步和提高,麻醉医生参与手术室、急诊室及临床各科室心跳呼吸骤停病人的急救复苏工作有了更多的话语权。

当时积极开展针刺麻醉和中药麻醉,中药洋金花(曼陀罗花)、闹羊花等与丙嗪类药物复合的中药麻醉,通过临床有限病例的应用,和针刺麻醉一样有一定的镇静、镇痛和麻醉作用,特别是对肌松要求不高的外科手术收到了一定的效果,为麻醉工作增添了新的途径。

20世纪80年代初,随着学科的发展,在上海市胸科医院(主要是金定炼、高天华两位老师)的指导下,开展低温麻醉下先天性心脏病房缺、室缺修补,肺动脉瓣狭窄切开,常温下肺动脉导管未闭结扎以及风湿性心脏病二尖瓣狭窄闭式扩张等心血管外科手术。采用国产麻醉机进行循环紧闭式吸入、静脉复合麻醉,麻醉诱导以安定、硫喷妥钠、琥珀酰胆碱为主,静脉点滴普鲁卡因复合液(双复液:2%普鲁卡因+0.1%琥珀酰胆碱+0.04%哌替啶)+乙醚或氟烷间断吸入以维持麻醉,以冰水浴法进行体表降温。先后开展近百例手术麻醉,无1例麻醉死亡。

1983年9月,为适应医院的发展,麻醉科以建制科室成立。首任科主任:李宜淮,大专学历,副主任医师,南京军区麻醉与复苏专业委员会委员,在中山医院麻醉科进修学习一年,从事临床麻醉工作37年,麻醉科管理工作21年,现已退休,续聘于科内。现任科主任:翟东,毕业于第二军医大学,本科学历,副主任医师,南京军区麻醉与复苏专业委员会委员,在仁济医院麻醉科进修学习一年,从事临床麻醉工作17年,麻醉科管理工作7年,撰写学术论文十余篇,拥有军区级科研项目一项。

随着我国改革开放进程的不断推进,国外许多新的麻醉药品和精密的麻醉设备相继引进我国,安氟烷、异氟烷、潘库溴铵、阿曲库铵、维库溴铵等麻醉、辅助药品不断应用于临床麻醉。另外,配备精密流量计和挥发罐以及监测报警装置的现代麻醉机和呼吸机,具备多参数的呼吸、循环、体温、肌松生理性监测仪等在临床麻醉工作中的应用,为麻醉医生施行麻醉提供精确的数据和数字显示,施行麻醉再不用耳听、目测、手量,大大提高了麻醉安全性,促进了麻醉学科的现代化建设。我院先后购置和配发了进口麻醉机、呼吸机和多功能手术监护仪,对麻醉工作的拓展、安全性的提高发挥了强有力的保障作用,对重大手术及危重病人的救治工作发挥了充分的作用。目前我科每间手术间都配备了进口麻醉机、多功能手术监护仪、注射泵。按上海市麻醉质控中心要求配备了呼吸机、除颤监护仪、自体血回收机,困难气道处理箱(纤维支气管镜、光棒、喉罩等)。

20世纪80年代末90年代初,我院与仁济医院协作开展体外循环下心内直视手术,组织手术、麻醉、护士、灌注人员赴仁济医院系统地参观进修学习。仁济医院麻醉科孙大金教授、杭燕南教授、许灿然教授等亲自来院指导麻醉工作,并有幸聘请孙大金教授为顾问。相继开展了体外循环下房缺、室缺修补、法乐四联症纠治、心脏单双瓣置换术、冠脉搭桥等手术近200例。体外循环工作的开展是我科全面进步的重要标志,使得全体麻醉人员得到了全面的锻炼,同时也带动了医院相关科室的发展,麻醉科的总体技能得到明显的提升,对日益广泛的医疗要求、复杂大手术的麻醉管理能力大大提高,对危重病人的抢救和手术有了更多的手段和措施。除完成体外循环手术的麻醉配合以外,对本院开展的各科各类手术以及各科危重病人的急救手术等的麻醉实施与管理,全院的急诊抢救以及疼痛治疗、使用呼吸机病人的镇静等工作的顺利实施提供了强有力的保障,多年来没有重大麻醉差错和事故的发生。

进入21世纪,随着我国国民经济的高速发展,对医疗卫生事业的需求日益广泛,临床上新技术、新项目、新手术的大量开展,对麻醉科的要求不断提高。同时随着医学科学的发展和进步,麻醉学科相关的理论和技术不断革新和涌现。以观念的转变、知识的更新、理论的出新、技术的创新为总体特征。各级别的麻醉学术会议的召开,临床各个科别的手术麻醉经验介绍,以及危重疑难病例麻醉的处理的学术交流,反映我国麻醉专业水平的各种资料汇编和专业杂志的出版,对培养和提高麻醉工作者的业务水平创造了优越的条件和环境。

我院以积极投入到上海麻醉学界的良好氛围,溶入三甲医院的行列作为科室发展的主要思路。通过参加各种学术会议和讲座、参加培训班、学习班以及参观学习,相互交流、取长补短,像海绵吸水一样学习兄弟医院的新理论、新观念、新方法、新技术,并用以改进科室的各项工作，带动科室的整体进步。日常工作中，无论是药品的选用、方法的选择，还是器材和设备的选购，都以三甲医院为参照。使科室建设在观念上不落伍、技术上不落后、工作上有拓展。开展各种联合麻醉技术以及术后镇痛，在完成日常的手术麻醉工作中注重新技术新项目的引进和应用，药物的复合、方法的联合应用，近期开展了喉罩在临床麻醉中的应用，收到比较满意的效果。积极开展手术室外的麻醉和镇静：无痛胃肠镜检查、无痛分娩、无痛人工流产、使用呼吸机之重危病人的镇静（我院暂无独立的ICU病房）等工作。另外应尿毒症病人血液透析的需求，与肾内科合作开展了临时血液透析通路的建立和永久性血液透析管的植入；应对日益增多的以癌痛为主的慢性疼痛病人的需求，开展了永久性硬膜外镇痛泵的植入以及静脉化疗泵的植入等工作。

科室现有麻醉医师9名，其中副主任医师2名，主治医师2名，硕士1名。麻醉工作量约3 000例次/年，全身麻醉占总麻醉量的60%～70%，手术室外的麻醉工作量约500例次/年。

科室平时安排多家医科大学的轮转实习生、基层部队的进修生、120急救中心医务人员的短期专项培训等教学工作。

科室除完成日常医疗工作外，结合临床和部队医院的特点选择相关的科研课题，目前进行中的为军区级课题：《氯胺酮与布托啡诺联合应用于战伤镇痛的研究》。

科室的进一步发展依赖于诸多因素，医院整体的进步是一重要的决定性因素。我院新的综合病房大楼即将建成，预设病床1 200张，规划手术间18间，科室的发展空间颇大，麻醉科的规模化建设可以预期，相信在各级部门的重视下，通过全体员工的共同努力，麻醉科全面建设一定会迈上新的台阶，必将为上海的医疗卫生事业及部队系统的医疗保障工作作出更大的贡献。

（翟　东）

第二节　海军四一一医院

解放军第四一一医院的前身是教会医院，日本占领上海后成为日军的海军医院，抗战胜利后成为国民党海军上海医院，1949年5月27日上海解放后由华东军区海军接管，组建为华东海军上海医院。1954年6月按全军统一序列编为中国人民解放军第四一一医院，隶属华东军区海军（东海舰队前身），后划归海军上海基地管辖，2004年编制体制调整转隶南京军区联勤第十三分部管辖。2009年编制体制调整转隶海军。

医院现开展床位650张，全院实有各类人员近千名。医院集医疗、科研、教学、康复为一体，是第二军医大学、中国药科大学、江西中医学院和皖南医学院的教学医院，是海军医学研究所的临床研究部。1993年被总后勤部评为军队首批三级甲等医院。解放军第四一一医院担负着体系部队数万名官兵的医疗保障任务，还承担了航空兵、潜艇、潜水人员特勤医疗保障、神舟系列飞船后方支援医院及海上医疗队卫勤保障和舰艇出海、出访及南海巡航等医疗保障任务。

四一一医院第一位从事麻醉工作的医生为朱耀甫，朱医生是新中国成立前海军上海医院的外科医生，新中国成立后，为了应对外科手术的需求，于1954年转而从事麻醉工作。

陈兆德为眼科主任，新中国成立前曾留学美国，归国时带回一批小儿麻醉器械，为我院小儿麻醉的发展创造了条件。

当时的麻醉设备简陋,麻醉药物简单,麻醉方式以腰麻和硬膜外麻醉为主,仅有少量乙醚开放点滴全身麻醉。

1973年,沈选平医生开展了针刺麻醉,用于甲状腺肿块切除术和阑尾切除术。

1974年成立麻醉组,沈选平医生任组长,李宝法医生任副组长。1975年,李宝法和陆永彬两位医生去上海市胸科医院麻醉科进修学习心胸外科麻醉,1976年,开展第一例二尖瓣扩张术,1979年底,开展第一例体外循环麻醉。至1992年,连续实施100例体外循环下心脏手术无死亡,受到同行一致好评。

1978年正式成立麻醉科,李宝法任麻醉科主任。李宝法主任毕业于第二军医大学,任麻醉科主任期间十分重视水电酸碱平衡在危重症病人救治中的作用;有创监测的应用;慢性疼痛的治疗。

1988年,开展疼痛门诊,采用椎管内注射和神经阻滞等方法治疗颈、肩、腰、腿痛。

1994年7月,夏建华和盛睿方两位医生从徐州医学院麻醉系毕业,分配至四一一医院麻醉科,在李宝法主任的带领下,开始了深静脉穿刺技术的普及,先在手术室内大量开展颈内静脉和股静脉穿刺术,继而走出手术室,为病房患者行床边穿刺,大量的操作,带来了技术的进步与成熟。经过近两年时间,科内所有医生均能熟练完成该项技术,颈内静脉的穿刺点也从中路一点法进步到前、中、后三条入路。

2000年至2001年间,在李宝法主任的带领下,开展了晚期肿瘤病人全身热灌注治疗近30例,期间动脉穿刺、中心静脉穿刺技术达到成熟。大手术及有风险手术的有创监测、$ETCO_2$的监测和中心体温的监测成为科室工作常规。

2003年,罗元庆任麻醉科主任,开展了无痛胃肠镜、无痛支气管镜、无痛ERCP、无痛DSA等技术,同时,将术后镇痛技术应用到晚期癌痛患者,收到了良好的效果。

2007年,夏建华任麻醉科主任,加强了麻醉科的制度建设和落实,进一步建立和完善了各项规章制度,特别是术前访视风险评估制度、毒麻药品管理制度、主治医师负责制和一系列抢救预案的落实。

2008年,开展了光棒引导下气管插管术、可视喉镜下气管插管术、超声引导下颈内静脉置管术、超声引导下臂丛神经阻滞术、硬膜外置管皮下埋泵用于晚期癌疼患者。

作为一家部队医院,麻醉科参与了国家、军队及上海市的诸多重大任务,具有海军鲜明特色。谭雯兰医生1966年至1969年参加抗美援越医疗队;1976年,唐山大地震发生后,诸文蕊医生参加了抗震救灾医疗队。2004年,盛睿方医生赴驻港部队医院,执行医疗保障任务,历时四年。2008年,汶川大地震发生后,夏建华和岑奕两位医生随医疗队奔赴震中,奋战3个月,出色完成了任务。2003、2005和2008年,分别有徐晓援、刘志芳、夏建华和岑奕四位医生参加了载人航天神舟飞船系列任务,为我国航天事业作出了贡献(如参与海上直升机转运伤员)(图39-1)。

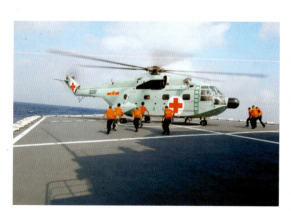

图39-1　海上直升机转运伤员

目前麻醉科开展手术室7间,年手术量约3 000例,开展了气管内插管全身麻醉、静脉全身麻醉、椎管内麻醉、臂丛阻滞、颈丛阻滞等常用麻醉方法。具备术中、术后的呼吸、循环、水及电解质平衡的监测条件和技能,能处理各类休克、危重病人和疑难重大手术的麻醉。目前科室共有麻醉医师11名,其中副主任医师2名,主治医师5名,住院医师4名。

(夏建华)

第三节 中国人民解放军第四五五医院

中国人民解放军第四五五医院,是由美国救济总署创办的上海济民医院(淮海西路址)和美国教会传教士米勒先生创办的教会医院(哈密路址)演变而来。1950年华东军区上海基地司令部接管济民医院后命名为中国人民解放军第十二医院。1953年总参命令为中国人民解放军第四五五医院隶属南京军区空军。

1953年以后医院在成长期,在大内科、大外科的基础上主要完善了各科室的建制,麻醉医生一直由外科医生陈朝仁和手术室护士兼任,主要开展乙醚麻醉和腰麻,能医治部队的常见病、多发病,50年代已开展肺、食管等胸外手术。1966年陈俊良、李凤坤、信德和在上海市第一医学院、上海市第二医学院进修后开展了全身麻醉下非体外循环心脏二尖瓣扩张术。1972年后赵立园、党群、陈梅、党录长、黄百乾等分别在中山医院进修学习,开展了针刺麻醉行甲状腺肿块切除术和阑尾切除术,开展了双复液静脉全身麻醉下颅脑、胸腹部手术。

1987年成立四五五医院麻醉科,首任科主任陈俊良,大专学历,主治医师,带领5名医生,护士长李菊华带领6名护士,在上海市胸科医院和第二军医大学附属长海医院的指导下,开展全身麻醉体外循环下房缺、室缺修补术,1989年开展了全身低温麻醉心脏换瓣手术,从事麻醉工作40年,现退休受聘于港华医院负责麻醉。

1994年成立分院麻醉科,科主任于庆贤,本科学历,主治医师,带领4名麻醉医生,主要开展全身麻醉和硬模外及神经阻滞麻醉,以普外科胆管手术和骨科手术为主。

1998年全军联勤医院隶属南京军区第十三分部,医院开始了快速发展。2000年落成20层综合病房大楼,全院总床位750张,其中外科400张,麻醉科有7间手术室和苏醒室,年手术5 000~6 000例,拥有全军胸部肿瘤中心和网络中心及上海市胆管重点学科。

2000年柳冰任麻醉科主任至今,毕业于解放军第四军医大学医疗系,本科学历,副主任医师,南京军区麻醉与复苏专业委员会委员。在复旦大学附属中山医院进修学习一年,从事临床麻醉工作21年,胜任各类麻醉方式方法、各项麻醉有创和无创监测及肺动脉高压评估及处理,困难气道处理和危重患者抢救,胜任心脏、肾脏、肝脏和肺移植手术麻醉,严格规范各项制度和工作流程,特别是术前访视风险评估制度、毒麻药品管理制度、主治医师负责制和一系列抢救预案的落实,确保麻醉机和精密仪器设备使用安全,撰写学术论文十余篇,拥有军队科研项目一项。

在蒋豪、庄心良、孙大金、于布为、薛张纲等老师的教导下,在上海市麻醉质控中心的规范下,目前麻醉科医疗业务类型全面,硬件配备符合质控要求,14名麻醉医生16名护士,其中医生副主任医师2名,主治医师8名,住院医师4名,团队和谐,与胸心、骨科、普外、脑外、肝胆、肿瘤、五官等科精诚协作,确保特大危急重手术和抢救安全。2000年多例肾移植成功,2003年右心衰肺高压心脏移植一例至今存活,开展漂浮导管技术、NO应用和血气分析,2004年行肝移植成功,2006年行单肺移植成功,2005年以来平战结合规范开展无痛无知晓麻醉(肝癌微波凝固术、胃肠镜、支气管镜、心脏消融术、ERCP、DSA等),开展了光棒引导下气管插管术、可视喉镜下气管插管术、超声引导下颈内静脉置管术、纤维支气管镜双腔管定位,2008年柳冰和代纯等出色完成抗震救灾任务,2009年开展平战灾结合血液保护研究应用推广受好评,目前自身输血达20%～30%,有3台$S5^+$自血回输机,每位麻醉医生均能熟练使用,年节约异体血约40 000 ml,2010年开展2例体外膜肺技术,柳冰负责体外循环工作保持10年安全。

我们姓军为兵便民,深入开展学习实践科学发展观活动和适应国家经济转型,努力创先争优,我们确保全院750张床深静脉置管和急诊绿色通道安全成功高效,确保每天10～40台麻醉手术和急诊气管插管安全成功,连续十年无事故无差错无纠纷无赔款,医德医风好,完成了维和及援藏和世博应急任务。

教学和科研特点,科室以临床为主,教学每年完成基层部队帮教1～2名,进修1～2名,科室以自学为主,医生办公室电脑上有现代麻醉学和799道题及25幅心电图解读,积极参加全国和上海市及军队学术交流活动,利用晨会小讲课,积极训练16项操作,今年医生考试成绩良好。科研有平战结合再灌注损伤、血液保护、多器官保护、右心衰肺高压评估围术期处理等研究。

(柳　冰)

第四节　武警上海总队医院

武警上海总队医院是一所有着光荣革命历史的医院,1949年随着中国人民解放军第三野战军进驻上海,先后9次改变隶属关系,6次搬迁院址。1983年8月由上海警备区警备师医院改编为武警上海总队医院,1990年11月搬迁至现在的虹许路831号。

我院麻醉学事业起始于革命战争年代,当时没有专职的麻醉医师,麻醉方法、麻醉药物、麻醉器械等极为有限,负责医师主要担负着战伤现场救治、危重病人紧急抢救等任务,大部分伤病员被转送至后方医院治疗。随着解放战争的胜利,我院(前身)在部队官兵的医疗保健、手术治疗领域等有所拓展,但大手术、疑难手术仍需转上级医院治疗。直至1983年医院改编之初,麻醉学才真正有了起步,当时医院成立了麻醉组,由刁宏山医师负责,配备人员4名(包括护士),并多次派医师至仁济医院、长征医院等进修学习,使麻醉学有了较快发展(图39-2为刁宏山主任1986年在仁济医院进修期间与带教老师合影;图39-3为解温品主任于2004年3月参加全军第十次麻醉与复苏学大会)。

我院麻醉科正式建科于1990年6月,并根据卫生部1989年12号文件精神,逐渐担负起部队官兵及地方老百姓的临床麻醉、急救复苏、重症监测、疼痛治疗等任务,先后由刁宏山(1990年6月～2000年12月)、费立国(2001年1月～2004年12月)、林恩德(2005年1月～2007年12月)、解温品(2008年1月～至今)担任科主任。经过几代人的努力,我院麻醉学事业有了长足的发展,现已形成了专业设置较科学、人才梯队较合理、仪器设备较完善、手术条件较先进的现代化科室,能完成各类常规手术及疑难病症处理,并以卫勤保障、紧急处突、院前急救、危重病人监测治疗等为科室特色,在医院奥运安保、世博安保、抗震救灾等重大勤务中充分展现了学科优势。

我院麻醉科始终坚持为部队服务方向,立足于平时,着眼于战时,以临床工作为中心,以部队任务为重点,医教研齐头并进,研究方向主要有临床麻醉技术、围麻醉期间脏器保护、战伤创伤救治、危重疾病监测治疗、心肺复苏等,正承担着部队、区卫生局、市卫生局等多项课题研究。

(解温品)

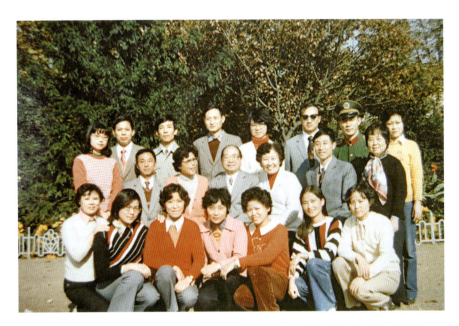

图39-2　刁宏山主任(第三排右2)1986年仁济医院进修期间,与杭燕南教授、许灿然教授、孙大金教授、兰廷芸教授(第二排左2～5)等合影留念

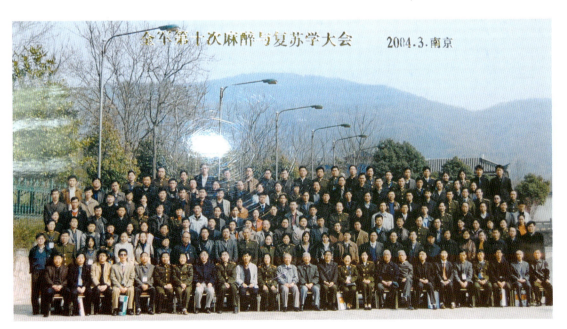

图39-3　解温品主任于2004年3月参加全军第十次麻醉与复苏学大会

第三篇

上海市老一辈著名麻醉学家

吴 珏 教 授

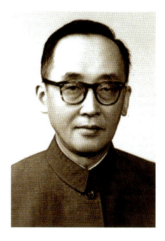

吴珏教授是我国著名的医学教育家,卓越的临床药理学家和临床麻醉学家,我国麻醉学创始人之一及我国临床药理基地的创始人。

吴珏教授1912年生于江苏省江阴县,1933～1938年就读于国立上海医科大学医本科;1938～1946年任国立上海医学院生理学和药理学助教;1947年,在国家公费留学考试中成绩优秀,被派赴美国威斯康星大学医学院附属医院,师从世界著名麻醉学家Ralph M. Waters,专修临床麻醉,同时成为美麻醉学会的会员。1949～1950年任美犹他大学医学院附属盐湖城县医院(教学医院)麻醉科负责人,其时该校麻醉科主任为Scott M. Smith教授,留美期间参加该两校药理学科的科教研活动。1950年10月吴珏教授回国后,不仅任上海医学院附属中山医院和华山医院麻醉科主任,而且还要兼顾其他四个附属医院的临床麻醉工作。1954年秋成立临床麻醉学教研室,负责麻醉学医疗教学科研事宜,大力培养训练全国各医学院校指派来的临床麻醉学进修人员。1952～1966年间还兼任华东医院、胸科医院、结核病第一防治医院、第二军医大学附属第一医院和上海市第一人民医院麻醉科荣誉主任。1956年吴老被提升为教授(药理学与麻醉学),成为我国第一位麻醉学教授。曾任国家科委发明评选委员会委员、中国药典委员会委员、卫生部学术委员会委员、中华医学会麻醉学分会副主任委员、中国橡胶协会名誉顾问、上海医科大学临床药理研究所名誉所长等。在长达62年的从医、执教生涯中,吴珏教授在麻醉方面贡献卓越,桃李遍布全国及海内外。

吴珏教授十分重视学科梯队建设和人才培养(图1),为了年青一代能迅速成长,他甘当人梯,奖掖后进,把青年人的每一点进步都视为自己最大的快乐。桃李不言,下自成蹊。吴珏教授数十年来言传身教,诲人不倦,他的良苦用心获得了丰硕的回报,一代又一代的年轻人在他的关心下健康成长,攀越医学高峰,造福广大病人。他为全国各地培训了大量的临床麻醉工作者,桃李遍布全国及海内外。

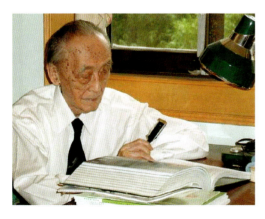

图1 吴珏教授在阅读

吴珏教授治学严谨,强调"严字当头"。他对实践经验不断加以总结提高,不知疲倦地探求未知领域,留下了大笔珍贵的财富。从医数十年来,吴珏教授先后发表中文论著65篇(17篇为第一作者),英文论著11篇(7篇为第一作者),述评和评论12篇,文献综述37篇(26篇独自撰写),亲自编写了《临床麻醉学》，组织编写了《实用麻醉学》等麻醉学方面的专著十余本。1978年起他担任《上海医科大学学报》主编长达12年。70年代末至80年代初，他积极推动并参与了《中华麻醉学杂志》和《临床麻醉学杂志》的创刊。其他负责创办或襄助的期刊包括《新药与临床》、《中国外科学年鉴》、《国外医学·外科分册》、《国外医学·麻醉学与复苏分册》、《国外医学·外科基本问题分册》、《中华外科杂志》等，此外还有《中麻通讯》、《麻醉学通讯》和《外科学报》(《中华外科杂志》前身)三份期刊，现均已停办。

吴珏教授的科学贡献，尤其是麻醉方面，1986年美国麻醉学会加州分会的会讯期刊上，已经加以总结，刊登出来向他致敬致贺。该文除推崇他为中华人民共和国临床麻醉学的奠基人外，把他的成绩分10项提出，即：① 证实中草药羊角拗甙是一强心药，载入1954年版中国药典；② 高浓度的血管收缩药注入脑脊液后，能导致脊髓内神经细胞变质退化，这在临床上有指导实践的意义；③ 在国内首先成立医院范围内血库(创始人)，襄助着上海输血事业的发展；④ 在倡用和推广使用支气管内麻醉和硬脊膜外阻滞中有创新，尤其是技巧和适应证；⑤ 从实验和临床两方面，明确了速效和长效局部麻醉药合用，亦既使用混合液的优点；⑥ 证实普鲁卡因和利多卡因，均能促使琥珀胆碱(肌松药)增效；⑦ 报道了中草药氯甲左箭毒碱的肌松作用和临床应用；⑧ 首倡静吸复合全身麻醉，经济实惠，适用于剖胸手术的麻醉，符合国情，在国内推广使用称安全；⑨ 研究非药物麻醉，曾广泛深入复习文献，写出时代总结，为针刺镇痛的临床应用，创造条件，继往开来；⑩ 推荐苯哌利定和双氢埃托啡(均为镇痛药)应用于剖心手术的静吸复合全身麻醉。此外，吴珏教授的其他成果包括：① 颈交感迷走神经阻滞的临床应用；② 麻醉期间心搏骤停诱因的分析；③ 动脉穿刺；④ 麻醉与低温；⑤ 胸骨后封闭亦即纵隔区局部麻醉药的浸润阻滞；⑥ 苏夫卡因混合液应用于脊麻；⑦ 臂丛神经阻滞的安全与危险；⑧ 氟烷吸入全身麻醉药的安全使用；⑨ 心内直视手术麻醉的管理；⑩ 心脏病非心脏手术麻醉的危险等等。

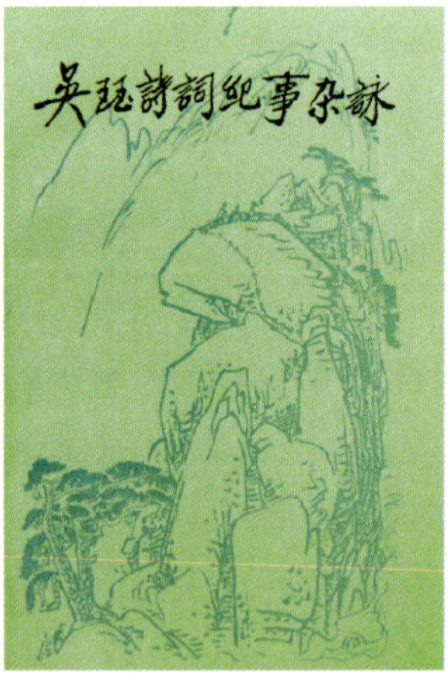

1986年及2000年美国麻醉学会等多家机构将吴珏教授的成就及贡献加以总结，并在《Anesthesiology》等主要麻醉杂志上刊登，称其为我国20世纪卓越的临床药理学家和临床麻醉学家，并推崇他为中华人民共和国麻醉学先驱者之一。1993年1月16日，具有78年历史的中华医学会正式宣布首批聘任41位在医学上有重大成就、德高望重的内外科专家为中华医学会资深会员。时任上海医科大学临床药理研究所所长、临床麻醉学专家委员会委员的吴珏教授获得这一荣誉。

吴珏教授不仅是位麻醉学家，也是位诗词爱好者，对于唐宋诗词、六朝文学素有爱好，撰有《诗词纪事杂咏》两本(图2)。

图2 吴珏诗词纪事杂咏封二

(仓静 薛张纲 蒋豪)

李杏芳教授

李杏芳教授是原上海第二医科大学(现已改称上海交通大学医学院)附属仁济医院、广慈医院(现称瑞金医院)麻醉科创始人,是我国老一辈著名麻醉学专家,是我国麻醉事业的开拓者之一,是当时我国麻醉界五位学术带头人之一。她在20世纪40年代末至80年代初近40年间为我国麻醉事业的发展作出了很大贡献。她在20世纪80年代初赴美国定居,随着时光流逝,逐渐淡出麻醉界,但她对上海第二医科大学及我国麻醉事业的贡献功不可没。

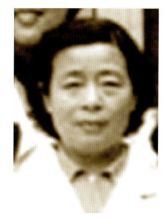

李杏芳医师于抗战早期大学毕业后赴美留学攻读麻醉专业,毕业后在美国担任麻醉医师工作,1947年与丈夫董方中医师(著名外科教授)放弃在美国的优越条件及较高的收入,毅然回国到仁济医院工作,可以说外科、麻醉是一家。

在当时,仁济医院没有专科麻醉医师,麻醉由外科医师兼管,仅有开放式乙醚滴入麻醉和脊麻,李杏芳医师从美国带来一台Ohio麻醉机及吸入全身麻醉药环丙烷等,在国内领先开展了紧闭式全身麻醉。

1949年新中国成立后,我国的医疗事业和其他事业一样蒸蒸日上。1952年仁济医院成为上海第二医学院附属医院,她带领麻醉护士进行麻醉工作,并在国内较早地开展了气管内插管下全身麻醉,她参照从美国带来的麻醉机请上海有关单位共同制造了国内首台紧闭麻醉机,1954年3月仁济医院外科进行全国首例心脏二尖瓣闭式分离术获得成功,她开创了心脏手术麻醉的先河。仁济医院于当年成立了麻醉科,李杏芳医师担任科主任,仁济医院成为上海继我国麻醉泰斗吴珏教授创造中山医院麻醉科后的第二家有麻醉科建制的医院。1954年7月孙大金医师毕业后从外科调入麻醉科成为李杏芳主任的第一位学生,是在1955年1月从外科到麻醉科工作的,以后金熊元医师毕业后从外科进入麻醉科工作。1956年李杏芳主任带着我们工作不满2年左右的青年医师及数名麻醉护士,在国内首先开展了低温麻醉,在低温麻醉下我科进行了全国首例下腹主动脉瘤切除血管移植手术及低温下阻断心脏循环在心内无血直视下切开狭窄的肺动脉瓣手术。低温麻醉为手术创造了条件,在国内首先闯入心内直视手术禁区。

1957年,由于院系调整,李杏芳教授调至广慈医院(瑞金)医院,在原来由外科史济湘医师负责的麻醉组基础上建立了麻醉科,李杏芳教授为主任,史济湘医师兼任副主任(1958年调至灼伤科)。广慈(瑞金)医院麻醉科建立后,在李杏芳教授带领下先后开展了麻醉新理论、新技术、新方法的应用,并大力开展科研工作。1957年率先对肌肉松弛剂导致呼吸抑制延长进行了探讨,论文被刊登在中华外科杂志首页,引起国内同道重视。1958年在国内首先应用氟烷吸入全身麻醉,应用人工冬眠在抢救钢铁工人邱财康这一国际首例大面积严重烧伤救治成功的病例发挥了麻醉保障作用。1959年开展了体外循环心内直视手术麻醉及针刺麻醉的探索。此外继续进行并扩大低温麻醉的应用范围,并较先开展持续硬膜外麻醉用于临床。

她在国内领先开展了麻醉方面的动物(犬)实验工作,对大量输血并发症的防治与人工冬眠在出血性休克的应用,结合临床进行了动物(犬)实验研究,并在实验中制造了不可逆出血性休克模型。以上成果在全国有关医学杂志发表,皆属首篇论文,广慈(瑞金)医院麻醉科成为当时国内领先的麻醉科之一。

1964年在南京召开全国第一届麻醉学术会议,李杏芳教授参加了大会筹备工作,这是全国麻醉界第一次聚会与学术交流，显示了当时的麻醉水平，对促进我国麻醉事业的发展有着里程碑的意义。大会上广慈医院麻醉科在李杏芳教授带领下宣读了有关肌肉松弛剂应用、低温麻醉、人工冬眠、氟烷麻醉、大量输血并发症防治等9篇论文，引起与会代表的关注，为全国同道所瞩目，奠定了李杏芳教授在国内麻醉界的学术领先地位。

"文革"时期，在当时特有的社会环境情况下，瑞金医院麻醉科在李杏芳教授指导与支持下重点进行了针刺麻醉与中药麻醉（东莨菪碱静脉复合麻醉）的临床应用与探索工作，针刺麻醉用于数十例巨脾切除获得成功，学习徐州医学院经验后在上海率先开展中药麻醉临床应用与探索，麻醉科成为上海市中药麻醉研究协作组的组长单位，在瑞金医院进行了毒扁豆碱用于中药麻醉催醒的动物（犬）实验及志愿者实验的药物研究。1971年与协作组成员上海曙光医院在临床上同时将毒扁豆碱用于中药麻醉催醒获得成功，属全国首创，此项成果迅速在国内推广（论文刊登在中华医学杂志），在此时期主编了《中药麻醉临床应用与探索》一书（上海人民出版社出版）。此外，在国内首先应用并进行数十例中药麻醉下体外循环心内直视手术，还成功地应用东莨菪碱抢救污染血导致中毒性休克的病例（发表于中华外科杂志）及东莨菪碱用于抢救心衰病例。协助外科用中药麻醉治疗下肢血栓性脉管炎获得了较好效果，说明东莨菪碱在治疗微循环障碍的疾病中有一定疗效。20世纪70年代中期协助西藏地区首先成功地开展了高原地区中药麻醉的应用（论文刊登于中华外科杂志）。瑞金医院麻醉科在李杏芳教授的指导与支持下，在麻醉领域中西医结合探索工作中作出了努力与贡献。

1976年粉碎"四人帮"后，我国麻醉工作迎来了新的春天。1978年瑞金医院麻醉科在李杏芳教授带领下配合外科、胸外科在数十例动物（犬）实验的基础上在国内进行首例肝脏移植、心脏移植手术获得成功，麻醉对手术的成功起了重要保障作用，并在国内发表了肝脏、心脏移植手术麻醉的首篇论文，走在国内麻醉界的前沿。

李杏芳教授为人谦虚、平易近人、待人亲切，科内同事都亲切地叫她李医生，而不是以主任相称。她默默耕耘从不计较个人得失，她有坚定不移的创业精神。她的学识与学术地位很高，但她对没有担任过全国麻醉学术团体领导人之一从不计较，她与吴珏教授二人是上海麻醉事业的开拓者及带头人，平时她十分尊敬吴珏教授的学识与创业精神，经常教导她的学生们要向吴老学习，有重大事情总要向吴珏教授请教、商量，形成了上海麻醉界的团结无间，被全国麻醉界所称道。她还培养了大批进修医师，其中不少已成为当地麻醉学科的带头人。

李杏芳教授重视青年医师的培育，在开展新技术、新课题时指导青年医师的学习业务的方向，放手培养青年医师的论文写作能力。她待人亲切，经常邀请她的学生们到家中聚会，现在她的学生们年龄都已超过七旬，有的已是80高龄，大多数已成为麻醉界的知名专家、教授，并已退休，他们曾分别在二医大系统附属瑞金、仁济、新华、九院等医院麻醉科担任过负责工作，曾任全国或上海有关麻醉学术团体的委员、主任委员、荣誉主任委员，其中大弟子孙大金教授现在是我国著名麻醉学家、麻醉终身成就奖获得者、仁济医院终身教授。

改革开放30年以来，我们麻醉科的发展已今非昔比。饮水思源不忘掘井人，我们不应忘记李杏芳教授的创业艰难，与她对上海二医大（交大）系统及上海乃至全国麻醉事业的开拓及发展的贡献。李杏芳教授对祖国麻醉事业所作的贡献足迹永存，将永远载入我国麻醉事业的史册。

（王鞠武　孙大金）

王 景 阳 教 授

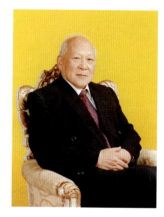

王景阳，国防医学院毕业，原第二军医大学附属长海医院麻醉科主任，主任医师，现为该科顾问，三级教授。是长海医院麻醉科的开创者和奠基人。他培养的研究生仅7名，但几乎都成为上海许多大医院乃至全国麻醉界的领军人物。他曾任中华医学会上海外科学会学术委员、中华医学会麻醉学会委员、上海麻醉学会副主任委员、委员；上海输血学会副主任委员、上海献血促进会理事；全军麻醉专业组副组长、顾问；《中华麻醉学杂志》编委、《临床麻醉学杂志》编委。《中国外科年鉴》麻醉专业编委，《人民军医》特约编辑。现为世界麻醉医师学会联合会会员。

1952年王景阳教授从事临床麻醉工作之初，即创用了以麝香溴酚蓝溶液监测麻醉中患者呼出气中CO_2浓度。1953年为抢救感染性休克濒死病人，用动脉输血先后使3名危重病人均转危为安，被授予二等功。1956年自制硬膜外穿刺针及导管，在国内较早开展了持续硬膜外麻醉（人民军医，1958）。1962年完成闭胸体外循环深低温实验研究（解放军医学杂志，1964年）。在此基础上，于1965年在国内首次以深低温（15℃）麻醉为我国第一例球型二尖瓣置换术的成功作出贡献。1980年代开始研究高频通气，经临床应用1 048例的总结，明确了其适应证与禁忌证（临床麻醉学杂志，1987）。继而在国内首先采用经皮气管内高频通气进行声带息肉摘除术，临床成功应用200余例（中华麻醉学杂志，1987），同时研制成功通气喉镜，安全气管内插管时间可由2分钟延长至6分钟（中华麻醉学杂志，1985）。1973年，王景阳教授参加宁夏医疗队时被邀在隆德县兽医站传授动物麻醉及示范有关技术，在国内可能是首次在骡身上作了硬膜外麻醉。

王景阳教授一生致力于麻醉装置的研究。1959年，他研制成功了国内第一台空气麻醉机，后被采纳为部队卫生装备之一，为此再次荣立二等功。随着国际形势的缓和，在空气麻醉机基础上，研制成DNM多功能麻醉机，具有空气麻醉机和一般麻醉机的功能，且能任意选用呼吸环路内或呼吸环路外吸入麻醉，达到平战结合的目的，供应部队医院及全国各基层医疗单位（上海生物医学工程通讯，1987）。至1990年代，设计了原理新颖的麻醉呼吸机（中华麻醉学杂志，1990），同年代又设计了小流量紧闭麻醉装置（临床麻醉学杂志，1995），样机曾试用于临床，证明其可行性（医疗卫生装备，2009）。晚年仍坚持参与疼痛门诊，并与药学部共同研制成用于软组织损伤疼痛治疗效果卓著的"三利巴布膏剂"和止痛止痒有明显疗效的"川利明涂剂"（实用疼痛学杂志2007、2008）。

改革开放后，1986年王教授赴香港参加第七届亚澳麻醉医师（7AACA）大会，在分组会上分别报告了有关论文4篇，后均收入汇编。1988年应邀赴法国访问，参加在巴黎举行的第22届世界麻醉会议，并在巴黎Salpiteriere医院麻醉科作了"高频通气"和"颈部硬膜外麻醉"的报告。1993年王教授又应邀前往英国访问，在Bristol Zorab的Frenchy医院及曼彻斯特Healy教授所在的Withington医院作了"小流量紧闭麻醉"的报告。1995年及2001年两次去澳大利亚,先后参加了在墨尔本召开的新西兰、澳大利亚麻醉年会及在悉尼召开的第11届世界麻醉会议,"小流量紧闭麻醉新设计"被收入大会论文汇编。

主编著作有《麻醉问题处理》《麻醉须知及参考题解》《基础物理及临床麻醉》、中英双语《简明眼科麻醉学》及《麻醉新概念》。先后发表医学论文180余篇。曾获上海市重大科技三等奖2项(1983、1985),军队科技进步三等奖2项(1993、1994),军队科技进步四等奖3项(1981、1982、1987),上海市优秀发明选拔赛四等奖,获国家实用型专利两项,并获国家特殊津贴及国防卫生事业作出突出贡献的奖状。

(邹文漪　邓小明)

徐振邦教授

徐振邦,1924年10月出生于浙江省乾元镇。1951年毕业于国立上海医学院医疗系(六年制)。1951年3月~1952年12月赴朝鲜任中国人民志愿军军医,1953年回中山医院麻醉科工作,师从自美国学成回归祖国的吴珏老师学习和从事麻醉工作。1955年7月调至华山医院。当时华山医院是一所从内科的专科医院转型的综合性医院,他便和董绍贤老师一起创建华山医院麻醉科,一直工作至1990年7月退休。期间曾任华山医院麻醉科主任、上海医科大学麻醉教研室副主任和教授,硕士研究生导师。徐教授在麻醉学领域内勤恳耕耘了近四十载,取得了众多的成绩。

(一) 教育工作

新中国成立以后,医学得到了很大的发展,而麻醉学作为一门新兴的学科,专业人才奇缺无比,全国各地前来寻师求学的医务人员很多,指导和带教进修人员是徐老的一件重要工作。自1953年至1990年徐老所指导和培养的进修医师不下200人,这些人才回原单位后或建立麻醉科或成为业务骨干。

麻醉学是一门高风险和高事故的学科,为了医疗安全首先应加强教学。徐教授每日晨会时指点当日每名病人的注意事项,对风险大的病人亲自参加操作,每逢周五休刀日作系统讲课2小时左右。常年坚持介绍的都是最新最实用的知识,都是从中华医学会进口的书籍和杂志中挑选出来,特别是麻醉并发症的问题,例如类癌病人的麻醉问题、化疗病人的麻醉问题等。在科内,徐老还为全科医务人员教专业英语,授之以渔使他们能直接学习国外先进的知识,共培养了博士研究生1名,硕士研究生3名。

徐老参写了吴珏老师主编的《临床麻醉学》,武汉刘俊杰医师主编的《现代麻醉学》和北京赵俊医师主编的《疼痛治疗》。在疼痛治疗的章节里介绍了国外对疼痛程度评估的各种方法,比较详尽,供很多书籍参考,不但介绍了国际上对头痛的分类,还介绍了中医的疼痛理论。

(二) 讨索、引进和发展新的麻醉方法

麻醉科开设早期,麻醉方法只有乙醚吸入,先用氯乙烷开始再加乙醚。第二种是脊麻,方法不多,并发症不少,发展新的方法在当时显得十分重要的。

1953年吴珏老师提出普鲁卡因静脉麻醉,最初吴珏老师指定徐教授和李德馨医师试用研究,用硫喷妥钠诱导,静脉普鲁卡因作维持,用于甲状腺切除手术,胜利完成几十例。以后在吴珏老师指导下在普鲁卡因中加哌替啶,增强止痛作用;加琥珀酰胆碱,防止普鲁卡因引起的痉挛。此种复合麻醉的方法一直用到文革结束以后,用于各种大手术,解决了电灼止血时的乙醚爆炸问题。1955年7月以后,又改良了全身麻醉的诱导方法,先静脉注射硫喷妥钠后再用面罩滴乙醚,待有了肌松药琥珀酰胆碱后又开展了快速诱导和气管内插管。

1954年,徐老和沈阳的张秉钧医师共同翻译了一本苏联依绍托夫的著作《硬膜外麻醉》,在当时药物不丰富和专业人员不多的情况下,此麻醉方法解决了大问题,应用于上腹部手术和胸壁手术的麻醉和术后镇痛,特别在胃切除手术中的应用大大提高安全性,一直沿用至今。

当时的硬膜外阻滞用的是细针,不放留置导管,所以麻醉时间不能随意延长,手术时间受到限制,而且细针穿刺的技术要求高。1959年徐老和上海注射针一厂联系制造了连续外硬外穿刺针,又将小姑娘扎辫子用的细塑料空心管子用做硬膜外导管,以此开展了连续硬膜外阻滞,此后,麻醉安全性更高了,手术时间也基本不再受限了。

徐老在此后的麻醉生涯中又引进了封闭疗法、张力性浸润麻醉、硫喷妥钠麻醉、动脉输血抢救出血性休克的病人、降压麻醉、降温麻醉、单腔和双腔支气管插管和各种神经阻滞麻醉,包括三叉神经、舌咽神经、肋间神经、腰神经、状神经节、腹腔神经丛等的阻滞。

(三)研究药物的相互作用以及与麻醉的关系

病人的术前药物治疗,对麻醉的安全性有影响,国外的麻醉专家早有了一些报道,但中国有其特殊性。如骨结核病人,术前用抗痨药冲击治疗后再做手术,结果造成术后高热昏迷和死亡,这是异烟肼和哌替啶相互作用引起的。通过深入研究和实验室检查,徐老发觉了是异烟肼抑制了体内的单胺氧化酶,改变了哌替啶的代谢而产生毒性。国外麻醉医师不用哌替啶,也没有将异烟肼列入单胺氧化酶抑制药,所以国外不会发生这情况。徐老把这一研究结果写了文章在全国药理学会作了交流,很有实用价值。

(四)研究针刺麻醉的成果

徐老自20世纪50年代末起开始研究针刺麻醉的镇痛原理,致力于提高针刺麻醉的优良率。先提出用具有胆碱能受体激动剂的灭吐灵能提高针刺麻醉优良率的假设,后经上医针刺麻醉研究室在动物实验中证实,并发表在美国的一家医学杂志上。以后,在实验室中进行了一系列的药物实验,从而对针刺麻醉的镇痛原理有所了解。

(五)中医理论的研究和中药麻醉

自1955年以后,徐老响应党的"中西医结合"的政策,一直对中医的理论研究十分关心也涉足到中医临床实践,治疗了一些疑难杂症,先后有4例肝昏迷病人在治疗后清醒。徐老也研究了中药麻醉,用党参黄芪的注射液加入库血内提高和促进红细胞的带氧功能。党参黄芪被称为补气药,因此可以促进红细胞酶解葡萄糖,增加2,3-DPG而提高带氧功能,有利于抢救休克病人。研究结果被《中华医学杂志》外文版看中,用英文发表,再次证明了"中西医结合"政策的正确。

(六)癌痛研究的发现

1986年至1990年,徐教授开始从事癌痛研究,成果为:① 国内首先采用了世界卫生组织推荐的三阶梯治疗的策略;② 采用平衡麻醉的原理和中医的辨证论治把癌痛病人当虚症对待;③ 独创性地应用钙通道拮抗剂,强化止痛药的效果和减少止痛药的耐药性;④ 分清了癌痛和疾病引起的疼痛属于"痛感觉",是由A_δ类神经纤维传导的,是两种完全不同性质的疼痛,其解剖学、传导途径、临床表现和生化变化(内啡肽)都不同。原本的针灸是只能用于"痛知觉",并不能作用于"痛感觉",这个观点在《疼痛治疗》中作了阐述。用钙通道拮抗剂治疗疼痛,当时国内外尚未有人报道过,是根据该药的药理作用而尝试的,徐教授用的是硝苯啶,而文献有报道大概是10年以后的事。

(七)戒毒研究

1993年徐老被无锡第六人民医院请去对病人的戒毒作指导。经徐教授带领的团队的反复观察研究,观察到此类病人夜间心率缓慢,至晨3~4点时,心率慢至50次/min以下。徐老认为对这些病人的诊断应为"脾肾阳虚",也有"气虚",从西医的角度判断是神经递质紊乱。因为有虚症,所以有精神依赖,徐老又从中西医结合的角度对此类病人进行了治疗,取得了明显的成效。

徐振邦教授把自己毕生的精力贡献给祖国的麻醉学事业,为华山医院麻醉科的建设作出了不可磨灭的功绩。而徐教授为人谦和,在其自我评价中可见一斑:"总之,若讲贡献,大概只能算培养了数量庞大的进修医师。第二是听党的话,努力学习俄文,向苏联学习,引进介绍了硬膜外麻醉,请工厂制造了小小的穿刺针。就是那根小小的穿刺针是突出的贡献。第三,响应党的号召学习中医,研究针刺麻醉,就此而已。"

(顾华华　梁伟民)

邹学超教授

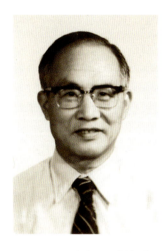

邹学超,男,1928年生于福建省龙岩市,1946年就学于上海同德医学院,1954年毕业于上海第二医学院。同年7月师从吴珏教授学习麻醉一年。以后40余年来一直在上海市第一结核病院,现改为上海市肺科医院创建麻醉科,并负责和从事有关麻醉科的医教研工作。

1954年7月任住院医师,1960年11任外科主治医师,1978年9月任麻醉科主任,副主任医师,1978年兼任临床针刺麻醉研究室副主任,1986年代主任,1987~1997年12月任麻醉科主任医师。1998~2000年6月退休回聘专家类别,1992年10月起享受政府特殊津贴专家。

(一)主要专业技术成果

1. 上胸部硬膜外神经阻滞术:1956年对患活动性肺结核拟施行二期胸改或塑胶球填充术病例采用此术,以避免乙醚全身麻醉的缺点或用局部麻醉浸润的镇痛不全,对可能产生呼吸抑制者,加用在局部麻醉或少量镇静镇痛药辅助下作气管内插管,辅助呼吸在当时仅有单次硬膜外阻滞术时代此操作在国内尚未见报道。

2. 单侧肺通气应用于临床"湿肺"肺切除:1957年我们在国内首先用双腔导管插管。1977年设计制造右侧 双腔管导管,弥补了国内空白。1983年总结我院3 579例应用双腔管期间发生意外和并发症的经验教训,采用经术侧管腔作持续或高频供氧通气法以避免缺氧,对导管定位不满意或可能有意外者运用小儿纤维支气管镜检查作鉴别。对湿肺小儿在插单腔导管前预置细塑料管于术侧总支气管内或隆突附近,术中作持续吸引,使播散率大大减少,此法也适用于成人。对气管、隆突切除开放吻合术,设计出一套高频通气用导管,解决开放吻合期间无法施行人工通气难题。总之,单侧肺通气技术在我科应用时间早,病例最多,积累经验也多,在国内属领先之列。

3. 针刺麻醉肺切除术的研究:自1960年与上海针灸研究所协作,从第一例起便参加,经历二十余年。主要的任务是从事针刺麻醉期间对病人的监护、监测、呼吸管理辅助用药,沟通手术医生与针灸医生间的协调。术中、术后效应的观察与评定,以及探索针药复合麻醉的施行,并进行针刺麻醉各阶段的总结。曾多次参加全国性综合或(及)肺切除协作组的学术交流,在刊物上发表多篇论文。本课题组先后获国家科委和上海市中医、中西医结合成果奖三次。

4. 肺区域阻抗通气图:1982年将肺阻抗通气技术应用于外科领域,通过测定与计算可了解各肺区域通气与血流的分布,尤其是通气图如结合常规肺功能测定,更有助于外科决定肺切除术的指征,切除范围和预测术后肺功能。此法操作简便,无创,安全,经济,对病人无不适,尤适于危重(ICU)、多痰、咯血、气急等特殊病例的呼吸监测。1997年参与共同进行肺区域通气图的微机化的制造(六个肺区同步化描记和分析)和临床应用(《中华结核与呼吸杂志》,1998,2(11):691)。此课题曾多次参加全国或(及)华东地区生物电阻抗会议。在肺阻抗通气描记测定领域,不论在使用时间,还是技术改进和应用例数方面都居国内领先。

5. 肺音频谱分析及其临床应用:主要参与临床操作(对象有健康人群,吸烟者及肺疾病者和麻醉病人)、资料收集和总结,以论文方式发表(《上海医学》,1997,20(3):125-127;《上海医学》,1997,20(7):383-384),此课题获得上海市科学技术进步三等奖。

1978.10~1980.7月被卫生部以针刺麻醉师身份派遣赴叙利亚进行针刺麻醉讲学,并参加由北京中医学院组成的针灸医疗组进行医疗工作(获卫生部1993年4月颁发的光荣证书)。

(二)主要社会兼职

1984~1999年任中华医学会上海分会麻醉学会委员。

1999年1月中华医学会麻醉专科委员会特别授予表彰证书及表彰银盘一个。

2009年9月4~6日在上海国际会议中心召开'中华医学会全国麻醉学术年会暨纪念中华医学会成立60周年,麻醉分会成立30周年'大会上授予'中国麻醉学贡献奖'奖牌及奖碑各一块。

(李明星)

孙大金教授

孙大金教授是我国著名的麻醉学专家,是上海交通大学医学院(原上海第二医科大学)麻醉学科主要创始人之一。1929年12月1日出生于上海。1948年在上海育英中学毕业后,考入上海同济大学,一年后转入上海同德医学院(上海第二医科大学前身)学习,1954年毕业后进入仁济医院麻醉科工作。历任上海交通大学医学院附属仁济医院麻醉科住院、主治和主任医师,麻醉科副主任、主任。上海交通大学医学院助教、讲师、副教授、教授、终身教授、硕士生

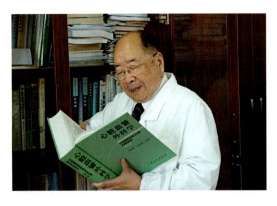

和博士生导师。曾任中华医学会麻醉学分会副主任委员、卫生部医学科学委员会专题委员会委员、上海市医学会麻醉学会主任委员、上海市医学会生物电阻抗研究会主任委员、《中华麻醉学》和《临床麻醉学》杂志副主编,国外医学麻醉与复苏分册常务编委及《上海医学》杂志编委。另任上海第二医科大学附属瑞金医院及上海市胸科医院等6所医院的麻醉学顾问医师。1987年因在医学科学委员会中的突出工作获卫生部荣誉证书,1992年获国务院颁发高等教学特殊荣誉证书并享受特殊津贴。2000年获中华医学会学会先进工作者称号。现任上海市麻醉学会顾问、《中华麻醉学杂志》栏目编委、《上海医学》编委、美国《Anesthesia and Analgesia》杂志和英国《Anaesthesia》杂志中文版顾问。

1954年秋,从医学院毕业,刚当了两个月外科医生的孙大金,经医院和教研室领导指派,开始从师归国不久的李杏芳教授从事临床麻醉工作。当时中国百废待兴,临床麻醉更是一片空白,孙大金医生从零开始,一步一个脚印地攀登麻醉学术这座高峰。通过半个世纪的辛勤耕耘,他在麻醉学发展道路上攻克了一个又一个难题,并不断挑战麻醉学的新高度,终成一代医学大师。

从20世纪50年代开始,孙大金教授就开始致力于心血管麻醉的研究,是我国心血管麻醉的先行者。1954年3月,全国首例心脏二尖瓣闭式分离术在仁济医院获得成功,开创了国内心脏手术的先河。在孙大金教授的努力下,心脏手术麻醉逐步开展。1956年在国内首先开展低温麻醉下腹主动脉瘤切除血管移植术,1957年在低温下施行国内首例心内直视术-肺动脉瓣狭窄切开术,在国内首先闯入心内直视术禁区。同期发表了数篇心脏麻醉方面的论文,在全国麻醉界崭露头角。

20世纪60年代孙大金教授开始主持麻醉科的工作,医教研工作全面开展起来,并独立进行实验研究。1963年组织编写了上海第二医科大学附属仁济医院麻醉科工作常规。大量先天性和风湿性心脏病人手术麻醉,使孙大金教授在心脏病人手术领域内积累了非常丰富的临床经验,为人工瓣膜置换术和针刺麻醉体外循环心内直视手术打下了良好的基础。1964年孙大金教授参加了南京全国首届麻醉学术会议,发表了普鲁卡因静脉强化麻醉用于400例二尖瓣交界分离术和连续硬膜外麻醉失败原因探讨等论文4篇。

1972年孙大金教授配合心胸外科首创针刺麻醉体外循环心搏停跳直视下修补心内缺损获得成功,这一创举引起医务界极大关注。至1980共完成250例。以后孙大金与秦亮甫等人组成专题组,精筛穴位,并在生理、生化、呼吸、循环等方面对针刺麻醉及针药结合麻醉进行了规范和系列研究,获得多项成果与奖项。

20世纪80年代,改革开放给麻醉学科发展开辟了广阔的前景,孙大金教授赴日本、美国等地考察和参加生物电阻抗的国际学术会议,并邀请欧美等国专家来沪讲学,引进了许多麻醉新药、新技术和新方法,并逐渐确定"麻醉与循环"及"心血管手术麻醉"是麻醉科的主攻研究方向。孙大金教授率先在国内开展了中心静脉穿刺置管测压、桡动脉穿刺置管测压等血流动力学监测技术,应用Swan-Ganz漂浮导管测定肺动脉压和心排血量,还较早应用了监测呼吸功能的脉率血氧饱和度和呼气末二氧化碳监测等一系列监护方法,为我国临床监测学的发展作出了重要贡献。他还积极开展麻醉药物的研究和应用工作,在国内较早研究吸入麻醉药、静脉麻醉药、肌松药等,并努力推广。

1995～2003年,仁济医院麻醉科进入上海市医学领先专业麻醉学重点学科,孙大金教授作为中山、仁济、市一、市六医院麻醉学重点学科的带头人,带领大家,团结一心,圆满完成了研究计划,为上海市麻醉学科的飞速发展作出了重要贡献。获得科研经费300万元,发表论文40多篇,培养2名跨世纪人才。近年 指导和协助申请到国家级科研项目:① 科技部国家重大基础研究计划(973)基金;② 国家自然基金;③ 国家中医药管理局攻关课题等。

孙大金教授十分重视同国际间的交流,他认为:不断学习新的知识和先进的技能是学科发展的重要途径,只有这样才能为提高疑难和重症病人麻醉水平提供保证。因此,自从改革开放以来,他倡导"走出去,请进来"的方针,通过学术交流将国际上最先进的麻醉理论和监测仪器引进到麻醉科,从而使仁济医院的麻醉学科始终在全国处于领先地位。1981年8月,孙大金教授参加了在东京举行的第五届国际电生物阻抗会议,在会上被推举为中国理事。1985年由孙大金教授和心外科主任领导包括心内外科、麻醉科、放射科和ICU等一组医护人员赴美,在美国西部心脏中心、休斯敦等地学习冠心病冠脉搭桥术的外科、麻醉、造影、诊断等系列知识和操作。以后,又相继与美国康涅狄格州、德国柏林等心脏中心合作,参加短期学习培训,不断引进新的知识和技能,使仁济医院心血管手术和麻醉又有长足的进步和发展。1986年9月参加在香港召开的第七届亚太麻醉学术会议,在会上作学术报告交流。1988～1998年期间四次参加美国麻醉医师学术会议,1992～2000年三次参加世界麻醉会议,作学术报告交流。

孙大金教授不仅致力于临床和科研工作,同时也深深懂得教学的重要性。他兼任教职50余年,治学严谨,始终热衷于麻醉的教学工作,为我国麻醉学的教育事业呕心沥血,教育、教学成效显著,是位德才兼备的优秀导师。孙大金教授编写了英语麻醉学本科教材,承担了中英文本科班、专升本班级的麻醉学教学工作。经过多年的努力,把"危重病医学"建设成我科的特色项目,2008年被评为上海市精品课程,并成为本科生、大专班和英七班受欢迎的选修课。

孙大金教授为培养年青一代,付出了极大的智慧和辛劳。1983年,他开始招收硕士研究生,培养硕士9名。1989年起开始招收博士研究生,培养博士10名。他亲自带教实验研究和修改论文,倾注了大量的心血和劳动。自1954年以来,仁济医院培养了500多名来自全国各地的进修医师,他培养的大多数研究生和进修生都已成为当地的学科带头人和麻醉科主任,为现今我国麻醉学科的迅速发展作出了很大贡献。

孙大金主编和参与主编了多本麻醉学论著。他主编的《麻醉机和呼吸器理论和应用》一书1987年由上海医学会出版;主编的《重症监测与治疗》1998年由上海科技文献出版社出版;主编的《心血管麻醉和术后处理》1999年由上海科技文献出版社出版;主编的《实用临床麻醉学》2001年由中国医药科技出版社出版。参编的《实用麻醉学》(1976年)、《中国医学百科全书——麻醉学》(1986年)、《当代麻醉学》(2002年)均由上海科技出版社出版;参编的《心胸血管外科学》第一版(1985)、第二版(2002年)、《现代麻醉学》第一版、第二版、第三版、《黄家驷外科学》3～6版,均由人民卫生出版社出版。

孙大金教授迄今为止已发表论文200余篇,均发表于国内外核心期刊。

孙大金教授通过多年的努力,获得了多项科技成果。1976年,他主持的"血液稀释和电解质平衡液代血浆临床应用"获上海市重大科技三等奖。1998，他主持的"电针复合连硬胆囊手术麻醉"获上海市卫生局科技进步三等奖。1989年他参与的"针刺麻醉在体外循环心内直视术中的研究"和"针刺麻醉在前颅手术中的研究和应用"荣获国家中医药管理局科学技术进步一等奖。1991年，他参与的"针刺麻醉在颞枕后颅窝手术中的研究和应用"荣获国家中医药管理局科学技术进步一等奖。1992年，他参与的"猪心肌缺血与再灌注损伤"荣获卫生部科技进步三等奖。1997年，他参与的"损伤性窒息导致多脏器损伤的机制研究"荣获上海市卫生局科技进步二等奖。2001年，他参与的"围术期呼吸衰竭的防治"荣获上海市卫生局科技进步三等奖。2005年，他参与的"老年病人麻醉药的临床药代学和药效学研究"荣获上海市卫生局科技进步三等奖。2007年他参与的"手术病人循环调控新策略"荣获上海市卫生局科技进步三等奖。

（王祥瑞　杭燕南）

伍祖馨教授

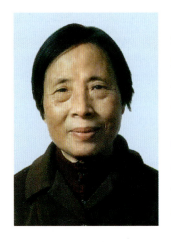

伍祖馨，女，历任长征医院麻醉科住院医师、主治医师、主任医师、教授，去世前任麻醉科主任，专业技术5级，1926年出生，四川成都市人，1950年参加工作，1960年入伍，1954年9月加入中国共产党，1988年3月退休，1991年5月在上班途中因突发性脑血管意外不幸去世。

早期和我军麻醉学的奠基人王景阳教授一起，成立了长征医院麻醉科，一直负责麻醉科的各项工作，参与研究了我军野战麻醉技术和麻醉设备，为我军麻醉事业贡献出了毕生的精力，参编了《现代麻醉学》第一版、《麻醉科基本理论与实践考题解》等著作，主攻科研项目为"人工血液的研究"。

（石学银）

金熊元教授

金熊元教授是上海市交通大学医学院附属新华医院教授，硕士生导师，中共党员，曾担任新华医院麻醉科主任，中华医学会麻醉学分会委员。金熊元教授于1950年9月至1952年7月就读于南京大学医学院。于1952年9月至1956年1月深造于浙江医学院，于1956年2月在上海第二医学院附属仁济医院担任外科住院医师，1957年6月在上海第二医学院附属第九人民医院担任外科住院医师。1958年金熊元教授以满腔热情积极参加了新华医院麻醉科的创建工作，并为医院麻醉科的学科建设付诸了大量心血。

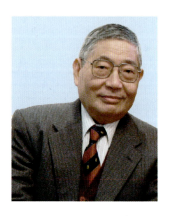

作为新华医院麻醉科创始人,他先后担任了麻醉科主治医师、副主任医师、主任医师、讲师、副教授、教授、硕士生导师、麻醉科主任等职,在我国麻醉学界具有崇高的威望。

作为我国麻醉界的元老,金熊元教授刻苦钻研,勤奋工作,以其精湛的技术、渊博的知识兢兢业业地为医学事业奉献了他毕生的精力和才华。作为国内麻醉界先驱,他于1974年12月参加中国麻醉界改革开放后第一批医学代表团出访伊拉克,先后作为国内著名麻醉学者专家出访日本和德国等国家。

金熊元教授曾积极参与成功抢救心搏骤停18分钟的高压电电击伤病人,创造了医学史上的一大奇迹并获得国家科技大会奖。早在1962年,金熊元教授就研究并提出了对小儿腹部大手术实施硬膜外复合全身麻醉的理论,这一临床创新成果的提出早于国外5年。并先后主编并参编了《心跳呼吸骤停的抢救》、《中药麻醉的临床应用与探讨》、《实用麻醉学》、《高压氧的临床应用》、《外科学》等十余部论著和我国首部麻醉学专业教材的编写工作,在学术期刊发表了论文近百篇。金熊元教授桃李满天下,1972年金熊元教授曾和著名的丁文祥教授联合带教国内第1名海外进修医生,作为改革开放后上海第一批硕士研究生导师培养了多名硕士研究生,尤其在小儿麻醉方面,为我国培养了大批的小儿麻醉专业人才。

(王英伟)

肖 常 思 教 授

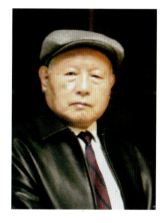

肖常思教授,1930年3月出生于湖南,1955年12月毕业于沈阳中国医科大学医学本科专业。1956年3月分配至上海医科大学附属中山医院麻醉科工作,师从吴珏教授,1980年晋升为副教授,1984年晋升为教授。1984~1986年任上海医科大学儿科医院麻醉科主任。1986年9月~1988年9月受美国麻省医学中心邀请,赴美从事"阿片类药物在硬膜外腔的镇痛作用"的实验研究。1989年~1992年,任中山医院麻醉科主任。曾任上海医科大学麻醉教研室主任、中华医学会麻醉学分会委员、中华医学会上海麻醉分会副主任委员、上海医科大学疼痛研究中心副主任、中山医院专家委员会委员。

肖常思教授长期从事临床麻醉、危重医学及疼痛治疗工作,积累了丰富经验。早期,在技术封锁条件下,参与了国内麻醉呼吸机、心电监护仪、血气分析仪、体温监测仪的研制和改良工作。1980年至1984年间,与蒋豪教授合作,总结了心脏手术后ARDS重症治疗的经验,撰写十数篇论文,其中多篇由吴珏教授在第一届麻醉年会上宣读。留美期间,比较了五种阿片类药物在豚鼠硬膜外腔的不同镇痛强度、时效、浓度、剂量和镇痛作用,证实了椎管内注射阿片类药物有显著的强化镇痛效应。在国家自然科学基金资助下,与中科院合作,用电子自旋共振技术捕捉氧自由基,实验性证实了丹参在肺高压治疗中抗氧自由基作用的机制,成果得到国家科委肯定,并为此后丹参治疗心血管疾病提供了宝贵的经验。撰写论文40余篇,并参与多本书籍的编写工作。培养硕士研究生5名,包括非洲留学硕士研究生1名,其中一名研究生获全国中青年论文一等奖和中青年医学科技之星奖,协助培养临床博士研究生 3 名。

(仓 静 薛张纲)

陈雄斌教授

陈雄斌教授(1932~2003 年),1932 年 5 月出生于浙江省东阳市一个农户家庭,依靠自己的勤奋努力以优异的成绩考取公费第一名就读于公立宁波中学,后又考入人才辈出的杭州第一中学。于 1949 年加入共青团。中学毕业后,作为一名进步青年参加了当地土改工作队,积极宣传党的土改政策,发展基层团组织,并于 1950 年担任乡团支部书记,带领进步青年,发动群众,冒着生命危险与残余土匪、恶霸、地主作坚决的斗争。该事迹被录入东阳市市志。1952 年考入北京医学院医疗系,1956 年在大学里加入中国共产党。1957 年 9 月毕业分配到华东医院后即奉命到中山医院麻醉科进修。1961 年至 1964 年在上海市第一人民医院麻醉科负责业务技术管理,为市一医院麻醉科的发展作出了贡献,同时兼任华东医院麻醉工作,并于 1965 年 9 月筹建华东医院麻醉组,1987 年创建华东医院麻醉科,此后,一直担任麻醉科主任至 2000 年退休。

陈雄斌主任是一位老知识分子,老专家。他热爱党,热爱祖国,热爱社会主义,热爱医疗卫生事业。虽然在"文革"中,陈主任蒙受了一些不白之冤,但他仍然坚持共产主义信念,积极拥护和宣传党的改革开放政策,热爱救死扶伤的医疗卫生事业。他刻苦钻研医疗业务,积极努力地为党工作,对医术精益求精,专长麻醉专业,在学术上有很深的造诣,曾先后参与编写了《实用麻醉学》、《老年常见病诊断与防治》、《老年人外科问题》、《实用临床麻醉学》等著作,撰写专业论文 50 余篇,在麻醉界享有很高声誉。曾分别担任上海市卫生系列高级专业技术职称评审外科组评委,上海市医院等级评审委员会麻醉科评审员,中华医学会麻醉学分会疼痛治疗专业组委员。

陈雄斌主任是我国麻醉学科疼痛治疗的先驱者之一。早在 20 世纪 60 年代,他就开始采用硬膜外注射治疗腰腿痛。70 年代率先应用腹腔神经丛阻滞治疗上腹部癌痛。1988 年,陈主任领导麻醉科开设疼痛门诊,诊治大量的疑难病人,其中包括了许多国际友人,为医院,为祖国赢得了荣誉。1998 年由陈主任负责开展的"疼痛治疗"研究项目获得了上海市第二届临床医疗成果奖。1992 年起终生享受国务院颁发的政府特殊津贴。

陈雄斌主任一生从事临床麻醉工作,四十多年如一日,无论是党和政府的高级干部,还是普通的平民百姓,他都一视同仁,不为名不为利,默默奉献。在医疗工作中,他作风严谨,深入细致。在他的心目中,病人的利益高于一切。几十年来,他早出晚归,常常为抢救病人忙到深夜。有时因工作需要日夜坚守工作岗位不回家。平时不管节假日,不论白天黑夜,风里雨里,不管自己有多累,只要病人需要,他随叫随到。为高干保健工作和治疗抢救工作,他经常在书房里,饭桌旁,甚至在睡梦中和患病时被招回医院,默默地投入到医疗救护第一线,挽救了无数危重病人的生命,深得党和国家领导人和医院领导及同仁们的好评,也赢得了广大病人的尊敬。

陈雄斌主任除了完成繁忙的医疗任务之外,还非常重视医院的发展和科室梯队建设,十分注重教学和人才培养,坚持定期在科内进行各类讲课及病例讨论分析,教导青年医师开拓思路,学会正确的思维方式,并将自己多年积累的心得体会和宝贵经验毫无保留的传授给大家,极大地提高了青年医师独立处理临床问题的能力。在他多年的培养指导下,一批又一批的医师成长成熟起来,成为干部医疗保健事业的有用人才,为医院的建设发展打下了坚实的基础。陈主任即使在病重期间乃至弥留之际仍然非常关心科室的发展,谆谆教导年轻医师的成长。

陈雄斌主任于2003年6月12日凌晨2时10分因患胆管癌医治无效永远地离开了我们,享年71岁。

(杨旅军)

庄 心 良 教 授

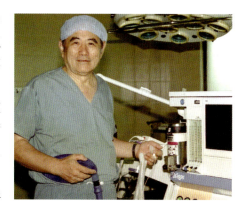

庄心良教授,男,1934年4月生,江苏武进人,中共党员。1950年参加中国人民解放军,退伍后回到江苏省立常州中学高中求学。1953年到1959年上海第一医学院(即今复旦大学上海医学院)医疗系求学。1962年到1965年为上海第一医学院麻醉学系研究生,师从吴珏教授。1989年2月到1990年8月为荷兰鹿特丹Erasmus University,Dijkzigt医院麻醉学系访问教授,从事临床麻醉、疼痛治疗及实验研究。1991年到1992年在美国洛杉矶Loma Linda University,White纪念医院麻醉科进修临床麻醉。

主要工作经历有:1959年到1962年在上海市第一人民医院外科工作。1965研究生毕业后至今一直在上海市第一人民医院麻醉科工作。1978年晋升为副主任医师,1987年升任主任医师、教授(1987)、硕士生导师(1988)、博士生导师(1995)、上海市劳动模范(1993)及麻醉科主任兼针刺麻醉研究室主任(1978~2000)。上海医科大学第一临床医学院麻醉教研室主任(1994~2000)。1999年1月至2010年2月担任上海市麻醉质量控制中心主任。

庄心良教授是美国麻醉医师协会(ASA)、国际麻醉研究协会(IARS)、欧洲麻醉医师协会(ESA)会员。自1980年上海市麻醉学会成立,担任第一至第六届麻醉学会委员,其中第三、四、六届为副主任委员,第五届为主任委员,第七届和第八届为顾问,并担任医学会外科学会常务委员及上海医学会第33届理事。中华医学会麻醉学分会第五届委员,第六、七届常委委员,第七届副主任委员,第八届顾问。2005年中华医学会90周年庆祝会被表彰为中华医学会优秀学会工作者。《中华麻醉学杂志》第一至第七届编委,第七届副总主编,第八、九届顾问。《临床麻醉学杂志》第一届至第七届编委和常务编委。《国外医学》麻醉学与复苏分册编委及副主编。《麻醉与镇痛》(中文版)顾问编委。

庄心良教授在科技上的主要成就和贡献概括为以下4个方面。

(一)临床麻醉

从医五十年,坚持临床麻醉实践,不断总结临床麻醉规律与经验。在此期间:① 领导上海市第一人民医院麻醉科,曾创连续25年无医疗事故,受到上海市卫生局表彰;② 在临床抢救危重病人的麻醉和手术中,敢于承担重任,竭尽全力救治病人,曾被《文汇报》、《大众卫生报》

等多家媒体誉为勇于负责的"拍板医师";③ 在国内最早研制并在临床麻醉中应用和推广肌松监测仪;④ 在临床麻醉药理、肌松药、硬膜外阻滞和药物相互作用,新药新技术应用,危重病人治疗,麻醉监测等领域发表论著60余篇;⑤ 从1999年至2010年担任上海市麻醉质量控制中心主任,工作重心集中在规范麻醉质控管理、科室建设、统一麻醉监测、继续教育及上海市麻醉二级质控网络建设等方面,为提高上海市麻醉质量和麻醉整体水平及发展麻醉学科贡献了自己的大量精力。

(二) 学术研究

坚持临床麻醉和基础实验相结合的科学研究。

1. 肌松药研究:① 在临床上研究和总结肌松药的药效(海轮藤碱、琥珀胆碱、美维松、维库溴铵、罗库溴铵、阿曲库铵、顺式-阿曲库铵、杜什氯铵和哌库溴铵),并研究胆碱酯酶异常、终末期肾衰和肝功能受损对中短时效肌松药药效的影响;② 在分子水平克隆乙酰胆碱受体,并研究受体上肌松药之间的相互作用和探讨肌松药作用机理;③ 在临床和实验室研究局部麻醉药普鲁卡因和利多卡因对琥珀胆碱药效影响、阻滞性质变化及作用机理;④ 为《实用麻醉学》、《现代麻醉学》、《当代麻醉学》、《麻醉药理学》和《临床麻醉学》等专著撰写有关肌松药的章节。

2. 硬膜外阻滞研究:① 建立犬硬膜外阻滞模型,研究药液在硬膜外间隙内扩散规律及影响因素;② 正常血容量、低血容量状态下硬膜外阻滞对肝肾血流量影响;③ 用不同种类的升压药纠正硬膜外阻滞低血压前后的肝肾血流量变化;④ 在临床上比较椎管内麻醉不同阻滞平面对血流动力学变化;⑤ 总结老年人和危重病人特殊病情应用硬膜外阻滞的临床经验。

3. 细胞离子通道的药理作用:利用膜片钳技术研究局部麻醉药、静脉麻醉药等对心脏、脑海马、脊髓背角脊神经元、脊神经节和颈交感神经节不同离子通道(包括钙、钾、钠、氯等离子通道)的作用,探讨麻醉药毒性、不良反应和作用机理。

4. 针刺镇痛:研究针刺镇痛的穴位相对特异性,针对不同穴位的适宜针刺刺激强度与频率,针刺麻醉辅助用药的合理应用及针刺麻醉手术的临床规律。

5. 肺泡表面活性物质:① 分别在人羊水、牛肺及猪肺中提取肺泡表面活性物质;② 建立大白鼠灌洗肺引起肺泡表面活性丢失的动物模型;③ 比较不同来源的肺泡表面活性物质替代治疗的效果;④ 比较肺泡表面活性物质复合不同PEEP和NO的治疗效果。

(三) 学术成果

1. 获得奖项

(1) 针刺麻醉甲状腺临床研究1985年获国家科技进步二等奖(名列第三),全国协作组副组长,负责科研设计和临床应用。

(2) 甲状腺针刺麻醉手术获卫生部甲级成果奖,主要负责人。

(3) 针刺麻醉肾移植手术的临床研究获1996年中医药管理局科技进步三等奖(名列第三)。

(4) 针刺镇痛及同神经电针镇痛的脊髓机制获上海市卫生局科技进步一等奖(协作单位第一)。

(5) 普鲁卡因和利多卡因增强琥珀胆碱作用的机理与临床应用1988年获上海市科技进步三等奖(名列第一)。

(6) 硬膜外阻滞对血流动力学影响及硬膜外阻滞对全身血流配佈影响分别获1999年上海市科技进步三等奖(名列第一)和1999年卫生部科技进步三等奖(名列第一)。

(7) 在细胞离子通道水平探讨局部麻醉药毒性反应获 2003 年上海市科技进步二等奖（名列第二）。

(8) 静脉麻醉药对心功能影响获 2002 年上海医学成果奖三等奖（名列第二）。

2. 获得主要课题

(1) 硬膜外阻滞对全身血流配佈的影响。国家自然科学基金，第一负责人。已结题。

(2) 羊水肺泡表面活性物质的实验研究。国家自然科学基金，市一医院第一负责人（与上海医科大学妇产科医院合作）。已结题。

(3) 甲氧氟烷酯质体构建长效局部麻醉药。国家自然科学基金，已结题。

(4) 针刺麻醉甲状腺的临床研究。卫生部课题，全国协作组副组长。

3. 论文：在国内外发表论著百余篇，其中有六篇分别发表在国际著名麻醉学杂志上，包括 *Anesthesia & Analgesia*、*Anesthesiology*、*British Journal of Anaesthesiology*、*Acta Anaesthesiology Scandinavia*、*Canadian Journal of Anaesthesiology* 及 *Chinese Medical Journal*。此外在 *Anesthesia & Analgesia* 上发表两篇摘要。

4. 在国际学术会议发表论文和做学术报告

(1) 1979 年第一次国际针灸针刺麻醉研讨会（北京），报告论著五篇。

(2) 1986 年第七届亚太麻醉会议（7AACA）（香港）作二个专题报告。

(3) 1986 年中日交流（日本大阪）作两个专题报告。

(4) 1990 年荷兰鹿特丹疼痛会议上作专题报告。

(5) 2002 年中日临床麻醉会（日本横滨）作专题报告。

(6) 2005 年亚太肌松药专家峰会作专题报告。

5. 著作：共参加编写专著十余本。

(1)《实用麻醉学》（上海科技出版社，1978）主要发起和编写者。在"文化大革命"结束之时，全国百废待兴，麻醉同样面临人员、设备甚至学习材料的严重缺乏。为此庄心良教授在病休期间，花费数月时间通读和翻译了日文麻醉学，并构想发起编写一部麻醉学参考书，在吴珏等老教授带领和组织下，编写出版了《实用麻醉学》，先后多次印刷，发行量达 5 万余册。

(2)《现代麻醉学》（人民卫生出版社），第一版（1987）及第二版（1997）编委，第三版（2003）第一主编。获全国新闻出版一等奖。

(3)《当代麻醉学》（上海科技出版社，2002），第二版，主编之一。

(4)《局部麻醉药》（世界图书出版公司，2009 年）第一版，副主编之一。

此外还参加《麻醉药理学》、《临床药理》、《临床麻醉学》、《危重病治疗手册》、《败血性休克》、《外科体液问题》等编写。

6. 重视教育培养年轻医师

(1) 成人继续教育：20 世纪 80 年代初组织和负责在上海市虹口区举办临床麻醉和基础知识学习班，面向青年医师和全市麻醉进修医师，连续三年，在国内影响较大；上海市麻醉质控青年麻醉医师学习班，连续举办了近 10 年。

(2) 研究生教育：培养硕士生 4 名，博士生 14 名和博士后研究生 1 名，其论著发表在国内外专业杂志上，并在中华麻醉学杂志举办的学术评奖中有 3 篇论文获特等奖。

（李士通）

蒋 豪 教 授

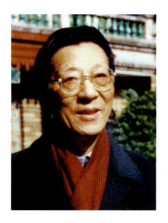

蒋豪教授,1935年10月出生于江苏省常州市。1959年毕业于上海第一医学院医疗系。同年入中山医院麻醉科工作。1962年考入上海第一医学院麻醉学教研室研究生,师从我国著名麻醉学家吴珏教授。1988~1989年赴美进修临床麻醉一年,1990年晋升为教授,1994年协助中山医院麻醉科建立麻醉学博士点,1995年成为上海市领先学科。曾任上海医科大学麻醉教研室主任、中山医院麻醉科主任、博士生导师、中华医学会麻醉学分会常委、上海市麻醉学会副主任委员和主任委员、全国药典委员会委员,现任复旦大学麻醉科教授,《中华麻醉学杂志》及《临床麻醉学杂志》常务编委。

勤于思考,勇于创新是蒋豪教授在临床工作中的一大特点。蒋豪教授从事医疗、教学、科研工作50年,发表论文80余篇。其工作重点是临床麻醉及血流动力学监测、麻醉药的临床药理、麻醉期间控制性降压的临床和实验研究、联合麻醉以及危重病员的救治和麻醉质量的控制等。20世纪80年代,蒋豪教授在国内率先开展了联合麻醉方法的探索和研究,不仅丰富了麻醉理论,也为血管外科手术、肝脏手术、呼吸功能不全病人及心脏病人进行非心脏手术等提供了较好的麻醉方法。20世纪90年代,在国内首次提出急性非等容血液稀释的概念,既降低了术中出血,又减少了围术期并发症的发生。蒋豪教授先后承担了"ARDS综合治疗探讨"、"联合麻醉的基础与临床研究"、"麻醉期间控制性降压"、"老年人围术期呼吸与循环功能的维护"、"血液稀释与自体血回收"、"麻醉期间并发症的流行病学研究"等国家、卫生部及上海市课题。曾获卫生部先进工作者、上海市劳动模范等荣誉称号。培养博士研究生17名、硕士研究生7名。

(仓 静 薛张纲)

金 定 炼 教 授

金定炼教授,男,1935年生于温州。1961年毕业于上海第二医学院医疗系本科,1961至1964年在上海胸科医院胸外科服务。1964年师从尚德延教授在北京心血管研究所学习。1965~1988在上海胸科医院从事胸科及心血管麻醉。承恩师教导,重点攻习胸科麻醉下的诊断、处理及危重病抢救,并将心得写入《内科疑难危重病案选》(1988,主编颜和昌)及《胸心外科手术学》(1985,1993年,主编顾凯时)。为确保气管外科及小儿气管内腔镜治疗的开展,和全科同志一起,进行"气道中断后特殊通气方法"的研究,并将心得发表在中华外科杂志(17(6):410,1979)。1965年在上海

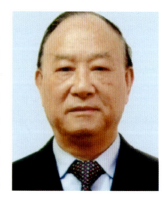

针灸研究所党波平、金舒白教授指导下开展针灸麻醉下施行心血管手术,总结100例重症二尖瓣手术及74例针刺麻醉开胸前后血气分析,被收集在"针灸针刺麻醉研究"(1986,主编张香桐)。1981年以学者交流赴美留学,在伊利诺州Michael Reese医学中心从事"血管外肺水及肺毛细血管壁渗透性"研究,同年完成实验及论文,参加年会报告。发表在Journal of Surgical Research,33:482-488(1982)及Circulatory Shock,1982,9.172。

20世纪80年代初我国还没有ICU,而重症监护的确是我国迫切需要跟上国际的重点学科,他主动向主任教授Dr. Moss提出要求学习ICU,于是第二年被安排在Rice教授的综合ICU,并得到他的直接指导。二年学习期满被授予心血管外科FELLOW证书。回国后继续打拼5年,和多所医院及医学院同道一起,总结重症治疗经验,出版《重症监护治疗手册》(1988,上海科技出版社,任主编;1999,第二版,任主编)。因参加"计划性扩大肺癌手术适应证"的研究,获1986年度上海市科技进步奖一等奖和1987年度国家级科技进步奖二等奖(沪卫胸字第88015号证书)。

1988年后移居美国,任职宾州Graduate Hospital,与友人合作成立痛治疗中心。继续为促进中美文化交流、促进两岸统一及传播中国传统医学而尽力。

金定炼医师于1985、1986、1987年被选为中华医学会上海麻醉学会秘书及中华麻醉学杂志编委,认真贯彻学会各项决议。由于我国麻醉专业起步晚,基础弱,麻醉科在医学院中比重很小,加上十年"文革",摆在当时麻醉学会面前的迫切任务有三:① 加强麻醉队伍的基础建设。② 提高麻醉学术水平、加强学术交流、提高麻醉学科意识。③ 加强麻醉队伍的团结。麻醉学会办了以下实事:

1. 定期举办基础讲座,每月一次,时间在周五下午,对手术影响少,参加人数在80人左右。由各医院高年资医师轮流主讲,并有提问及讨论,学习气氛活跃。

2. 开办麻醉培训班,从基础到临床进行系统学习,并有详细讲义。

3. 举办全市性及全国性学术交流及年会,将论文汇编成册,并积极参加地区性学术活动(如徐州、南京、宁波⋯)。

4. 加强麻醉学会和其他学会之间的交流(如重症监护全国会议,心血管外科学术会议⋯)。

5. 年终座谈和联欢,促进麻醉队伍的感情和团结,并得到有关工厂的支持。

6. 加强和麻醉医疗器械工厂的合作,参加产品的研制、鉴定、讲课和交流,并邀请他们参加联欢,关系十分融洽。

(徐美英)

杭燕南教授

杭燕南,上海交通大学医学院附属仁济医院麻醉科和ICU教授,博士生导师,学科带头人。

杭燕南生于1936年10月,浙江湖州人。1961年毕业于上海交通大学医学院(前身上海第二医学院)医学系本科。毕业后以优异成绩留校并分配在仁济医院外科工作。1962年进入麻醉科。在近50年的医教研经历中,杭燕南教授始终踏实工作,勤奋学习,取得了卓越成绩。

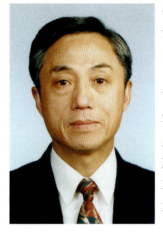

他承上启下，无私奉献，甘为人梯，工作以身作则，一丝不苟，学术造诣很深。对仁济医院麻醉科和 SICU 以及上海市麻醉学分会乃至中国麻醉学作出了重要贡献。

20 世纪 60 年代他刻苦学习，努力工作，麻醉理论和实践操作打下了扎实基础。1963 年笑气筒倒下致 3 根跖骨粉碎骨折，他带病编写仁济医院第一版麻醉科常规，为住院、实习和进修医生提供了实用学习教材。1964 年去金山参加卫生工作队，9 个月在硬膜阻滞下施行 136 例脾脏切除术，脾血回输，没有 1 例术中输血。同时应用左颈丛阻滞，基本克服了膈肌牵拉痛，在简陋条件下确保患者安全无痛。

1971 年赴云南和 1976 年去唐山参加抗震救灾医疗队，并赴安徽宁国上海小三线，建立了后方古田医院麻醉科。开展颅脑、心胸等各类手术麻醉，尤其是众多严重创伤的处理，积累了丰富的临床经验。在那个动荡年代，他仍坚持学习，在国外医学外科及麻醉与复苏分册刊出很多译文和综述。还参加《实用麻醉学》的编写。

改革开放后，给学术发展带来生机，杭燕南教授返回仁济医院，停止 17 年的职称评审重新启动，1977 年晋升讲师和主治医师，1985 年晋升为副教授和副主任医师。1986 年任科副主任。在孙大金和张小先教授带领下，积极开展医教研工作和各类学术活动，加强国际交流，协助孙大金教授带教研究生，以及做上海市麻醉学会秘书工作多年，包括举办年会、各类学习班、住院医师培训（建立考试题库 1 000 题），长期以来，为上海市麻醉学会做了大量工作。1988 年赴美国考察参观哈佛大学麻省总医院和加州大学医院等，参加年会并成为美国麻醉医师学会会员。在他儿子杭键帮助下，直至 2008 年 20 年中每年订阅 Anethesiology 和 Anesthesia and Analgesia。在他任科主任期间，杭燕南教授与孙大金教授密切合作，承上启下，虚心向孙大金教授（麻醉与循环）和张小先教授（麻醉与呼吸）学习，传承优良传统，并选送王祥瑞、王珊娟、皋源、曹建国、刘仁玉、高玉瑛、龚国庆、闻大翔、周仁龙等 10 位医生赴英、美和日本深造，以及三位医生到香港中文大学威尔逊亲王医院进修，为仁济医院麻醉科的发展，做好了充足的人才准备。

1990 年晋升为教授和主任医师，1991 接任仁济医院麻醉科主任。1993 年申请成立上海第二医科大学麻醉药理和重症监测治疗研究室，并担任研究室主任。杭燕南教授 1995 年申请成立上海第二医科大学麻醉学教研室，并任教研室主任。1995～2001 年，作为重点学科仁济医院负责人经二次打擂台，使仁济医院麻醉科进入上海市医学领先专业麻醉学重点学科，1997 年在孙大金教授带领下，与于布为等教授一起，为上海第二医科大学申请到麻醉学博士培养点，并成为上海第二医科大学麻醉学博士点的第一位麻醉学博士生导师。1999 年仁济医院麻醉科申请到卫生部上海第二医科大学临床药理基地麻醉药理专业组，并担任麻醉专业组负责人。2001 年 5 月退居二线，仁济医院党委宣布杭燕南教授为麻醉科学科带头人。担任麻醉科主任 10 年中荣获上海市卫生局、上海第二医科大学先进工作者等荣誉称号 12 项。

杭燕南教授曾任中华医学分会麻醉学会第七届全国委员，中华医学会上海分会第 32 届、33 届理事，上海医学会麻醉专业委员会副主任委员，中华麻醉学杂志编委和栏目编委，临床麻醉学杂志常务编委,国外医学麻醉与复苏分册常务编委,中国麻醉与镇痛杂志常务编委,上海市麻醉质控专家,上海市高级职称评审专家,上海市医疗事故鉴定专家,药品评审专家及上海市政府医疗仪器采购咨询专家。美国 Anesthesiology 中文版和 Anethesia and Analgesia(海外中文版)编委,美国麻醉医师学会会员,美国密西西比州大学医学院访问教授,美国科州大学医学院访问教授。

杭燕南教授从医从教近 50 年,在麻醉专业医教研工作中积累了丰富的经验。专业特长和研究重点为:麻醉药理、心血管手术麻醉、老年病人麻醉和重症监测治疗及麻醉机和呼吸机技术等。研究课题分别为心脏病人麻醉和老年病人麻醉。杭燕南教授已发表论文 216 篇;SCI 收录 3 篇。发表文献综述 70 余篇,译文 30 多篇,估计近 100 万字,还主译《循证临床麻醉学》,由人民卫生出版社 2010 年出版。主编《当代麻醉与复苏》(1994);《重症监护治疗手册》(1999,获得 1999 年华东地区优秀图书三等奖);《当代麻醉学》(2002,获得 2003 年华东地区优秀图书二等奖)、《当代麻醉手册》(2004)、《疼痛治疗技术》(2005)、《疼痛治疗手册》(2006),当代麻醉药理学丛书(总主编)(分主编 4 本)(2008~2009)等著作共 10 本。副主编《实用监护治疗学》、《实用临床麻醉学》、《心血管麻醉与术后处理》、《实用重症监护治疗学》和《麻醉科手册》,还参编《现代麻醉学》等专著 10 本。已培养硕士研究生 15 名,博士研究生 12 名。作为第一完成人"心脏病人麻醉"获上海第二医科大学医疗成果奖(1999),"急性呼吸衰竭治疗"荣获上海市科技进步成果三等奖(2000),老年病人麻醉药的药代学和药效学临床研究获上海市医学成果三等奖(2005)。合作研究者:2001 年"针刺麻醉听神经瘤的规范化研究"教育部科技成果二等奖等五项。2009 年 9 月荣获中华医学会麻醉学分会的中国麻醉学贡献奖,2010 年 7 月荣获临床麻醉学杂志贡献奖。"智慧源于勤奋,成功来自平凡",在杭燕南教授的写字台旁挂着一个"诚"字,是 30 年前一位不相识的神经外科病人家属送给他的雅正。他以"诚"为座右铭,诚恳待人,勤奋工作,创造成绩。虽然已步入老年,但他还在认真读书、写书、翻译、上课、审稿,积极帮助带教麻醉科的研究生,为他们修改论文。继续为平凡的麻醉事业默默奉献。

(王珊娟　陈杰　皋源　闻大翔)

徐 惠 芳 教 授

徐惠芳教授(1938~2003),上海市人,1973 年 10 月加入中国共产党。1963 年 7 月毕业于上海第二医科大学医疗系,同年分配到上海市第六人民医院任外科、麻醉科住院医师,1973 年 3 月晋升麻醉科副主任医师,1987 年 9 月晋升为麻醉科主任医师,1989 年 1 月起兼任上海第二医科大学教授,1999 年起任第二医科大学博士生导师,麻醉科是我院第一个建立的博士点。2002 年上海交通大学博士生导师。徐惠芳教授曾历任中华医学会麻醉学分会委员、上海医学会麻醉专科学会秘书、副主任委员,并任"中华麻醉学杂志"、"临床麻醉学杂志"、"国外医学麻醉与复苏分册"及"麻醉与镇痛"等杂志编委。

徐惠芳教授从医 40 年,悬壶济世,鞠躬尽瘁,把自己毕生的精力倾注于医学麻醉事业。她一生奋战在临床麻醉第一线,积累了丰富的临床经验和资深的理论功底,对临床麻醉的各种监

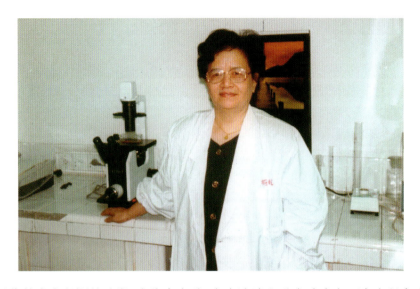

测治疗及操作技术有很深的造诣,在临床麻醉、疼痛诊治和重症治疗方面享有很高声誉。徐惠芳教授在国内外有影响的学术专业杂志上发表论文60余篇,主编、参编专著及高等院校教材5部。先后承担市、局级课题5项。内容涉及严重创伤的麻醉、复苏、四肢显微手术的麻醉处理,创伤及感染后多器官衰竭的防治,术中心搏骤停的抢救以及疼痛治疗等多个领域,其中多功能脏器衰竭及救治获局科技进步三等奖。多次受邀出席国际学术会议宣读论文,其中部分论文被选入"中国当代外科专家论文集"。为扩大国际交流和合作,她曾应邀率上海市医学代表团赴日本大阪讲学,并多次赴日本、法国、意大利、美国及中国台湾等地大学作讲学、考察、访问和交流,取得很好的国际声誉。

徐惠芳教授在临床麻醉和生命复苏的学科建设上,敢于创新和敢为人先。1991年在我院建立了麻醉科ICU,使危重病人的救治上了一个新台阶,对提高麻醉学科整体学术水平和地位起到了积极推动作用。随着麻醉学科的发展,疼痛治疗已成为麻醉学科重要的组成部分。自1988年起徐惠芳教授在全市率先开设了疼痛治疗专科门诊,并对疼痛治疗理论进行了卓有成效的研究。万余例的多种疼痛患者得到了治愈,为镇痛作为麻醉亚学科的发展奠定了坚实的基础。1995年,徐惠芳教授领导的麻醉科,与上海市其他三个兄弟医院麻醉科共同承担上海市卫生局部麻醉学科重点学科建设任务,由此我院麻醉科被列为上海市医学领先专业重点学科。与此同时,徐惠芳教授十分重视麻醉学科的教学任务,多次参与上海麻醉学会举办的各类麻醉医师进修班,并亲自编写教材与授课,赢得了全国各地学员的赞誉。1989年成立了第二医科大学硕士点,1999年成为第二医科大学博士点。多年来她培养了麻醉学硕士研究生11名,博士研究生5名,研究生论文获得了"施思明奖学金"、中华医学会第二届全国中青年麻醉专业会议一等奖等多项荣誉。徐惠芳教授为我国麻醉医学的发展,为我院麻醉学科建设,为培养新一代麻醉学高级医务人员作出了不可磨灭的贡献。

徐惠芳教授热爱党、热爱社会主义祖国、热爱人民,她有很高的政治素质和政治修养。她多次被评为院先进工作者,她曾获得"全国综合医院十佳医师"、"上海市三八红旗手"等光荣称号。1992年获政府特殊津贴。为表彰她为医院建设作出的贡献,2002和2003年获医院一等特殊津贴奖励。2003年5月4日徐惠芳教授因病逝世,享年65岁。

徐惠芳教授生平大事年鉴

1. 徐惠芳教授生于 1938 年 6 月 23 日
2. 1963 年 7 月毕业于上海第二医科大学医疗系,同年分配到我院任外科住院医师。
3. 1973 年 3 月晋升麻醉科副主任医师。
4. 1973 年 10 月加入中国共产党。
5. 1987 年 9 月晋升为麻醉科主任医师。
6. 1988 年起徐惠芳教授在全市率先开设了疼痛治疗专科门诊。
7. 1989 年 1 月起任上海第二医科大学教授。
8. 1989 年起任上海第二医科大学硕士生导师。
9. 1991 年在我院建立了麻醉科 ICU。
10. 1991 年获得"全国综合医院十佳医师"光荣称号。
11. 1992 年获得"上海市三八红旗手"光荣称号。
12. 1992 年获政府特殊津贴。
13. 1995 年,徐惠芳教授领导的麻醉科被列为上海市医学领先专业重点学科。
14. 1999 年起任上海第二医科大学博士生导师。
15. 2002 年任上海交通大学医学院博士生导师。
16. 2002 和 2003 年获医院一等特殊津贴奖励。
17. 2003 年 5 月 4 日因病去世,享年 65 岁。

(江　伟)

朱也森教授

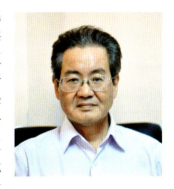

朱也森教授,博士生导师,上海交通大学医学院附属第九人民医院麻醉科学科带头人。1946 年出生于上海,1969 年毕业于上海第二医学院,同年进入上海第九人民医院麻醉科工作。1990 年至 1992 年在法国斯特拉斯堡第一大学附属医院访问学习,1996 年晋升为教授、主任医师。1993 年至 1997 年担任上海第二医科大学附属第九人民医院副院长。2001 年起任博士研究生导师。目前担任中华口腔医学会口腔麻醉学专业委员会主任委员、华东地区急救和危重病专业协作委员会副主任委员、上海医学会急救和危重病分会副主任委员、上海市急诊和 ICU 质量控制中心专家组成员、上海市医疗事故鉴定专家库成员、亚洲口腔麻醉学会联盟(FADAS)轮值主席和美国微笑列车基金会麻醉专家组组长。此外,朱也森教授还担任《上海医学》、《口腔颌面外科杂志》、《中国口腔颌面外科杂志》、《国际麻醉与复苏杂志》编委和《中华麻醉学杂志》、《临床麻醉学杂志》、《上海交通大学学报·医学版》、《武汉大学学报》审稿专家。朱也森教授在颅颌面外科麻醉、围术期困难气道管理以及危重病治疗方面具有很高造诣。自行研制的"盲探气管插管装置"获得国家实用新型专利和医疗器械生产许可,进入产业化生产,并获得上海市科学技术进步二等奖、中华医学科技成果奖三等奖、上海市医学科技成果奖三等奖各一项。主编的专著有《现代口腔颌面外科麻醉》、《口腔麻醉学》、《实用纤维支气管镜下气管插管技术》、《麻醉学系列高级专著》之《头颈颌面部手术麻醉》、《当代麻醉手册》,参编《现代麻醉学》、《当代麻醉学》等专著20余部。发表论文共50余篇,其中SCI论文14篇。承担省部级、上海市科委、上海市教委和上海市卫生局课题10项。先后培养博士研究生7名,硕士研究生20余名。1993年获上海市优秀教师、2006年获上海交通大学医学院校长奖。

(姜 虹)